Dislipidemia
na Prática Clínica

Dislipidemia na Prática Clínica

2023

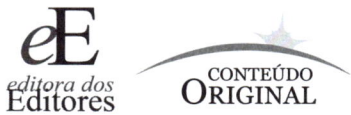

editora dos
Editores

CONTEÚDO
ORIGINAL

Dislipidemia na Prática Clínica
RENATO JORGE ALVES | RAUL DIAS SANTOS

Produção editorial
Projeto gráfico
Diagramação
PRESTO | Catia Soderi

© 2022 Editora dos Editores

Editora dos Editores

São Paulo: Rua Marquês de Itu, 408 - sala 104 – Centro.
               (11) 2538-3117

Rio de Janeiro: Rua Visconde de Pirajá, 547 - sala 1121 –
                    Ipanema.
                    www.editoradoseditores.com.br

Impresso no Brasil
Printed in Brazil
1ª impressão – 2023

Dados Internacionais de Catalogação na Publicação (CIP)
(Câmara Brasileira do Livro, SP, Brasil)

Alves, Renato Alves
    Dislipidemia na prática clínica / Renato Jorge Alves, Raul Dias Santos. —
1. ed. — São Paulo : Editora dos Editores, 2022.

ISBN 978-65-86098-80-8

1. Dislipidemias 2. Dislipidemias — Complicações 3. Dislipidemias —
Tratamento I. Santos, Raul Dias. II. Título.

22-111259   CDD-616.399709
                                                   NLM-WD-200

Índices para catálogo sistemático:

1. Dislipidemia : Casos clínicos : Medicina
616.399709
Aline Graziele Benitez — Bibliotecária — CRB-1/3129

SOBRE OS EDITORES

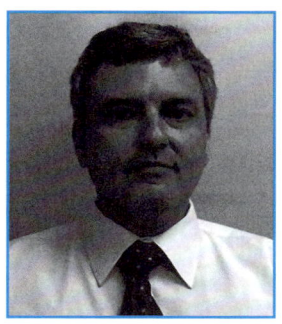

Renato Jorge Alves

Coordenador do Departamento de Cardiologia da Santa Casa de Misericórdia de São Paulo. Doutor em Ciências pelo Instituto do Coração - InCor - do Hospital das Clínicas da Faculdade de Medicina da Universidade de São Paulo. Professor Assistente das Disciplinas de Cardiologia e Propedêutica da Faculdade de Ciências Médicas da Santa Casa de São Paulo (FCMSCSP). Especialista em Cardiologia pela Sociedade Brasileira de Cardiologia e Associação Médica Brasileira. Professor do Curso de Pós-Graduação em Ciências da Saúde da FCMSCSP.

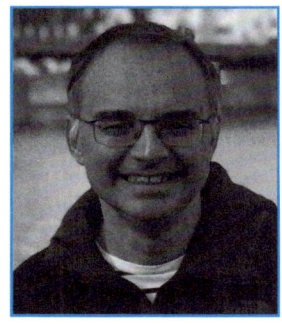

Raul Dias Santos

Professor Associado do Departamento de Cardiopneumologia da Faculdade de Medicina da Universidade de São Paulo.
Diretor da Unidade Clínica de Lípides do Instituto do Coração (InCor) do Hospital das Clínicas da Faculdade de Medicina da Universidade de São Paulo.
Pesquisador do Hospital Israelita Albert Einstein.
Ex-Presidente da Sociedade Internacional de Aterosclerose (IAS).

SOBRE OS AUTORES

Ana Catarina Alves

Investigadora; Grupo de Investigação Cardiovascular, Unidade de I&D, Departamento de Promoção da Saúde e Prevenção de Doenças Não Transmissíveis. Instituto Nacional de Saúde Dr. Ricardo Jorge & Membro integrado BioISI – Biosystems & Integrative Sciences Institute, Faculdade de Ciências, Universidade de Lisboa, Lisboa, Portugal

Ana Margarida Medeiros

Estudante de doutoramento Grupo de Investigação Cardiovascular, Unidade de I&D, Departamento de Promoção da Saúde e Prevenção de Doenças Não Transmissíveis; Instituto Nacional de Saúde Dr. Ricardo Jorge & Membro integrado BioISI – Biosystems & Integrative Sciences Institute, Faculdade de Ciências, Universidade de Lisboa, Lisboa, Portugal

Ana Maria Pita Lottenberg

Mestre e Doutora em Nutrição pela Faculdade de Ciências Farmacêuticas da USP. Nutricionista do Laboratório de Lípides do HCFMUSP. Coordenadora do Curso de Especialização em Nutrição nas Doenças Crônicas Não Transmissíveis do Hospital Israelita Albert Einstein

Ana Paula Cornado Marte

Médica assistente da Unidade Clínica de Lípides do Incor. Doutora em cardiologia pela FMUSP

Andrei C Sposito

Professor Titular da Disciplina de Cardiologia, Coordenador do Laboratório de Biologia Vascular e Aterosclerose, FCM-Unicamp

Cristiane Kochi

Professora Titular da FCMSCSP, Médica Assistente da Endocrinologia Pediátrica do Departamento de Pediatria da Irmandade da Santa Casa de Misericórdia de São Paulo.

Edna R. Nakandakare

Laboratório de Lípides (LIM 10) do Hospital das Clínicas (HCFMUSP) da Faculdade de Medicina da Universidade de São Paulo.

Elaine dos Reis Coutinho

Professora de Cardiologia da Faculdade de medicina da Puc Campinas. Doutoranda em Ciências pelo Incor- FMUSP. Coordenadora do Ambulatório de Lípides do Hospital Celso Pierro da PUC CAMPINAS. Cardiologista com título de especialista pela sociedade brasileira de cardiologia.

Emilio Hideyuki Moriguchi

Professor do Departamento de Medicina Interna da Faculdade de Medicina da Universidade Federal do Rio Grande do Sul (UFRGS). Professor de Programa de Pós-Graduação em Medicina: Cardiologia e Ciências Cardiovasculares da UFRGS. Professor do Programa de Pós-Graduação em Saúde Coletiva da Universidade do Vale do Rio dos Sinos (UNISINOS). Coordenador do Programa de Capacitação em Geriatria e do Programa de Residência Médica em Geriatria do Hospital de Clínicas de Porto Alegre. Chefe de Serviço de Medicina Interna do Hospital de Clínicas de Porto Alegre.

Filipe Ferrari

Mestrando em Ciências da Saúde: Cardiologia e Ciências Cardiovasculares, Universidade Federal do Rio Grande do Sul, Hospital de Clínicas de Porto Alegre. Revisor das revistas Arquivos Brasileiros de Cardiologia e International Journal of Cardiovascular Sciences.

Francisco Antonio Helfenstein Fonseca

Professor Adjunto da Disciplina de Cardiologia da Escola Paulista de Medicina da Universidade Federal de São Paulo

Gilson Soares Feitosa-Filho

Doutor em Cardiologia pelo InCor/HCFMUSP. Professor da Graduação e da Pós-Graduação da Escola Bahiana de Medicina. Professor Titular de Medicina da UniFTC. Docente das residências de Cardiologia e de Clínica Médica do Hospital Santa Izabel. Coordenador de Pesquisas Multicêntricas em Cardiologia do Hospital Santa Izabel.

Helison do Carmo

Doutor e Pós-doutorando pela Unicamp, Pesquisador do Laboratório de Biologia Vascular e Aterosclerose, FCM-Unicamp

Henrique Tria Bianco

Médico cardiologista. Doutor em ciências pela Universidade Federal de São Paulo. Pós-doutorado pela Universidade Federal de São Paulo. Professor no programa de pós-graduação - UNIFESP

Ikaro Breder

Endocrinologista, Doutorando pela Unicamp, Pesquisador do Laboratório de Biologia Vascular e Aterosclerose, FCM-Unicamp

João Eduardo N. Salles

Professor adjunto e coordenador da disciplina de endocrinologia e metabologia da FCM da Santa Casa de São Paulo. Vice presidente da sociedade brasileira de diabetes 2022-23.

José Francisco Kerr Saraiva

Professor Titular da disciplina de Cardiologia da Faculdade de Medicina da PUC Campinas. Coordenador de Pesquisa Clínica da Santa Casa de Misericórdia de

São Paulo. Secretário Geral da Sociedade Interamericana de Cardiologia. Vice Presidente da Departamento de aterosclerose da Soc Brasileira de Cardiología Diretor Clínico do Instituto de Pesquisa Clínica de Campinas. Membro do departamento de Doença cardiovascular da Soc Bras de Diabetes.

Larissa Brailowski Pellegrino

Médica Cardiologista Assistente da Enfermaria de Cardiologia da Irmandade da Santa Casa de Misericórdia de São Paulo. Chefe do ambulatório de coronariopatias da Irmandade da Santa Casa de Misericórdia de São Paulo. Professora da Disciplina de Propedêutica da Faculdade de Ciências Médicas da Santa Casa de São Paulo.

Mafalda Bourbon

Investigadora; Coordenadora do Grupo de Investigação Cardiovascular, Unidade de I&D, Departamento de Promoção da Saúde e Prevenção de Doenças Não Transmissíveis; Instituto Nacional de Saúde Dr. Ricardo Jorge & Professora convidada BioISI – Biosystems & Integrative Sciences Institute, Faculdade de Ciências, Universidade de Lisboa, Lisboa, Portugal

Marcelo Crivilatti

Médico especialista em Clínica Médica, Cardiologia e Ecocardiografia (SBC). Hospital Beneficiência Portuguesa de SP e Hospital Oswaldo Cruz.

Marcio Hiroshi Miname

Doutor em cardiologia pela Faculdade de Medicina da USP. Professor Colaborador da Faculdade de Medicina da USP. Médico assistente da Unidade Clínica de Lípides do InCor-HCFMUSP. Médico do check-up do Hospital Sírio Libanês.

Maria Cristina de Oliveira Izar

Professora Livre Docente da Disciplina de Cardiologia da Escola Paulista de Medicina, Universidade Federal de São Paulo; Presidente do Departamento de Aterosclerose da Sociedade Brasileira de Cardiologia biênio 2018/2019; Diretora Científica da Sociedade de Cardiologia do Estado de São Paulo biênio 2018/2019

Maria Silvia Ferrari Lavrador

Doutora em Ciências pela Faculdade de Medicina da USP; Especialista em Nutrição nas Doenças Crônicas não Transmissíveis pelo Hospital Israelita Albert Einstein

Marisa Passarelli

Programa de Pós-Graduação em Medicina da Universidade Nove de Julho.

Maurício Alves Barreto

Cardiologista pela SBC. Coordenador do ambulatório de Dislipidemias do Hospital Ana Nery e preceptor do estágio e residência de cardiologia da Fundação Bahiana de Cardiologia.

Natália Amaral Cançado

Preceptora da Disciplina de Propedêutica Clínica da Faculdade de Ciências Médica da Santa Casa de São Paulo.
Assistente do Curso de Especialização em Endocrinologia e do Núcleo de Tireoide da Beneficência Portuguesa de São Paulo.

Osmar Monte

Professor Titular da FCMSCSP, Médico Chefe de Clínica Adjunto da Endocrinologia Pediátrica do Departamento de Pediatria da Irmandade da Santa Casa de Misericórdia de São Paulo

Priscila Oliveira de Carvalho

Doutora em Ciências pela USP e bióloga do Laboratório de Metabolismo e Lípides do InCor - HC-FMUSP.

Raul Cavalcante Maranhão

Graduação em Medicina pela Universidade de Brasília, Residência em Clínica Médica e Endocrinologia pelo Hospital das Clínicas da Faculdade de Medicina da Universidade de São Paulo e Doutorado em Ciências (Fisiologia Geral) pelo Instituto de Ciências Biomédicas da USP. Pós-Doutorado pelo Biophysics Institute, Boston University Medical School. Livre-Docência pela FCF-USP, na área de Bioquímica Clínica. Professor Titular da Faculdade de Ciências Farmacêuticas da USP e dirige o Laboratório de Metabolismo e Lípides do Instituto do Coração (InCor) do Hospital das Clínicas da Faculdade de Medicina da USP.

Raul Dias Santos

Prof. Associado do Departamento de Cardiopneumologia da Faculdade de Medicina da Universidade de Sao Paulo. Diretor da Unidade Clínica de Lípides do Instituto do Coração (InCor) do Hospital das Clínicas da da Faculdade de Medicina da Universidade de Sao Paulo. Pesquisador do Hospital Israelita Albert Einstein Ex-Presidente da Sociedade Internacional de Aterosclerose (IAS).

Renato Jorge Alves

Coordenador do Departamento de Cardiologia da Santa Casa de Misericórdia de São Paulo. Doutor em Ciências pelo Instituto do Coração - InCor - do Hospital das Clínicas da Faculdade de Medicina da Universidade de São Paulo. Professor Assistente das Disciplinas de Cardiologia e Propedêutica da Faculdade de Ciências Médicas da Santa Casa de São Paulo (FCMSCSP). Especialista em Cardiologia pela Sociedade Brasileira de Cardiologia e Associação Médica Brasileira. Professor do Curso de Pós-Graduação em Ciências da Saúde da FCMSCSP.

Roberta Marcondes Machado

Doutora em Ciências pela Faculdade de Medicina da USP; Especialista em Nutrição nas Doenças Crônicas não Transmissíveis pelo Hospital Israelita Albert Einstein

Roberto Alexandre Franken

Professor Emérito da FCMSCSP.

Ronaldo Fernandes Rosa

Mestre pela Faculdade de Ciências Médicas da Santa Casa de SP. Especialista em Cardiologia pela Sociedade Brasileira de Cardiologia - SBC. Ex Presidente do Departamento de Cardiogeriatria da Sociedade Brasileira de Cardiologia - SBC Membro da Diretoria da Sociedade de Cardiologia do Estado de São Paulo - SOCESP. MBA em Gestão e Saúde pela Aproasa Hospital das Clínicas GV. Diretor Técnico da Santa Casa de SP.

Sergio Emanuel Kaiser

Doutor em Fisiopatologia Clínica e Experimental; Professor adjunto de Medicina Interna da UERJ; Coordenador da disciplina de Fisiopatologia Clínica e Experimental da UERJ.

Sidney Carvalho Fernandes

Médico formado pela FMUSP, especialista em Cardiologia pela AMB e SBC, Pós Graduado em "Distúrbios Metabólicos e Risco Cardiovascular".

Tania Leme da Rocha Martinez

Livre Docente em Medicina pela UNIFESP-EPM.

Thauany Martins Tavoni

Doutora em Ciências pela USP e farmacêutica do Laboratório de Metabolismo e Lípides do InCor - HC-FMUSP.

Vanessa Cherniauskas Morikawa

Assistente do Curso de Especialização em Endocrinologia e do Núcleo de Tireoide da Beneficência Portuguesa de São Paulo. Mestranda em Ciências da Saúde pela FCMSCSP

PREFÁCIO

As dislipidemias representam o principal fator de risco para o desenvolvimento da aterosclerose coronária, substrato fisiopatológico fundamental das doenças cardiovasculares, as quais representam a principal causa de óbito no Brasil e no mundo.

O conhecimento das dislipidemias como um fator relacionado a aterosclerose gerou a hipótese de que seu controle reduziria o risco de eventos cardiovasculares na população. O grande marco na evolução do tratamento das dislipidemias foi a descoberta das estatinas e a aprovação da primeira estatina (lovastatina) em 1987. Desde então, inúmeras estratégias foram desenvolvidas e testadas para as dislipidemias sendo a grande maioria delas caracterizada por falha em demonstrar benefício em desfechos clínicos quando comparadas ao uso isolado das estatinas.

Mais recentemente, 30 anos depois da aprovação da primeira estatina, uma nova classe de medicação – inibidores de PCSK9- demonstrou benefício na redução do risco cardiovascular relacionado a uma redução intensiva e sustentada nos níveis de LDL-colesterol. Tais resultados representaram um novo marco histórico da medicina pois o principal fator de risco da doença responsável pela maior mortalidade da humanidade contemporânea apresentava uma nova classe terapêutica comprovadamente eficaz, nao apenas na reducao significativa dos niveis de LDL-colesterol, mas tambem na diminuicao de desfechos de relevancia clinica. A introdução dos inibidores PCSK9 representaram um divisor de águas também pela demonstração de que os níveis de LDL-colesterol considerados "normais" não representavam os melhores níveis para pacientes de alto risco. Além disso, níveis extremamente baixos mostraram-se seguros e o conceito de que quanto menor o LDL-colesterol, melhor, foi comprovado em valores nunca antes atingidos com terapias hipolipemiantes. Dessa forma, os conceitos clássicos sobre os níveis ideais de LDL-colesterol precisaram ser reescritos e novas hipóteses surgiram após esse novo entendimento sobre o binômio dislipidemias e aterosclerose. Nesse contexto, outras medicações continuam a ser desenvolvidas, como o acido bempedóico, recentemente aprovado pelo FDA.

Finalmente, há necessidade de um livro prático, que contemple o profundo conhecimento atual no assunto e ao mesmo tempo provenha aspectos práticos para o manejo de pacientes com dislipidemias que atualmente se beneficiam de um arsenal terapêutico mais amplo. Drs. Renato e Raul, editores dessa obra, são especialistas nesse assunto e conjuntamente com autores bem selecionados conseguiram abordar de maneira científica e prática tais avanços nesse campo da medicina. Esse livro, portanto, traz uma grande contribuição para a comunidade médica da atualidade, que em última análise, irá impactar o melhor tratamento dos pacientes com aterosclerose.

Prof. Dr. Renato Delascio Lopes, MD, MHS, PhD
Professor de Medicina, Departamento de Medicina, Divisão de Cardiologia da Duke University School of Medicine.
Professor Livre-Docente, Departamento de Medicina, Divisão de Cardiologia da Escola Paulista de Medicina da Universidade Federal de Sao Paulo – EPM - UNIFESP

SUMÁRIO

CAPÍTULO 7

CAPÍTULO 8

CAPÍTULO 9

CAPÍTULO 13

CAPÍTULO 14

CAPÍTULO 15

CAPÍTULO 19

CAPÍTULO 20

PARTE I

HISTÓRICO DAS DISLIPIDEMIAS E ATEROGÊNESE

Sidney Carvalho Fernandes
Tania Leme da Rocha Martinez

DESTAQUES

Neste capítulo faremos uma revisão da aterosclerose, apresentando o processo de aterogênese e o papel das dislipidemias em sua fisiopatologia.

INTRODUÇÃO

Excetuando-se alguns países em desenvolvimento onde as doenças infecciosas e a desnutrição ainda predominam, as doenças cardiovasculares representam a maior causa de morbimortalidade no restante do mundo. Dentre estas a doença cerebrovascular, seja ela isquêmica ou hemorrágica e a doença cardíaca isquêmica são as mais importantes e possuem uma etiopatogenia em comum que é a doença aterosclerótica.

Ao se estudar o tratamento das dislipidemias e da aterosclerose é necessário fazer a revisão de alguns conceitos que se não bem compreendidos podem gerar algumas distorções. Para tanto, deve-se inicialmente definir os termos *arterioesclerose, aterosclerose* e *arterioloesclerose*[1].

O termo *arterioesclerose* provém do grego e literalmente significa endurecimento das artérias e foi utilizado na literatura pela primeira vez em 1835 por Lobstein[2], sendo este processo causado por muitas doenças que têm em comum o aumento da espessura e a perda de elasticidade da parede arterial, podendo envolver grandes e pequenas artérias e as várias camadas destas. Dentro desse termo, existem três variantes:

1. A aterosclerose, caracterizada pela formação de placas na camada íntima das artérias, constituídas por depósitos de gordura, células inflamatórias, tecido conjuntivo fibroso, células musculares lisas e às vezes cálcio, levando muitas vezes a um estreitamento da luz do vaso, podendo envolver diferentes grupos arteriais, como as artérias coronárias, as carótidas, as renais e as artérias de membros inferiores.

2. A arterioloesclerose, caracterizada pelo espessamento das paredes de pequenas artérias ou arteríolas, seja por proliferação celular ou por deposição de material hialino e que tem como causa principal a hipertensão arterial.

3. A esclerose medial calcificada de Mönckeberg que apresenta calcificação da camada média de artérias musculares, geralmente ocorrendo conjuntamente com a aterosclerose e em pessoas idosas.

Ao se tornar, no final do século XX, um importante problema de saúde pública devido à sua alta incidência e elevada morbimortalidade, a doença arterial coronária, podendo levar à *angina pectoris* e ao infarto agudo do miocárdio, foi uma das grandes responsáveis pelo aumento do interesse no estudo da doença aterosclerótica. Entretanto a aterosclerose também pode se manifestar em outros territórios arteriais, podendo levar à doença vascular cerebral como já foi dito acima, à doença arterial periférica, à doença renal, aos aneurismas de aorta ou ainda se manifestar em outros territórios arteriais.

HISTÓRICO

Responsável por cerca de 33% da mortalidade mundial, seguida de longe pelas doenças neoplásicas em alguns países e pelas mortes violentas em outros a doença aterosclerótica já estava presente pelo menos em 3500 antes de Cristo (AC), como mostram achados morfológicos em múmias egípcias verificados por estudos anatômicos. Hippokrates descreveu a morte súbita e Erisistratos sintomas de claudicação intermitente, ambos por volta de 300 AC. Em 1575 Fallopius observou determinados achados patológicos em artérias que caracterizou como degeneração óssea o que sugere a presença de lesões calcificadas. Por volta de 1719 Potain interpretou os sintomas da angina pectoris como resultado de isquemia miocárdica, sendo que em 1799 Parry relacionou esses sintomas com lesões de artérias coronárias. Em 1904 Felix Marchand introduziu o termo aterosclerose e sugeriu que ela era responsável pela maioria dos processos obstrutivos das artérias. Em 1910 Windaus mostrou que lesões ateromatosas continham 6 vezes mais colesterol livre e 20 vezes mais colesterol esterificado que as paredes de artérias normais. A partir daí, pesquisas epidemiológicas, clínicas e laboratoriais foram desvendando todo o processo de aterogênese, com seus fatores de risco, fisiopatologia, evolução e manifestações clínicas, levando a estratégias terapêuticas efetivas para a prevenção e tratamento das doenças ateroscleróticas.

ATEROGÊNESE

Anitschkow em São Petersburgo, na Rússia em 1913 foi o primeiro cientista a demonstrar o papel do colesterol no desenvolvimento da aterosclerose e sua pesquisa é frequentemente citada entre as grandes descobertas do século 20. Ao contrário de outros grupos de pesquisa que conduziam experimentos com dietas enriquecidas em proteína, Anitschkow utilizou coelhos alimentados com dieta rica em colesterol e observou alterações ateroscleróticas na camada íntima das artérias desses animais que eram muito similares às que ocorriam nas artérias humanas[3]. Analisando o desenvolvimento das placas e sua histologia, demonstrou os diferentes tipos celulares nos quais as pesquisas recentes sobre aterosclerose têm focalizado através de estudos imunohistoquìmicos, principalmente as células musculares lisas, macrófagos e linfócitos.

As descrições mais antigas das lesões ateroscleróticas focavam em morfologias de estrias gordurosas até fibroateromas e placas avançadas complicadas com hemorragia, calcificação ulceração e trombose, não havendo, no entanto uma descrição de como as placas se desenvolviam para desencadear uma síndrome coronária aguda. Nos anos 90 um consenso da American Heart Association desenvolveu uma classificação das placas, classificando-as em seis categorias[4]:

1. espessamento intimal adaptativo;

2. estrias gordurosas;

3. lesão intermediária (de transição);

4. ateroma;

5. fibroateroma ou ateroma com cápsula fibrosa espessada e

6. lesões complicadas com ruptura de cápsula, hemorragia ou trombose.

A fisiopatologia da aterosclerose envolve a transformação de uma artéria normal em uma artéria aterosclerótica, através de várias etapas, quais sejam: ativação ou lesão endotelial, absorção e retenção das partículas LDL com subsequente oxidação, infiltração de monócitos e sua conversão em macrófagos e depois em células gordurosas, proliferação de células musculares lisas da parede arterial, proliferação da túnica média e migração à região íntima e finalmente trombose.

A disfunção endotelial tem início na presença dos denominados fatores de risco cardiovasculares, como por exemplo: idade, hereditariedade, hipercolesterolemia, tabagismo, diabetes mellitus, resistência à insulina, hipertensão arterial e processos inflamatórios.

A oxidação das LDL é um dos fatores que mais contribui para a ativação do endotélio vascular. Macrófagos expressam relativamente poucos receptores de LDL[5] não oxidadas, mas entretanto, LDLs oxidadas são avidamente absorvidas por macrófagos através de endocitose por receptores limpadores (LOX 1, scavenger), facilitando a transformação dos macrófagos em células espumosas[5]. A citotoxicidade das LDLs oxidadas pode ser induzida através da peroxidação de lípides por radicais livres. Esses receptores LOX 1 também são expressos em células endoteliais e em células musculares lisas da parede arterial e a presença de LDL oxidada e outras citoquinas proinflamatórias aumentam a expressão desses receptores. A interação de LDL oxidada com os receptores LOX 1 aumenta o nível de espécies reativas de oxigênio, reduz o nível de óxido nítrico, ativa o fator nuclear kB (NFkB) e a proteína quimioatrativa de monócitos (facilita a adesão de monócitos no endotélio) e também induz a apoptose. Além disso tudo, a LDL oxidada provoca uma alteração molecular na ApoA-1, a maior lipoproteína da HDL que facilita a saída do colesterol dos macrófagos, levando à transformação da HDL em HDL disfuncional e prejudicando o transporte reverso do colesterol[6].

Embora populações com um colesterol total menor que 150 mg/dL e com LDL menor que 80 mg/dL tenham uma baixa incidência de doença aterosclerótica, existem outros processos importantes na aterogênese e a inflamação é um componente importante neste cenário.

Citoquinas proinflamatórias como por exemplo o fator de necrose tumoral alfa (TNF-α) que é secretado pelos tecidos corporais em resposta a um processo infeccioso por exemplo, pode levar à ativação do endotélio através da liberação de espécies oxigênio reativas, fatores de crescimento, moléculas de adesão e metaloproteinases de matriz. Essas moléculas participam em importantes alterações fenotípicas nas células da parede vascular, como a proliferação celular, adesão molecular, migração, angiogênese e apoptose, eventos esses que podem provocar o início, a progressão, a severidade do processo aterosclerótico ou mesmo a ruptura da placa de ateroma. Outras citoquinas também são produzidas através da interação de células da parede vascular com TNF-α, como, por exemplo, a interleucina 6 (IL-6), resultante da interação daquele com células musculares lisas arteriais. Uma vez na corrente sanguínea a IL-6 liga-se ao hepatócito estimulando a síntese e secreção da proteína C reativa (PCR). Esta aumenta a ligação da LDL oxidada com macrófagos. A PCR pode ser encontrada no soro de pacientes com infecções bacterianas, diabetes mellitus, aterosclerose, adiposidade visceral e resistência à insulina e leva à liberação de ácidos graxos livres e também da IL-6 do tecido adiposo. O aumento da oferta dos ácidos graxos livres para o hepatócito aumenta a produção de triglicérides e de VLDL, levando ao fenotípico aterogênico de HDL baixo e LDL pequenas e densas. Em estudos recentes a aferição da PCR de alta sensibilidade como marcador inflamatório mostrou-se um importante marcador da doença cardiovascular independente do valor da LDL. No estudo JUPITER o tratamento de 17802 pessoas sadias com um LDL menor que 130 mg/dL e PCR de alta sensibilidade maior que 2 mg/dL com rosuvastatina 20 mg ao dia, reduziu a mortalidade total em 20% e a incidência de eventos cardiovasculares em 44% quando comparada com placebo[7].

A imunidade inata e também a adquirida tem a capacidade de modificar lipoproteínas na parede vascular. Os diferentes sub tipos de linfócitos CD4[+] apresentam papéis opostos no processo aterosclerótico. Os linfócitos T auxiliaries (Th1) têm um papel proaterogênico, ao passo que os linfócitos reguladores induzem a supressão das células T efetoras, bloqueando a ativação e a função destes linfócitos, sendo assim importantes no controle da resposta imunológica e possuindo uma ação antiaterogênica[8]. Células Th17 são um relativamente novo subtipo de linfócitos CD4[+] que produzem a interleucina IL-17 a qual tem importante papel em várias doenças inflamatórias e autoimunes. Embora muitos estudos recentes tenham investigado o papel da IL-17 no processo aterogênico, ainda não existe um consenso no real resultado de sua ação, se proaterogênico ou ateroprotetor.

O tecido adiposo é considerado hoje não apenas um órgão de depósito de gordura, mas sim um órgão endócrino, produzindo as adipocitoquinas. Algumas destas possuem um efeito proinflamatório ao passo que outras têm um efeito anti-inflamatório e o balanço entre elas é um importante determinante na homeostase vascular in condições fisiológicas ou patofisiológicas. Sobrepeso e obesidade se caracterizam por tecido adiposo disfuncional com a prevalência de mediadores proinflamatórios com efeito nocivo nas artérias.

Contrariamente à adiponectina que é anti-inflamatória, determinadas adipocitoquinas proinflamatórias como a leptina e a resistina promovem disfunção endotelial e processos inflamatórios envolvidos na progressão e na vulnerabilidade da placa aterosclerótica.

Recentemente também foi demonstrado o papel do tecido adiposo perivascular como um importante modulador de processos ateroscleróticos devido à sua interação com o tecido vascular subjacente. Com a recente descoberta de novas adipocitoquinas com diferentes efeitos inflamatórios, fala-se hoje em uma rede de adipocitoquinas cujo real papel ainda não é completamente entendido e cujo estudo poderá levar à descoberta de novos marcadores de risco cardiovascular e potenciais processos terapêuticos.

Além desses fatores de risco já amplamente conhecidos e estudados, fala-se hoje no importante papel das bactérias que vivem em simbiose com o ser humano, fazendo parte da homeostasia deste. Calcula-se que o número de bactérias residentes em nosso organismo seja de 1 a 3 vezes maior que o próprio número de células deste organismo. A maioria destas bactérias habita o tubo digestivo e cada parte deste apresenta uma diferente composição da flora microbiana. Este "órgão", denominado microbiota, possui um uma grande variedade de funções que são vitais para o organismo hospedeiro. Alterações da microbiota intestinal representam um importante papel na obesidade, resistência à insulina, dislipidemia, diabetes mellitus e aterogênese.

A microbiota intestinal e seus produtos metabólicos interagem com o hospedeiro de diferentes maneiras, influenciando a homeostase de todo o organismo. A composição da microbiota intestinal responde a mudanças na dieta, devido principalmente à competição por substratos e tolerância das condições intestinais. Os produtos metabólicos excretados pela microbiota, como por exemplo, os ácidos graxos de cadeia curta, são influenciados pelo suplemento de componentes dietéticos e também pela composição desta microbiota determinada pela dieta. Muitas passagens metabólicas responsáveis por estas alterações já estão sendo desvendadas. Por exemplo, a formação de butirato e propionato a partir de hexoses, são devidas a diversas espécies bacterianas e o propionato em particular pode ser formado através de passagens alternativas através de lactato e açúcares reduzidos.

Um dos mecanismos pelo qual a microbiota intestinal pode influenciar a morbidade cardiovascular é através da produção da trimetilamina-N-O-xido (TMAO), um composto que se mostrou proaterogênico. Verificou-se que a ordem Lactobacillales está significativamente aumentada e o filum Bacteroidetes significantemente diminuído em pacientes com doença cardiovascular. Sabe-se que a TMAO altera o processo aterogênico via recrutamento de macrófagos, aumento na expressão de CD36, TNF-α e IL-6 facilitando a formação de células espumosas[9].

Além dos fatores expostos até aqui devemos ainda comentar sobre o papel de outros dois fatores importantes na aterogênese: a angiogênese e os radicais livres.

A ruptura e erosão das placas ateroscleróticas com subsequentes complicações cardiovasculares agudas são como já foi visto a principal cauda de morbi-mortalidade no mundo. Condições de hipóxia dentro da placa ativam o endotélio vascular no *vasa vasorum*, levando à produção do fator endotelial de crescimento vascular (VEGF), o que estimula a angiogênese.

Evidência de estudos em placas rotas e instáveis mostram que a angiogênese intraplaca promove a desestabilização desta, tornando-a vulnerável.

Já a classe de moléculas conhecida como espécie oxigênio-reativas (ou radicais livres) são importantes intermediários sinalizadores na ativação de citoquinas, como o TNFα, a IL-6 e também fosfolípides oxidados, sendo portanto importantes sinalizadores na aterogênese e também na carcinogênese.

CONCLUSÃO

Em resumo, uma artéria com um endotélio inicialmente normal, sofrendo a ação dos denominados fatores de risco (idade, tabagismo, diabetes mellitus, dislipidemia, etc), passa para um estágio de endotélio disfuncional. Este com o passar do tempo torna-se mais permeável, permitindo o ingresso das LDL na parede arterial. Estas, uma vez aí inseridas, sofrem um processo de oxidação, atraindo macrófagos, que inicialmente aderindo e depois atravessando o endotélio, as absorvem através de endocitose mediada por receptores "scavenger" e se transformam em células espumosas. Estas, juntamente com as LDL oxidadas são importantes ativadores de citoquinas que vão perpetuando o processo inflamatório intra arterial e aumentando o tamanho da placa. Estas placas variam em seu tamanho, conteúdo lipídico, conteúdo de células inflamatórias e espessura de sua capa fibrosa. Quanto maior o núcleo lipídico, o número de células inflamatórias, a maior concentração de citoquinas e de proteinases (peptidases, colagenases e gelatinases) formadas por estas células inflamatórias maior a vulnerabilidade da placa, com adelgaçamento de sua capa fibrosa, podendo mais facilmente levar à sua ruptura. Quando esta ocorre, há uma exposição de seu meio interno às plaquetas circulantes, iniciando-se assim o processo de aterotrombose, que em última análise é o responsável pelos eventos clínicos dramáticos das síndromes coronárias agudas, dos acidentes vasculares encefálicos, isquemias arteriais periféricas e também podendo ocorrer em outros órgãos.

REFERÊNCIAS BIBLIOGRÁFICAS

1. Fernandes SC, Fernandes P, Martinez TLR. Medicamentos hipolipemiantes em Maffei A, Doenças vasculares periféricas:679-690. Editora Guanabara Koogan, Rio de Janeiro, 2016.

2. Hanke H, Lenz C, Finking G. The discovery of the pathophysiological aspects of atherosclerosis-a review. Acta Chir Belg; 101(4): 162-9, 2001 Jul-Aug.

3. Finking G, Hanke H. Nikolaj Nikolajewitsch Anitschkow (1885-1964) established the

cholesterol-fed rabbit as a model for atherosclerosis research. Atherosclerosis 1997 Nov; 135(1):1-7.

4. Stary HC, Blankenhorn DH, Chandler AB, et al. A definition of the intima of human arteries and of its atherosclerosis-prone regions. A report from the Committee on Vascular Lesions of the Council on Arteriosclerosis, American Heart Association. Arterioscler Thromb, 1992;12:120-134.

5. Brown MS, Goldstein JL. Lipoprotein metabolism in the macrophage: implications for cholesterol deposition in atherosclerosis. Annu Rev Biochem. 1983; 52:223-261.

6. Kontush A, Chapman MJ. Functionally defective high-densitylipoprotein: a new therapeutic target at the crossroads of dyslipidemia, inflammation, and atherosclerosis.Pharmacology Rev. 2006;58:342-374.

7. Ridker PM, Danielson E, Fonseca FA et al. Rosuvastatin to prevent vascular events in men and women with elevated C-reactive protein. N Engl J Med 2008 Nov 20;359(21): 2195-2207.

8. Sojka DK, Huang YH, Fowell DJ. Mechanisms of regulatory T cell suppression - a diverse arsenal for a moving target. Immunology 2008; 124(1):13-22.

9. Geng J, Yang C, Wang B, et al. Trimethylamine N-oxide promotes atherosclerosis via CD-36-dependentMAPK/JNK pathway. Biomed Pharmacother. 2018 Jan;97:941-947.

2

METABOLISMO LIPÍDICO

Edna R. Nakandakare

Marisa Passarelli

LIPOPROTEÍNAS - DEFINIÇÃO E CLASSIFICAÇÃO

As lipoproteínas são partículas que transportam os lípides (colesterol, triglicérides, fosfolípides) na circulação sanguínea e linfática. Essas partículas são compostas por uma camada externa constituída por colesterol livre, fosfolípides e apolipoproteínas e um núcleo hidrofóbico onde encontram--se triglicérides, colesterol esterificado e vitaminas lipossolúveis. As lipoproteínas são classificadas em 5 tipos principais, de acordo com o seu conteúdo em lípides e apolipoproteínas, o que permite seu isolamento de acordo com sua densidade e tamanho (Tabelas 1 e 2).

Tabela 1: Composição percentual de lípides
e apolipoproteínas nas lipoproteínas

Lipoproteínas	Lípides (%)					Proteínas (%)
	CE	CL	TG	FL	Total	
QM	1 - 3	0,5 - 1	86 - 94	3 - 8	98 - 99	1 - 2
VLDL	12 - 14	6 - 8	55 - 65	12 - 18	89 - 94	5 - 10
LDL	35 - 40	5 - 10	8 - 12	20 - 25	75 - 80	20 - 24
HDL	14 - 18	3 - 5	3 - 6	20 30	50 - 55	45 - 50

CE: Colesterol esterificado; CL: Colesterol livre; TG: triglicérides; FL: Fosfolípides.

Tabela 2: Densidade e tamanho das lipoproteínas

Lipoproteínas	Densidade (g/L)	Tamanho (nm)	Peso Molecular (Daltons)
QM	< 0,95	75 - 1200	400 x10[6]
VLDL	0,95 – 1,006	30 - 80	10 – 80 x10[6]
IDL	1,006 - 1,019	25 - 35	5 – 10 x10[6]
LDL	1,019 - 1,063	18 - 25	2 – 3 x10[6]
HDL	1,063 - 1,21	5 - 12	1,7 – 3,5 x10[5]

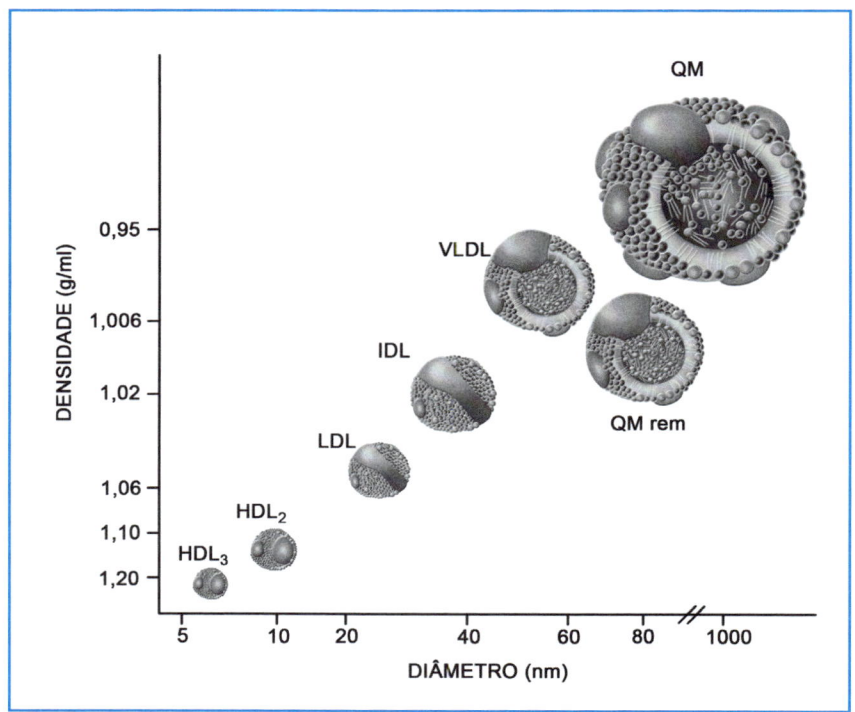

Figura 1: Classificação das lipoproteínas. Com base na diferença do tamanho e densidade, as lipoproteínas podem ser isoladas por ultracentrifugação, em QM (quilomícrons), VLDL (lipoproteínas de densidade muito baixa), QM remanescentes, IDL (lipoproteínas de densidade intermediária), LDL (lipoproteínas de densidade baixa) e HDL (lipoproteínas de densidade alta).

Os quilomícrons (QM) são as maiores lipoproteínas, com densidade inferior a 1,006 g/mL, caracterizadas pelo elevado conteúdo de triglicérides. As VLDL (*very low density lipoprotein*), ou lipoproteínas de densidade muito baixa, são partículas um pouco menores do que os QM, também com densidade inferior a 1,006 g/mL, e rica em triglicérides. Em seguida, encontram-se as lipoproteínas isoladas na faixa de densidade entre 1,006-1,019 g/mL, denominadas de lipoproteínas de densidade intermediária ou IDL (*intermediate density lipoprotein*) e as lipoproteínas de densidade baixa ou LDL (*low density lipoprotein*), na faixa de densidade entre 1,019 e 1,063 g/mL, que são as principais transportadoras de colesterol. As lipoproteínas de densidade alta ou HDL (*high density lipoprotein*), são mais ricas em proteínas, portanto, com menor conteúdo lipídico, formado principalmente por fosfolípides (FL) e colesterol, caracterizadas por menor tamanho e maior densidade, entre 1,063 e 1,21 g/mL (Figura 1).

As apolipoproteínas são importantes para a formação e exportação das lipoproteínas dos diversos órgãos, no reconhecimento pelos receptores celulares, além de atuarem como cofatores para proteínas e enzimas envolvidas no metabolismo dos lípides no plasma e nos tecidos (Tabela 3).

Tabela 3: Composição das lipoproteínas em apolipoproteínas

Lipoproteínas	Apolipoproteinas
QM	B-48, C-II, C-III, A-I, A-II, A-IV, A-V, E
VLDL	B-100, C-II, C-III, A-I, A-IV, A-V, E
IDL	B-100, C-II, C-III, E
LDL	B-100
HDL	A-I, A-II, A-IV, C-II, C-III, E

As apo A são classificadas em diversos subtipos (A-I, A-II, A-IV, A-V) e são as principais constituintes das HDL, tem papel importante na ligação aos receptores que modulam a retirada de colesterol celular, além de ações anti-inflamatórias e antioxidantes. Por serem pequenas, as apo A podem se dissociar com transferência entre as lipoproteínas ou circulação livre no interstício. A apo B é a principal proteína estrutural dos QM, VLDL, IDL e LDL, sendo a apo B-100 sintetizada no fígado e a apo B-48 produzida no intestino. Além disso, é ligante específica dos receptores B-E, que removem essas partículas da circulação. As apo C também apresentam alguns subtipos (C-II, C-III) que atuam na regulação da atividade da enzima lipoproteína lipase periférica (LPL), a apo CII estimulando e a apo CIII inibindo. A apo E facilita a captação de QM, VLDL e LDL por receptores celulares específicos (receptores B-E e proteína relacionada ao receptor de LDL, LRP), principalmente no fígado [1].

Metabolismo das lipoproteínas e homeostase corporal do colesterol (Figura 2)

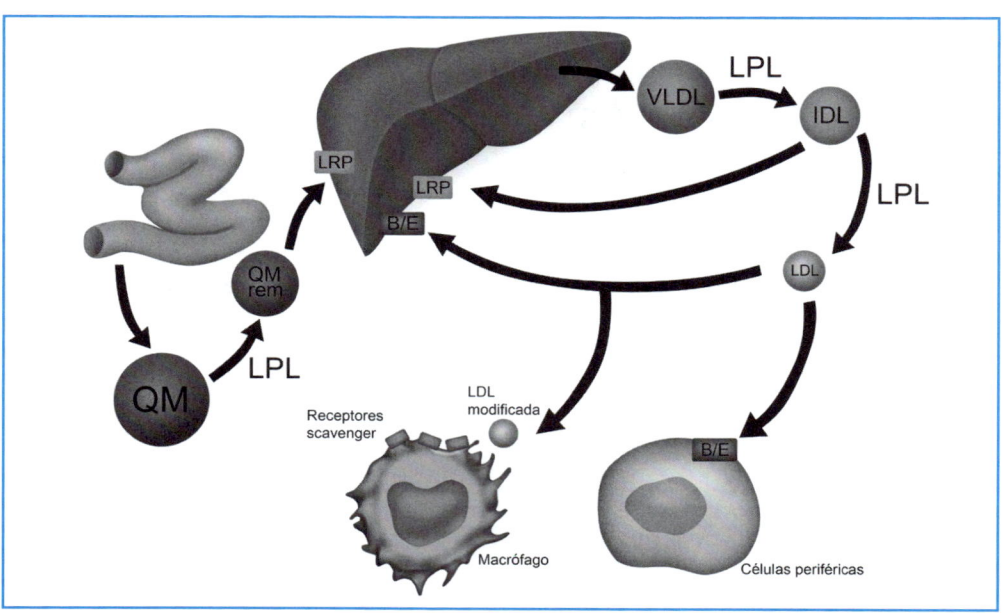

Figura 2: Vias metabólicas das lipoproteínas. QM sintetizados no intestino sofrem ação da lipoproteína lipase (LPL) na corrente sanguínea, formando os QM remanescentes que são removidos pelos receptores LRP no fígado. VLDL produzidas e secretadas pelos hepatócitos são metabolizadas pela LPL dando origem as LDL que são reconhecidas e captadas pelos receptores B/E nas células periféricas. Na parede arterial, as LDL podem ser oxidadas e captadas pelos receptores *scavenger* dos macrófagos.

Os lípides alimentares são constituídos principalmente pelos TG (cerca de 98%) e, em menor escala por colesterol. Juntamente com os esteróis provenientes da secreção biliar são absorvidos através da borda em escova dos enterócitos, onde se formam os QM. A apo B-48 é a principal proteína dos QM e se liga aos TG, colesterol e FL por ação da proteína microssomal de transferência de TG (MTP). Além disso, os QM são secretados contendo outras apolipoproteínas de menor tamanho, como C, E e A.

Os QM são secretados para a circulação linfática e drenados pelo ducto torácico, para a circulação sanguínea. Diversas apolipoproteínas, entre elas as apos A, C e E ligam-se aos quilomicrons tanto na linfa como no sangue, advindas de outras lipoproteínas, o que os tornam mais sensíveis à ação enzimática e reconhecimento por receptores celulares. A lipoproteína lipase (LPL), que se encontra ancorada à superfície endotelial dos vasos sanguíneos, hidrolisa os TG, liberando ácidos graxos, di e monoglicerois são, então, são captados nos diferentes tecidos. Conforme o conteúdo de TG é reduzido nos QM, ocorre a diminuição no tamanho da lipoproteína, o que facilita seu reconhecimento e remoção pelos receptores específicos, como receptor B-E e LRP no fígado. Além disso, à medida que ocorre a hidrólise do conteúdo de TG dessas partículas, parte da camada superficial, constituída por fosfolípides, colesterol livre e apolipoproteínas são destacadas originado as as pré-beta HDL (partículas nascentes de HDL)[2].

O fígado é o principal órgão envolvido no metabolismo das lipoproteínas. Triglicérides, fosfolípides e colesterol sintetizados nos hepatócitos incorporam-se à apolipoproteína B-100 (apo B-100) no retículo endoplasmático, por intermédio da MTP, iniciando a formação das VLDL. Além da apo B 100, as VLDL também são compostas por outras aos menores, muitas das quais, à semelhança do que ocorre com os QM, são adquiridas durante seu trânsito na circulação. As VLDL são hidrolisadas pela LPL, que é ativada pela apo C-II, liberando ácidos graxos, di e monoglicerídeos que são captados diferentes tecidos. Em especial, no período pós-alimentar, ácidos graxos e glicerol são captados pelo tecido adiposo, onde ocorre a ressíntese de TG e seu armazenamento. A apo C-III tem ação inibitória da atividade da LPL, portanto, o balanço entre a apo C-II e C-III na VLDL regula o metabolismo da

VLDL. À medida que reduz o tamanho da VLDL, ocorre a formação das IDL e, finalmente, das LDL, principal transportadora de colesterol na circulação.

As LDL são captadas de maneira altamente específica pelos receptores de LDL, também denominados receptores B-E, pela alta especificidade a apoB-100 e alta afinidade a apo E. A concentração intracelular de colesterol é mantida de maneira muito estrita devido aos mecanismos homeostáticos que regulam a captação de LDL e a síntese de colesterol. A estabilidade do conteúdo de colesterol intracelular é importante para diversas funções, como síntese de membrana plasmática, hormônios esteroides, sais biliares, entre outras. O colesterol esterificado é a forma de armazenagem no citosol, ocorre por ação da acilcolesterol-acitransferase (ACAT) e é disponibilizado pela hidrólise do colesterol esterificado por via da colesterol ester hidrolase neutra microssomal. O colesterol é sintetizado a partir da acetil CoA por uma série de transformações enzimáticas, onde a enzima-chave é a hidro-xi-metilgluataril coenzima A redutase (HMG CoA redutase) que converte HMG CoA em ácido mevalônico. Esta enzima é alvo das estatinas, as quais inibem seu sítio catalítico, reduzindo a síntese de colesterol. O conteúdo celular deste esterol é mantido graças ao aumento da expressão do receptor B-E o que, em última, instância reduz a concentração plasmática de colesterol e o risco cardiovascular.

O equilíbrio entre a síntese e a captação de colesterol por meio da LDL é mantido pelo próprio conteúdo intracelular de colesterol. Quando ocorre diminuição no conteúdo de colesterol livre na membrana do retículo endoplasmático, a proteína *SCAP (SREBP cleavage activator protein. Proteína ativadora da clivagem de SREBP)* conduz o fator de transcrição SREBP (*Sterol regulatory element binding protein*; proteína de ligação ao elemento responsivo a esterois) para o complexo secretório de Golgi, onde pela atividade de duas proteases (S1P e S2P) há a liberação do fator de transcrição que migra para o núcleo que ativa os genes envolvidos na síntese do colesterol e do receptor de LDL. Quando o colesterol aumenta, este liga-se a *Scap* e mantém a *Insig* ligada a *Scap*, retendo-a no retículo endoplasmático. Nesse processo, a SREBP não migra ao Golgi, não ocorrendo a sinalização para a expressão de genes envolvidos na síntese do colesterol (Figura 3) [3].

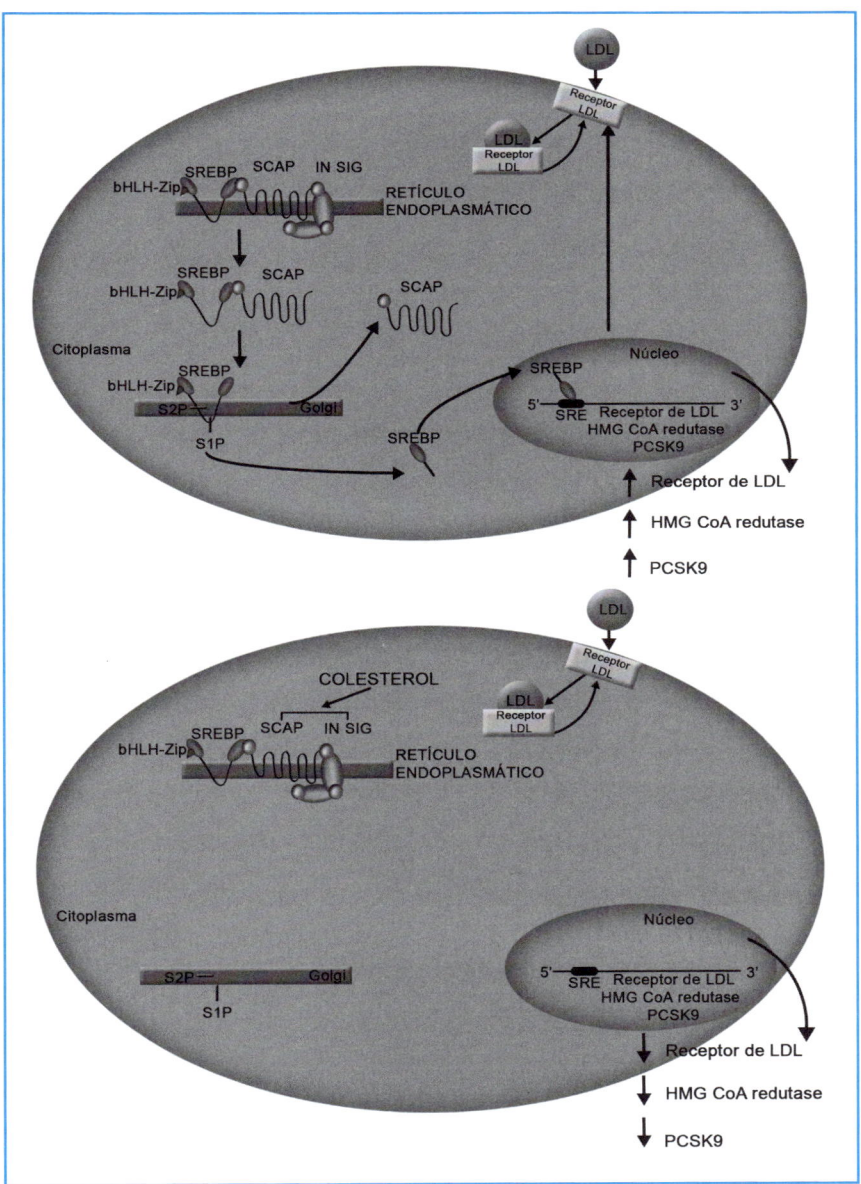

Figura 3: Regulação do colesterol intracelular. A- Colesterol depletado: Quando as células estão com conteúdo reduzido de colesterol, a SCAP desloca a SREBP do retículo endoplasmático (RE) para o Golgi, onde as proteases (S1P e S2P) clivam sequencialmente a SREBP, liberando o fator de transcrição para o núcleo, ativando os genes envolvidos na síntese e captação de colesterol. B- Colesterol suficiente: Quando o conteúdo de colesterol aumenta, este liga-se a SCAP que mantém a ligação com a INSIG retendo a SREBP no retículo endoplasmático. O transporte da SREBP para o Golgi e subsequente ativação dos genes são interrompidos.

A SREBP-2 também aumenta a expressão da PCSK9 (*proprotein conver-tase subtilisin/kexin type 9*). Esta protease é sintetizada, principalmente, no fígado sendo secretada para a circulação. Liga-se ao receptor de LDL, pro-movendo sua internalização e direcionamento para degradação lisossomal, o que reduz sua reciclagem para a membrana plasmática e, consequen-temente seu conteúdo. Mutações com ganho de função foram descritas como causa de hipercolesterolemia monogênica, enquanto que as com perda de função provocam redução nas concentrações plasmáticas de colesterol. Inibidores da PCSK9 são utilizados para o tratamento da hiperco-lesterolemia, visando inibir a degradação do receptor de LDL[4].

A homeostase celular do colesterol é, ainda, garantida, graças ao estí-mulo à transcrição dos genes que codificam para os receptores de HDL, ABCA-1 e ABCG-1 (*ATP binding cassete transporter* A1 e G1, respectiva-mente). Derivados do colesterol, óxidos de colesterol, ligam-se ao receptor nuclear hepático X (LXR) que se dimeriza com o receptor de ácido retinoico (RXR). Este processo é especialmente importante em macrófagos, células intimamente relacionadas à gênese da aterosclerose. Macrófagos apresen-tam baixa expressão de receptores B-E, captando pequenas quantidades de LDL nativas. Entretanto, expressam elevada quantidade de receptores que reconhecem LDL modificadas (receptores *scavenger*) por oxidação, gli-cação, carbamoilação, associadas com imunocomplexos, entre outras. Isto favorece o acúmulo intracelular de colesterol o que promove a ativação de vias inflamatórias, oxidativas e apoptóticas. Sendo, assim, o estímulo à expressão de receptores de HDL, desencadeado pelo excesso de coleste-rol, confere proteção contra o acúmulo de lípides. Neste aspecto, embora classicamente a concentração de colesterol total e, principalmente LDL colesterol, seja um importante fator de risco para doença macrovascular aterosclerótica, a qualidade das LDL também é de suma importância. Isto se evidencia em condições metabólicas onde, mesmo sem variação do LDL colesterol, observa-se maior risco cardiovascular, decorrente das modifica-ções no tamanho e estrutura química das LDLs[5,6].

As HDL são partículas heterogêneas que podem variar de 7 a 10 nm. Originam-se, conforme exposto acima, a partir da metabolização das lipoproteínas ricas em TG pela LPL, mas também podem ser geradas por meio da exportação do excesso de colesterol de hepatócitos e enterócitos para apo A-I dissociadas[7]. Em todas as condições, a partícula inicial é de formato discoide (pré-beta HDL), com conteúdo lipídico diminuto. Isto as torna excelentes captadoras de colesterol de células periféricas, graças à interação com o receptor ABCA-1, o que dá início ao transporte reverso de colesterol. Uma vez na partícula de HDL, o colesterol livre é esterificado pela ação da lecitina colesterol aciltransferase (LCAT), o que favorece sua migração para o núcleo hidrofóbico da lipoproteína, aumentando gradativamente seu tamanho e tornando seu formato esférico. Estas partículas, denominadas HDL_3, também recebem colesterol celular e se enriquecem em TG por meio da proteína de transferência de colesterol esterificado (CETP). A CETP transfere TG advindo de QM, VLDL e LDL para as HDL e, em troca, CE destas para as lipoproteínas que contêm apo B. As HDL aumentam de tamanho e passam a ser designadas HDL_2. Estas interagem com o receptor ABCG-1 e removem colesterol e óxidos de colesterol celular[8].

As HDL_2 sofrem ação da lipase hepática, localizada nos sinusoides hepáticos, a qual hidrolisa TG e FL, o que facilita a interação subsequente da lipoproteína com o receptor hepático SR-BI (*scavenger receptor class B type I*) que remove, seletivamente, o colesterol esterificado das HDL em detrimento de seu conteúdo proteico. A partícula remanescente, semelhante a pré-beta HDL, retorna ao interstício reiniciando o ciclo de retirada de colesterol celular. Por outro lado, as lipoproteínas que contêm apoB, enriquecidas em colesterol esterificado pela ação da CETP, podem ser removidas pelos receptores B-E e LRP do fígado. Por meio da ação das enzimas 7 e 27-alfa hidroxilase, o colesterol é convertido, respectivamente, em ácido cólico e deoxicólico, sendo eliminado na bile[8].

A maturação das partículas de HDL é intrínseca ao chamado transporte reverso de colesterol, sistema antiaterogênico que promove a remoção de colesterol, especialmente de macrófagos residentes na íntima arterial e seu fluxo ao fígado, o que favorece sua eliminação na bile e excreção fecal[9] (Figura 4).

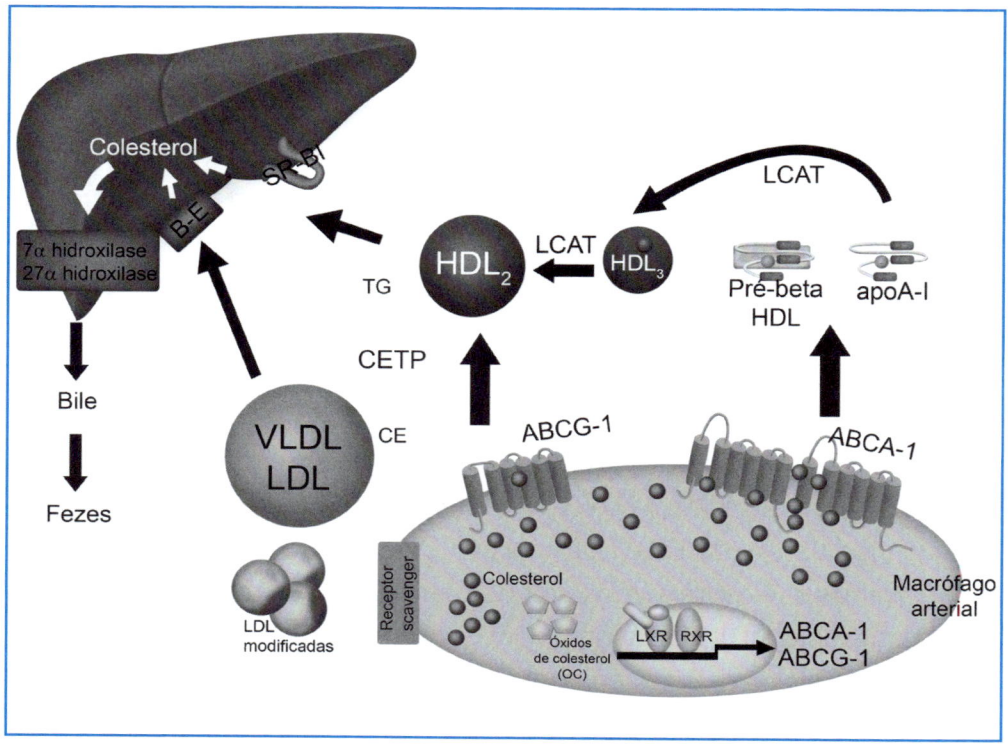

Figura 4: Transporte reverso de colesterol. Macrófagos enriquecidos em colesterol, advindo da captação de LDL modificadas pelos receptores scavenger, apresentam maior transcrição dos genes que codificam para os receptores de HDL, ABCA-1 e ABCG-1. Apo A-I dissociadas e pré-beta HDL interagem com o ABCA-1 removendo o excesso de colesterol livre, o qual é esterificado pela ação da LCAT, o que forma HDL esféricas (HDL3). As HDL$_2$ também removem colesterol celular por intermédio do ABCG-1, o qual é esterificado e pode ser subsequentemente removido pelo receptor hepático SR-BI. Além disso, pela atividade da CETP, o colesterol esterificado pode ser transferido para lipoproteínas que contêm apo B (como VLDL e LDL) e estas removidas pelos receptores B-E no fígado. Uma grande parte do colesterol é eliminado na forma livre na bile e fezes, enquanto outra fração é convertida em ácidos biliares pela ação das enzimas 7 alfa e 27 alfa hidroxilase.

Além do transporte reverso, as HDL exercem outras ações que minimizam o insulto oxidativo e inflamatório na parede arterial. Estas atividades caracterizam o papel antiaterogênico das HDL evidenciado em diversos estudos populacionais prospectivos. As HDL ainda apresentam propriedades vasodilatadoras, por meio do estímulo à produção de óxido nítrico, melhoram a capacidade secretória das células B pancreáticas e a sensibilidade periférica à insulina e atuam na hematopoiese. Evidências mais recentes pontuam para a atuação das HDL na redução da injúria pós isquemia- reperfusão, com redução da área de infarto coronariano (Figura 5).

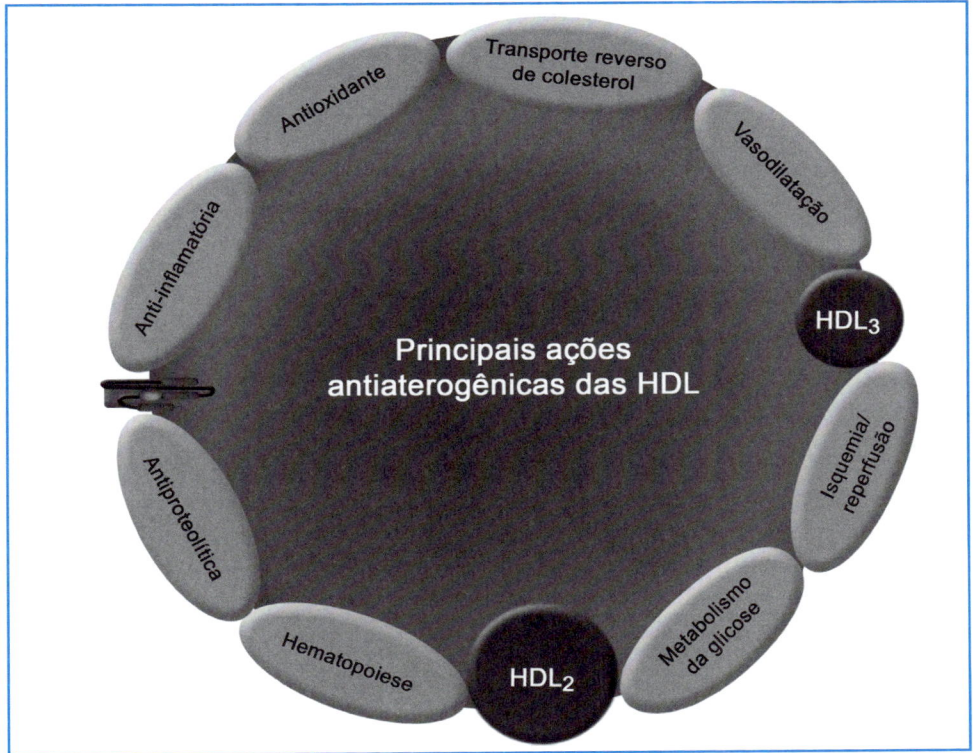

Figura 5: Ações antiaterogênicas das HDL. As subfrações de HDL desempenham diversas ações que contribuem para prevenção do desenvolvimento e regressão da lesão aterosclerótica. Estas ações ocorrem perifericamente ou diretamente no leito arterial.

As métricas clássicas para determinação do papel antiaterogênico das HDL e, consequentemente proteção cardiovascular, baseiam-na na determinação do HDL colesterol e/ou apolipoproteína A-I. Entretanto, as terapias clínicas para elevação de HDL colesterol e estudos genéticos nem sempre se traduzem em desfechos cardiovasculares satisfatórios. Isto parece decorrer da associação comumente observada entre HDL colesterol reduzido e outros componentes de síndrome metabólica ou outras doenças que também contribuem para elevar o risco cardiovascular. Além disso, estes parâmetros laboratoriais não discriminam a capacidade das HDL em mediar suas diferentes ações antiaterogênicas, o que levou ao conceito de funcionalidade das HDL. Este é bem fundamentado especialmente em condições metabólicas onde, independentemente de variação do HDL colesterol, observa-se prejuízo na capacidade das HDL em remover colesterol celular, inibir a oxidação de LDL e a secreção de mediadores inflamatórios. Além disso, casos de variações alélicas em receptores envolvidos no metabolismo das HDL, como o SR-BI, podem se vincular à elevação acentuada do HDL colesterol, a despeito do maior risco cardiovascular, evidenciado pelo aumento da espessura da íntima-média carotídea[10].

A análise do proteoma e lipidoma das HDL evidencia que estas lipoproteínas carreiam diversas proteínas e lípides bioativos, não necessariamente vinculados ao metabolismo de lípides, mas que norteiam outras atividades das HDL, como estabilização da placa aterosclerótica, modulação de metaloproteinases e ativação do sistema complemento. Além disso, as HDL transportam microRNAs, liberando-os às células-alvo. Estas análises abrem um novo espectro de atividades atribuídas às HDL e que as caracterizam como lipoproteína-cargo, modulada em várias condições biológicas e terapêuticas, com implicações não apenas na doença cardiovascular.

Do ponto de vista epidemiológico, concentrações elevadas de HDL colesterol plasmático protegem contra a doença cardiovascular em diferentes populações, gêneros e etnias. As medidas terapêuticas para elevação do HDL colesterol ainda são limitadas e a niacina, derivada da vitamina B, é o único medicamento capaz de elevar de modo substancial o HDL colesterol (aproximadamente 30%), embora sua aceitação seja limitada pelos efeitos colaterais. O exercício físico regular, predominantemente aeróbio é importante medida não-farmacológica para elevação e HDL, embora a resposta sofra intensa variação interindividual, frente a componentes metabólicos, variações alélicas de genes envolvidos na metabolização destas lipoproteínas, intensidade e tipo de exercício.

REFERÊNCIAS

1. Passarelli M, Lipoproteínas. In: Quintão Eder CR, Nakandakare ER, Passarelli M (Ed). Lípides do Metabolismo à Aterosclerose. São Paulo: Sarvier. 2011. p. 1-88.

2. Reiner Ž. Hypertriglyceridaemia and risk of coronary artery disease. Nat Rev Cardiol. 2017 Jul;14(7):401-411.

3. Brown MS, Radhakrishnan A, Goldstein JL. Retrospective on Cholesterol Homeostasis: The Central Role of Scap. Annu. Rev. Biochem. 2018. 87:783–807.

4. Ben Djoudi Ouadda A, Gauthier MS, Susan-Resiga D, Girard E, Essalmani R, Black M, Marcinkiewicz J, Forget D, Hamelin J, Evagelidis A, Ly K, Day R, Galarneau L, Corbin F, Coulombe B, Çaku A, Tagliabracci VS, Seidah NG. Ser-Phosphorylation of PCSK9 (Proprotein Convertase Subtilisin-Kexin 9) by Fam20C (Family With Sequence Similarity 20, Member C) Kinase Enhances Its Ability to Degrade the LDLR (Low-Density Lipoprotein Receptor). Arterioscler Thromb Vasc Biol. 2019 Oct;39(10):1996-2013.

5. Arnao V, Tuttolomondo A, Daidone M, Pinto A. Lipoproteins in Atherosclerosis Process. Curr Med Chem. 2019;26(9):1525-1543.

6. Orekhov AN, Sobenin IA. Modified and Dysfunctional Lipoproteins in Atherosclerosis: Effectors or Biomarkers? Curr Med Chem. 2019;26(9):1512-1524.

7. Zhou L, Li C, Gao L, Wang A. High-density lipoprotein synthesis and metabolismo. Mol Med Rep. 2015 Sep;12(3):4015-4021.

8. Wang HH, Garruti G, Liu M, Portincasa P, Wang DQ. Cholesterol and Lipoprotein Metabolism and Atherosclerosis: Recent Advances In reverse Cholesterol Transport. Ann Hepatol. 2017 Nov;16(Suppl. 1: s3-105):s27-s42.

9. Ouimet M, Barrett TJ, Fisher EA. HDL and Reverse Cholesterol Transport. Circ Res. 2019 May 10;124(10):1505-1518

10. Rosenson RS. The High-Density Lipoprotein Puzzle: Why Classic Epidemiology, Genetic Epidemiology, and Clinical Trials Conflict? Arterioscler Thromb Vasc Biol. 2016 May;36(5):777-82.

3

CLASSIFICAÇÃO LABORATORIAL, ETIOLÓGICA E FENOTÍPICA DAS DISLIPIDEMIAS

Gilson Soares Feitosa-Filho
Maurício Alves Barreto

As diferentes classificações da dislipidemia dependem de uma adequada avaliação e interpretação do perfil lipídico de cada paciente. Embora muitos parâmetros das lipoproteínas possam ser investigados, como tamanho, composição e função, habitualmente são mensurados apenas colesterol total, HDL-c e Triglicérides (TG).

Tradicionalmente, o LDL-c é avaliado pela fórmula de Friedewald[1], em que LDL-c = Colesterol total - HDL-c - TG/5). O fator TG/5 é uma estimativa do VLDL-c. Esta fórmula é mais acurada quando os níveis de triglicérides são inferiores a 150 mg/dL. À medida que seus níveis séricos aumentam, as partículas de VLDL-c tornam-se mais ricas em TG; assim, o denominador TG/VLDL será maior que 5, subestimando o LDL-c. Recomenda-se, pela perda da acurácia, não utilizar a fórmula de Friedewald nas situações de TG acima de 400 mg/ dL e nos portadores de Disbetalipoproteinemia (Tipo III de Friedrickson - vide abaixo a classificação fenotípica).

Dadas as limitações da fórmula de Friedewald, a mensuração direta do LDL-c seria uma boa alternativa, mas também apresenta limitações[2]. Ensaios disponíveis no mercado chegam a apresentar variação de até 30% no valor do LDL-c dosado. Martin et al.[3], através de cálculos estatísticos e por meio de técnica de ultracentrifugação, sugeriram diferentes divisores (x) para o valor de TG que permitem estimar, com maior fidedignidade, os valores de VLDL-c. Após dosagem do TG e do colesterol não-HDL, busca-se o denominador x em tabela, facilmente encontrada na última Diretriz Brasileira de Dislipidemias e prevenção da aterosclerose[4]. O valor de x varia de 3.1 a 11.9.

Nas situações de hipertrigliceridemias e incapacidade ou perda da acurácia na mensuração do LDL-c, pode-se calcular o colesterol não-HDL (colesterol total- HDL-c) e utilizá-lo como meta lipídica. O não-HDL-c representa todas as lipoproteínas aterogênicas no plasma (aquelas que contêm Apo-B como apoproteína). Muitos autores, inclusive, sugerem sua melhor capacidade de predição de eventos cardiovasculares que o próprio LDL-c[5].

CLASSIFICAÇÃO LABORATORIAL

Trata-se da classificação mais simples. Sofreu pequenas adaptações ao longo do tempo e, na última Diretriz Brasileira de Dislipidemia[4], foi assim definida:

- Hipercolesterolemia isolada: aumento do LDL-c (>160mg/dL);
- Hipertrigliceridemia isolada: aumento dos triglicérides (>150mg/dL em jejum ou > 175mg/dL sem jejum);
- Hiperlipidemia mista: aumento do LDL-c e dos triglicérides;
- Diminuição isolada do HDLc (<40mg/dL em homens ou <50mg/dL em mulheres) ou associada a aumento de TG ou LDL-c.

Para avaliação do perfil lipídico, recomenda-se o estado metabólico estável e dieta habitual. Na coleta, o tempo de torniquete não deve ultrapassar 1 min; períodos mais longos tendem a aumentar a concentração de lipoproteínas no sítio de punção.

Ao interpretar o perfil lipídico, deve-se levar em consideração a possibilidade de variação biológica intra-individual, flutuações dos níveis de lipoproteínas que podem ocorrer ao longo do tempo. Estas variações podem ser expressas pelo Coeficiente de Variação (CV) e podem atingir valores de 10% para o colesterol total, HDL-c e LDL-c e de até 25% para os TG[6].

Historicamente, a avaliação do perfil lipídico tem sido feita após período de jejum de 12 horas. Não costumamos, entretanto, permanecer muito tempo sem alimentação. Portanto, o jejum não representa nosso estado metabólico normal. Ademais, algumas publicações sugerem maior risco cardiovascular relacionado à hipertrigliceridemia pós-prandial[7,8]. Em 2016, as diretrizes da *European Atherosclerosis Society* (EAS) e da *European Federation of Clinical Chemistry and Laboratory Medicine* retiraram a recomendação de jejum para coleta do perfil lipídico[9]. A Diretriz Brasileira de Dislipidemias e Prevenção da Aterosclerose - 2017 traz diferentes valores de referência para TG de acordo com o estado de jejum - vide tabela 1 abaixo.

As mensurações do colesterol total, do HDL-c e da Apoproteína B não sofrem alteração com o estado alimentar.

Tabela 1: Classificação Laboratorial

Hipercolesterolemia isolada	Aumento do LDL-c (>160mg/dL)
Hipertrigliceridemia isolada	Aumento dos triglicérides (>150mg/dL em jejum ou > 175mg/dL sem jejum)
Hiperlipidemia mista	Aumento do LDLc e dos triglicérides
Diminuição do HDLc	HDLc <40mg/dL em homens ou <50mg/dL em mulheres, com ou sem aumento dos triglicérides ou LDLc

Tabela 2: Valores referenciais e de alvo terapêutico*
do perfil lipídico (adultos > 20 anos)

Lípides	Com jejum (mg/dL)	Sem jejum (mg/dL)	Categoria referencial
Colesterol total [†]	< 190	< 190	Desejável
HDL-c	> 40	> 40	Desejável
Triglicérides	< 150	< 175 [†]	Desejável

Categoria de risco		
	< 130	< 130	Baixo
LDL-c	< 100	< 100	Intermediário
	< 70	< 70	Alto
	< 50	< 50	Muito Alto
	< 160	< 160	Baixo
Não HDL-c	< 130	< 130	Intermediário
	< 100	< 100	Alto
	< 80	< 80	Muito Alto

* Conforme avaliação de risco cardiovascular estimado pelo médico solicitante; †
colesterol total > 310 mg/dL há probabilidade de hipercolesterolemia familiar; ‡ Quando
os níveis de triglicérides estiverem acima de 440 mg/dL (sem jejum) o médico
solicitantte faz outra prescrição para a avaliação de triglicérides com jejum de 12 horas e
deve ser considerado um novo exame de triglicérides pelo laboratório clínico.

CLASSIFICAÇÃO ETIOLÓGICA

Dislipidemias primárias - São aquelas em que o distúrbio lipídico tem origem genética.

Na prática clínica, após examinar o perfil lipídico de um determinado paciente, deve-se suspeitar de fundo genético quando não se identificam fatores exógenos que justifiquem as alterações encontradas. Alterações lipídicas presentes desde a infância ou adolescência, história familiar de Dislipidemias ou de doença ateromatosa prematura, alterações extremas do perfil lipídico, resistência ao tratamento e alterações no exame físico - resultantes do acúmulo de lípides, tais como xantomas e arco córneo - são outros achados que devem levar à suspeita de Dislipidemias primárias.

As Dislipidemias primárias podem ser subdivididas em poligênicas, cau-sadas por associações de múltiplas mutações que isoladamente não seriam de grande repercussão (as dislipidemias Tipo IIb e Tipo V de Fredrickson são tipicamente poligênicas) e monogênicas, quando uma mutação gênica leva ao desenvolvimento de doença. A Hipercolesterolemia Familiar (HF) é uma das doenças monogênicas mais comuns e seu diagnóstico precoce é imprescindível pelo risco muito elevado de doença coronária prematura. As mutações que levam à HF acometem principalmente o gene do receptor do LDL-c (85-90% dos casos de HF), embora mutações envolvendo os genes codificadores da Apo B e da PCSK9 também levem à doença.

Dislipidemias secundárias - Causadas por estilo de vida inadequado, outras doenças ou por uso de medicamentos. Assim como as dislipidemias primárias, as causas secundárias têm impacto prognóstico. Além da possibilidade de melhora do distúrbio lipídico com o tratamento da causa subjacente, a identificação de causas secundárias tem implicações terapêuticas. Como exemplo, o Hipotireoidismo aumenta o risco de miopatia induzida pelas Estatinas. A tabela 3 traz as desordens médicas mais implicadas na prática clínica.

Tabela 3: Dislipidemias secundárias a doenças e estilo de vida inadequado

	Colesterol total	HDL-c	Triglicérides
Insuficiência renal crônica Síndrome nefrótica	↑	—	↑
Hepatopatia Crônica	↑a ↑ ↑ ↑ ↑	↑ ↑ou ↓	Normal ou leve ↑
Diabetes mellitus tipo II	—	↓	↑
Síndrome de Cushing	↑	—	↑ ↑
Hipotireoidismo	↑ ↑	↑ou ↓	↑
Obesidade	↑	↓	↑ ↑
Bulimia	↑	—	↑
Anorexia	↑	—	—
Tabagismo	—	↓	—
Etilismo	—	↑	↑

Ingesta excessiva de gorduras trans	↑	↓	↑
Sedentarismo	↑	↓	↑

HDL-c: colesterol de lipoproteína de alta densidade.
Fonte: Adaptado de III Diretriz Brasileira sobre Dislipidemias.

Fármacos frequentemente utilizados também podem levar a aumento dos níveis séricos de colesterol e TG, além de reduções dos níveis de HDL-c. A tabela 4 relaciona os fármacos mais comumente relacionados e respectivas alterações do perfil lipídico.

As dislipidemias secundárias serão abordadas em profundidade no Capítulo 15 desta obra.

Tabela 4: Dislipidemias secundárias a medicamentos

Medicamento	Colesterol total	Triglicérides	HDL-c
Diuréticos	—	↑	↓
Beta bloqueadores	—	↑	↓
Anticoncepcionais	↑	↑	—
Corticosteróides	↑	↑	—
Anabolizantes	↑	—	↓
Inibidores de protease	↑	↑↑↑	—
Isotretinoína	↑	↑	↑
Ciclosporina	↑	↑↑	↑
Estrógenos	—	→↑	→↓
Progestágenos	—	→↑	↓→
Tibolona	—	—	↓↓

HDL-c: colesterol de lipoproteína de alta densidade.
Fonte: Adaptado de III Diretriz Brasileira sobre Dislipidemias.

CLASSIFICAÇÃO FENOTÍPICA OU BIOQUÍMICA

Trata-se da classificação fenotípica de Fredrickson[10]. Tem por base a separação eletroforética e/ou por ultracentrifugação das frações lipoprotéicas. Embora tenha sido muito importante para padronizar as nomenclaturas universais em torno do assunto no final dos anos 60, hoje é muito pouco utilizada, exceto em serviços terciários e especializados no atendimento de Dislipidemia. Como exemplo de sua relevância, poderíamos citar paciente com hipertrigliceridemia, que pode ter diferentes classificações fenotípicas de acordo com a anormalidade lipoprotéica primária: Síndrome da Quilomicronemia Familiar (tipo I), Hiperlipidemia Familiar Combinada (tipo IIb), Disbetalipoproteinemia (tipo III), Hipertrigliceridemia primária simples (tipo IV) e hipertrigliceridemia primária mista (tipo V). Ademais, a classificação proposta por Fredrickson não leva em consideração as alfa-lipoproteínas, ou HDLs. Na Disbetalipoproteinemia, principal patologia identificada por esta classificação, o colesterol total e os TGs são elevados, usualmente acima de 300 mg/dL. A relação colesterol total/TG costuma ser de 1:1 sugerindo a possibilidade de Hiperlipidemia Combinada Familiar. Desta forma, nos dias atuais, parece mais relevante organizar as desordens genéticas pela via principal de metabolismo da lipoproteína (hepática ou intestinal) ou pelo padrão de elevação ou depressão da lipoproteína[11].

Tabela 5: Classificação Fenotípica de Fredrickson

Classificação	Lipoproteína Elevada
Tipo I	Quilomícrons
Tipo IIa	LDL-c
Tipo IIb	LDL-c e VLDL
Tipo III	IDL
Tipo IV	VLDL
Tipo V	Quilomícrons e VLDL

REFERÊNCIAS:

1. Friedewald WT, Levy R1. Frederickson DS. Estimation of the correlation of low-density lipoprotein cholesterol in plasma. Clin Chem 1972; 18: 499-502.

2. Baruch L, Agarwal S, Gupta B, Haynos A, et al. Is directly mesuared low-density lipoprotein clinically equivalent to calculeted low-density lipoprotein? J Clin Lipidol. 2010;4(4): 259-264.

3. Martin SS, Blaha MJ, Elshazly MB, Toth PP, Kwiterovich PO, Blumenthal RS, et al. Comparison of a novel method vs the Friedewald equation for estimating low-density lipoprotein cholesterol levels from the standard lipid profile. JAMA. 2013;310(19):2061-8.

4. Arquivos Brasileiros de Cardiologia. Volume 109, Nº 2, Supl. 1, Agosto 2017.

5. Virani SS. Non-HDL cholesterol as a metric of good quality of care: opportunities and challenges. Tex Heart Inst J. 2011;38(2):160-2.

6. Hegsted DM, Nicolosi RJ. Individual variation in serum cholesterol levels. Proc Natl Acad Sci USA. 1987;84(17):6259-61.

7. Langsted A, Freiberg JJ, Nordestgaard BG. Fasting and nonfasting lipid levels: influence of normal food intake on lipids, lipoproteins, apolipoproteins, and cardiovascular risk prediction. Circulation. 2008;118(20):2047-56.

8. Bansal S, Buring JE, Rifai N, Mora S, Sacks FM, Ridker PM. Fasting compared with nonfasting triglycerides and risk of cardiovascular events in women. JAMA. 2007;298(3):309-16.

9. Nordestgaard BG, Langsted A, Mora S, Kolovou G, Baum H, Bruckert E, et al; European Atherosclerosis Society (EAS) and the European Federation of Clinical Chemistry and Laboratory Medicine (EFLM) joint consensus initiative. Fasting is not routinely required for determination of a lipid profile: clinical and laboratory implications including flagging at desirable concentration cut-points—a joint consensus statement from the European Atherosclerosis Society and European Federation of Clinical Chemistry and Laboratory Medicine. Eur. Heart J. 2016,37(25):1944-58.

10. Fredrickson DS, Levy RI, Lees RS. Fat transport in lipoproteins – an integrated approach to mechanisms and disorders. N Engl J Med. 1967;276(5):273-81

11. Sullivan D, Lewis B. A classification of lipoprotein disorders: implications for clinical management. *Clin Lipidol.* 2011;6(3):327-338.

4

HIPERTRIGLICERIDEMIA: IMPLICAÇÕES CLÍNICAS, DIAGNÓSTICO E TRATAMENTO

Sergio Emanuel Kaiser

INTRODUÇÃO

Remonta a mais de vinte e cinco anos a fixação de um limite considerado "normal" para os níveis séricos de triglicerídeos em jejum, a partir do estudo de Framingham: para além de 150 mg/dL em mulheres e 200 mg/dL em homens, seria crescente o risco independente de desfechos cardiovasculares decorrente de hipertrigliceridemia[1]. Outros estudos epidemiológicos em diferentes populações exploraram ativamente esta relação, aparentemente distinta dos demais fatores de risco[2-4] não obstante a expressiva atenuação da significância estatística após ajuste para os níveis séricos das lipoproteínas de alta densidade (HDL)(10).

A expansão, ainda em curso do conhecimento sobre o potencial aterogênico das lipoproteínas ricas em triglicerídeos, deve muito ao grande desenvolvimento da análise genômica, apoiada num tripé representado pelo sequenciamento e identificação de mutações na codificação de proteínas ligadas ao metabolismo de lipoproteínas, nos métodos de randomização mendeliana (RM) e em estudos colaborativos de associação genômica ampla (GWAS – Genome-wide association studies)[5].

CONCEITOS FUNDAMENTAIS PARA A COMPREENSÃO DO POTENCIAL ATEROGÊNICO DA HIPERTRIGLICERIDEMIA

Quilomicrons (QM) são sintetizados no tubo digestivo após alimentação, enquanto lipoproteínas de muito baixa densidade (VLDL) são sintetizadas no fígado a partir de ácidos graxos e glicerol, particularmente - mas não apenas - em momentos de jejum, como durante o sono. A Apo-B48, principal lipoproteína dos quilomícrons, é essencial à manutenção da estabilidade estrutural durante o transporte na circulação. Daí se distribuem aos tecidos ávidos por substrato energético ou, em situações de abundância, liberam seu conteúdo no reservatório representado pelo tecido adiposo. Nas VLDL a preservação da integridade estrutural cabe à apoB-100. Uma vez cumprida a hidrólise da maior parte da massa de triglicerídeos nos capilares teciduais, torna-se imperativo remover prontamente da circulação os respectivos remanescentes. Receptores hepáticos identificam a Apolipoproteína E (ApoE) integrada à estrutura dos QM e VLDL, e o complexo remanescente é extraído da circulação para seguir outras vias metabólicas, dentre as quais destaca-se a síntese de LDL.

A proporção de triglicerídeos é máxima nos quilomícrons antes do processo de hidrólise, podendo chegar a 90% da composição total da lipoproteína. Nas VLDL cerca de 65% da massa total é composta de triglicerídeos. Esta distribuição peculiar responde simultaneamente pelas grandes dimensões e pela menor densidade destas partículas. Os remanescentes de quilomícrons e de VLDL (Neste último caso também conhecidos como IDL ou lipoproteínas de densidade intermediária) têm dimensões e densidade mais variável de acordo com a magnitude do processo de hidrólise e o grau de enriquecimento em ésteres de colesterol.

A hidrólise dos triglicerídeos é mediada pela ação da lipase lipoproteica (LPL), cuja atividade, por seu turno, obedece a um fino equilíbrio entre proteínas promotoras e inibidoras de sua atividade[6] 1–3 the disease-associated variants are typically common (minor-allele frequency >5%. Destacam-se como principais ativadores da LPL, a apolipoproteína CII (apoCII) e a apo-lipoproteína A5 (APOA5) integradas a QM e VLDL. No campo oposto, a LPL é inibida principalmente pela apolipoproteína CIII (apoCIII) integrada a QM e VLDL e do lado tecidual, por integrantes da família de proteínas semelhantes a angiopoietina (ANGPTL3 e ANGPTL4). Na dependência do equilíbrio entre estas forças antagônicas, poderão resultar remanescentes mais enxutos em conteúdo de triglicerídeos, mais facilmente removíveis da circulação ou o oposto, de maior potencial aterogênico. Cada uma destas proteínas é codificada por uma sequência específica do DNA. Mediante a identificação de portadores de raras mutações autossômicas de perda ou ganho de função para várias proteínas envolvidas no controle da hidrólise de triglicerídeos foi possível compreender melhor o papel desempenhado por estas proteínas na modificação do risco de desfechos cardiovascula-res geneticamente determinados já a partir do início da vida. A título de exemplo, portadores heterozigotos de raras mutações associadas a perda de função da apoCIII apresentavam níveis de triglicerídeos sem jejum 44% menores que indivíduos sem a mutação. O risco correspondente de eventos vasculares isquêmicos e coronarianos era, por sua vez, respectivamente 44% e 36% menor[7]. O conhecimento crescente das bases genéticas das doenças cardiometabólicas auxilia no desenvolvimento de novos agentes destina-dos a modificar uma estrutura proteica ou seu processo de transcrição, no propósito de gerar benefícios cardiovasculares em portadores de diversas modalidades de hipertrigliceridemia[8].

Lipoproteínas com diâmetro acima de 70 nanômetros (nm) não atraves-sam a camada endotelial das artérias. Nesta categoria, incluem-se os QM e VLDL. Seus remanescentes, contudo, com diâmetro entre 70 e 30 nm, podem atravessar o endotélio e, uma vez capturados na camada íntima arterial, atraem macrófagos e desencadeiam o processo aterogênico mesmo sem sofrer modificação oxidativa(16). Em portadores de síndrome metabó-lica, o maior aporte hepático de ácidos graxos resulta em produção exces-siva de VLDL. Na circulação, dá-se um intercâmbio mais pronunciado de triglicerídeos e colesterol entre grandes VLDL (mas também LDL) e partícu-las de HDL, mediado pela enzima CETP (*Cholesteril ester transfer protein*).

Daí resultam remanescentes de VLDL mais ricos em colesterol esterificado. Após a remoção hepática da maior parte dos triglicerídeos, a partícula de LDL resultante é menor e mais densa devido à maior quantidade de colesterol em seu núcleo. A aterogenicidade das LDL pequenas e densas deve-se não ao menor tamanho, pois mesmo grandes partículas de LDL, com cerca de 25 nm de diâmetro, são capazes de atravessar livremente o endotélio vascular. Como este fenótipo se associa à maior quantidade de remanescentes de lipoproteínas ricas em apoB na circulação, o efeito aterogênico de LDL pequenas e densas é aditivo ao dos remanescentes. Nestes casos, a determinação do colesterol não-HDL (colesterol total menos HDL) ou, idealmente, a determinação direta da concentração de apoB, demonstram maior associação com risco de desenvolvimento de eventos cardiovasculares[10,11].

A atribuição de potencial aterogênico, não ao conteúdo de colesterol ou triglicerídeos na lipoproteína, mas à própria partícula de apoB não representa propriamente uma novidade.[12]Contudo, este conceito ganhou mais fôlego após a recente publicação de estudos genéticos baseados na análise de conjuntos de variantes com influência na atividade do receptor de LDL e na ação da lipase lipoproteica[13,14]. Estas análises confirmaram a equivalência entre o potencial aterogênico das partículas remanescentes de quilomícrons e VLDL e das partículas de LDL, mediado sempre pela apolipoproteína B100. De acordo com a fórmula de Friedewald, o conteúdo de colesterol das lipoproteínas ricas em triglicerídeos é inferido mediante a divisão dos níveis séricos de triglicerídeos por cinco, de modo a preservar analogia com a concentração sérica de apoB no LDL-c. Daí resulta que a redução de 20% no risco relativo de desfechos cardiovasculares - semelhante à obtida por estatinas para cada queda de 39 mg/dL nos níveis de LDLc - somente seria atingida através de fármacos com efeito sobre triglicerídeos séricos caso fosse possível obter reduções cinco vezes maiores - da ordem de quase 200 mg/dL - na concentração de triglicerídeos, resultado jamais obtido por nenhum fibrato ou preparado de ômega-3[14]. Talvez esta discrepância ajude a explicar os resultados conflitantes ou neutros dos estudos de desfecho cardiovascular com fibratos ou ômega-3 (à exceção do estudo REDUCE-IT, a ser discutido em outra seção).

A atribuição de risco aumentado para eventos cardiovasculares relaciona-se a hipertrigliceridemia moderada, com níveis sem jejum entre 175 e 880 mg/dL, achado frequentemente associado a obesidade, síndrome metabólica e diabetes mellitus tipo 2[15]. A partir de níveis séricos equivalentes a 500 mg/dL, o risco de pancreatite aguda torna-se crescente. Nas hipertrigliceridemias graves, predominam os quilomícrons, aumentando ainda mais o risco de pancreatite aguda[16]. A concentração sérica de triglicerídeos avaliada por métodos laboratoriais pode refletir excesso na produção de VLDL ou QM, depuração inadequada dos remanescentes ou ambas as situações.

DIAGNÓSTICO LABORATORIAL DA HIPERTRIGLICERIDEMIA

Para a devida valorização do resultado laboratorial da dosagem dos triglicerídeos séricos é necessário ter em mente dois importantes conceitos: Primeiramente, a variação interindividual nas concentrações séricas, que pode chegar a 25% entre um e outro exame. As mais recentes diretrizes brasileiras recomendam a repetição do teste antes de firmar o diagnóstico de hipertrigliceridemia[17]. As diretrizes norte-americanas de prevenção cardiovascular aconselham a realização de três dosagens sem jejum em dias diferentes na tentativa de minimizar a influência da variação interindividual[18].

Outro importante item a considerar refere-se à necessidade de jejum de 12 horas antes da coleta de sangue. O jejum prolongado não representa uma situação fisiológica e esta rotina subestima a valorização do potencial aterogênico das lipoproteínas ricas em triglicerídeos no estado pós-prandial[19,20]. As mais recentes diretrizes brasileiras de dislipidemia[17], em consonância com as diretrizes brasileiras de diabetes[21] adotam como norma a dispensa do jejum para determinação dos triglicerídeos séricos e recomendam aos laboratórios de análises clínicas a menção ao estado alimentar do paciente – se em jejum ou não – bem como aos valores de referência de acordo com o estado alimentar. O valor de 150 mg/dL corresponde ao limite superior de "normalidade" no estado de jejum, devendo ser corrigido para 175 mg/dL na ausência de jejum. Hipertrigliceridemia também é definida como a elevação dos níveis séricos acima do percentil 95 para idade e sexo[22]. Níveis séricos acima de 440 mg/dL, entretanto, impõem a necessidade de uma nova dosagem, desta vez em jejum de 12 horas, face à possível existência de hipertrigliceridemia primária para cujo diagnóstico o jejum é necessário.

Paralelamente à elevação dos níveis de triglicerídeos séricos, aumenta o potencial aterogênico das lipoproteínas remanescentes de VLDL e quilo-mícrons e aumenta também o erro no cálculo de LDL-c pela fórmula de Friedewald. Deduz-se, portanto, que o valor do colesterol não-HDL, especialmente a partir de níveis de triglicerídeos iguais ou superiores a 200 mg/dL traduzirá mais fielmente o risco de desfechos cardiovasculares ligado aos lipídeos, fato já amplamente comprovado[15]. As diretrizes brasileiras de dislipidemia e prevenção de aterosclerose recomendam como alvo secundário, após controle do LDL-c, a redução dos níveis de colesterol não-HDL em pacientes com hipertrigliceridemia leve a moderada[17]. O potencial aterogênico dos lipídeos séricos depende diretamente da quantidade de partículas de apoB circulantes, mas o colesterol não-HDL, apesar de correlacionado à concentração de apoB, não reflete inteiramente este potencial. Na verdade, os métodos quantitativos habitualmente usados, expressam a massa de colesterol ou triglicerídeos contidos nas apolipoproteínas, mas não o número de partículas aterogênicas em circulação. Eis porque a determinação laboratorial da apoB, embora mais onerosa, captura com mais exatidão o risco embutido no aumento de sua concentração sérica e possibilita a projeção de metas terapêuticas mais precisas, especialmente valiosas para pacientes em alto risco absoluto de sofrer eventos cardiovasculares[23]. Saliente-se, contudo, a ausência de recomendação expressa nas diretrizes brasileiras para adoção preferencial da concentração sérica de apoB. As diretrizes norte-americanas de colesterol publicadas no final de 2018 reconhecem valor na dosagem de apoB quando os triglicerídeos séricos ultrapassam 200 mg/dL, mas advertem para a ausência, em muitos laboratórios, de controle na qualidade do exame[22].

CLASSIFICAÇÃO DAS HIPERTRIGLICERIDEMIAS

A classificação de Fredrickson, já não é mais utilizada na prática clínica, mas ainda tem algum valor didático. A distinção entre hipertrigliceridemia secundária e primária apoia-se em características fenotípicas com base na apresentação principal das lipoproteínas séricas, presença de xantomas, manifestações clínicas compatíveis com pancreatite ou doença cardiovascular. Algumas apresentações são muito raras, com forte penetrância, hipertrigliceridemia acentuada e alto risco de pancreatite. Outras infrequentes, com agregação familiar, são passíveis de expressar-se com mais intensidade conforme a influência do estilo de vida. Resultantes da interação de múltiplas variantes genéticas, também sofrem forte influência do meio ambiente e associam-se mais a doença cardiovascular caso predominem colesterol, VLDL e remanescentes ou a pancreatite, se o fenótipo anormal envolver alta concentração de quilomícrons[22,25]. Em 95% dos casos de hipertrigliceridemia primária, predomina uma associação perversa entre múltiplas variantes genéticas e estilo de vida não saudável[25].

Antes de mais nada, é imperativo explorar a existência de uma etiologia metabólica ou medicamentosa responsável pela elevação dos triglicerídeos séricos. A expressão fenotípica mais comum é aquela associada a estilo de vida inadequado, onde desponta a síndrome metabólica (SM). Hipertrigliceridemia leve a moderada (inferior a 400 mg/dL) e baixos níveis de HDLc são dois de seus principais componentes. Aumento do perímetro abdominal (como reflexo do aumento do tecido adiposo visceral), hipertensão arterial e glicemia de jejum alterada são também critérios diagnósticos. Dados epidemiológicos provenientes do NHANES norte-americano indicam prevalência de triglicerídeos em jejum acima de 80% em homens e mulheres com índice de massa corporal igual ou superior a 30 kg/m².[16] Pacientes portadores de síndrome metabólica podem estar também inseridos na categoria de hipertrigliceridemia primária poligênica, mas a resposta às mudanças no estilo de vida costuma ser igualmente favorável[22]. O quadro 2, adaptado da mais recente atualização das diretrizes brasileiras de dislipidemia e prevenção de aterosclerose, resume as principais etiologias de hipertrigliceridemia secundária[17].

Dentre as hipertrigliceridemias primárias de etiologia genética, a mais frequente é a de tipo IV, ou hipertrigliceridemia primária simples, presente em 1 a cada 20 a 100 indivíduos na população. A hipertrigliceridemia mais rara, de natureza monogênica recessiva é conhecida como hiperquilomicronemia familiar ou tipo I. Acomete um a cada um milhão de indivíduos, perturba profundamente a função da lipase lipoproteica ou de seu ativador apoCII e resulta em concentrações muito elevadas de quilomícrons mesmo após jejum prolongado, com triglicerídeos acima de 1000 mg/dL. Manifesta-se já na infância ou adolescência e embute alto risco de pancreatite aguda.

Também rara, afetando um a cada 10 mil indivíduos, a disbetalipoproteinemia (tipo III) resulta de um defeito na função da APOE que impede sua ligação aos receptores hepáticos. Como resultado, os remanescentes de quilomícrons e VLDL acumulam-se na corrente sanguínea, são enriquecidos em ésteres de colesterol e promovem doença aterosclerótica prematura. Portadores desta condição podem exibir à ectoscopia xantomas tuberosos e palmares e a pesquisa laboratorial revela colesterol total e triglicerídeos elevados. Nestes casos, a dosagem de apoB, ao contrário do habitual, não traduz o alto risco cardiovascular, para cuja estimativa encaixa-se melhor o colesterol não-HDL ou a dosagem direta de LDL-c.

A hiperlipidemia familiar combinada (tipo IIb) acomete um em cada 40 a 50 indivíduos, caracteriza-se por aumento de colesterol total, LDL-c e triglicerídeos e baixos níveis de HDL-c. Tem segregação familiar, embute risco de doença cardiovascular prematura e sofre também importante influência do meio ambiente ou de alterações metabólicas concomitantes. A base genética é complexa, fruto da interação entre estilo de vida não saudável com susceptibilidade a dislipidemia determinada por alelos ligados a aumento do LDL-c circulante e alelos promotores de aumento na síntese ou baixa depuração de VLDL. O diagnóstico requer a presença de alterações lipídicas similares em pelo menos um parente de primeiro grau do indivíduo acometido[26].

A hipertrigliceridemia primária mista tipo V é relativamente rara, acomete um a cada 600 adultos e manifesta-se na vida adulta. Também de natureza poligênica, caracteriza-se por elevação significativa do colesterol e dos triglicerídeos, aumento importante de quilomícrons, xantomas e risco de pancreatite. Como nas demais desordens poligênicas, exacerba-se com a adoção de estilo de vida inadequado, resistência à insulina e consumo excessivo de álcool[17].

Por fim, merece registro a defesa, por algumas autoridades, da supressão pura e simples da diferença entre hipertrigliceridemia primária e secundária e mesmo da caracterização "familiar" em face da estreita relação entre a presença de variantes genéticas associadas a hipertrigliceridemia e sua interação com hábitos de vida, certas doenças e mesmo situações transitórias de estresse metabólico como por exemplo, a gestação[25]. Também por conta desta forte interdependência, conclui-se necessariamente pela inutilidade na prática clínica, do recurso a testes genéticos para caracterização diagnóstica de hipertrigliceridemias primárias, ao menos à luz do conhecimento atual[25].

TRATAMENTO

O plano terapêutico para pacientes hipertrigliceridêmicos baseia-se em dois objetivos distintos: naqueles com concentrações séricas acima de 500 mg/dL, urge reduzir imediatamente o risco de pancreatite através de intervenção farmacológica. Nos demais casos, busca-se reduzir o risco de eventos cardiovasculares, mas com a ressalva de tratar-se, nestes casos, de alvo secundário após controle adequado do LDL-c, expresso pelo colesterol não--HDL ou pela concentração de apoB.[17]

Intervenções no estilo de vida

A pedra angular na abordagem terapêutica da hipertrigliceridemia se apoia, sem dúvida, na adoção de mudanças no estilo de vida. Triglicerídeos respondem muito bem a perda ponderal, exercícios, restrição no consumo de bebidas alcoólicas e de carboidratos, com ênfase especial nos açúcares refinados, ricos em frutose[26]. Uma vez garantida a adesão, medidas farmacológicas são na maioria das vezes desnecessárias. Exercícios aeróbicos associados a dieta hipocalórica podem reduzir em 33% os triglicerídeos séricos[24]. A dieta pobre em carboidratos e gorduras (com ênfase nas gorduras trans) e a proibição do consumo de bebidas alcoólicas são medidas essenciais (mas não suficientes) no tratamento das hipertrigliceridemias graves, onde as cifras podem superar 1000 mg/dL. Na dislipidemia secundária, o tratamento deve ser dirigido ao controle da anormalidade primordial. A título de exemplo, no diabetes mellitus tipo 2 mal controlado a presença de resistência à insulina promove distúrbios no armazenamento de gordura no tecido adiposo, perturba a função da LPL, aumenta o aporte de ácidos graxos livres ao fígado e consequentemente a síntese de VLDL, retarda a depuração dos remanescentes e facilita o desenvolvimento de esteatose hepática. De toda esta desordem resulta aumento expressivo nos níveis séricos de triglicerídeos, mas o simples controle da anormalidade primária pode ser suficiente para garantir o retorno a um estado de melhor equilíbrio entre síntese e depuração de VLDL.

Intervenções farmacológicas

Fibratos

Derivados do ácido fíbrico, estes fármacos estimulam os receptores nucleares denominados "receptores alfa ativados da proliferação dos peroxissomas" (PPAR-α). Este estímulo leva ao aumento da expressão e atividade da LPL e à redução da ApoCIII, responsável pela inibição da LPL. Paralelamente, o impulsionamento da síntese de apoA1 resulta em aumento dos níveis de HDL-c. Em média os fibratos podem baixar em 30 a 60% a concentração de triglicerídeos, mas o efeito pode ser mais intenso frente a níveis séricos mais elevados.

Estudos voltados à redução de desfechos cardiovasculares em coortes de diabéticos e não diabéticos portadores de hipertrigliceridemia moderada demonstraram resultados inconsistentes. Uma metanálise de 13 estudos de prevenção secundária de desfechos cardiovasculares com diferentes classes de fibratos e mais de 16 mil pacientes, concluiu com moderado grau de evidência, pela eficácia na redução em 14% do desfecho composto por infarto não fatal, acidente cerebrovascular e morte cardiovascular[27]. Entretanto, com a exclusão dos estudos de clofibrato - medicamento há muito fora de circulação - o resultado perdia totalmente a significância estatística. O estudo de prevenção secundária ACCORD buscava explorar a eficácia do fenofibrato comparado a placebo na redução de desfechos vasculares em diabéticos já em uso de sinvastatina. Havia ampla variação na concentração sérica de triglicerídeos. O desfecho primário composto foi similar nos dois grupos, mas uma análise exploratória "a posteriori" sugeriu algum benefício no subgrupo com triglicerídeos acima de 204 e HDL abaixo de 34 mg/dL, mas com significância estatística apenas marginal[28].

Os fibratos são geralmente bem tolerados e podem ser associados a estatinas, à exceção da gemfibrozila, devido ao risco elevado de rabdomiólise resultante desta combinação. Ácido nicotínico representa uma segunda linha de abordagem para a redução dos níveis de triglicerídeos séricos em casos graves, associado a fibratos e ácidos ômega-3. Com doses de até 2 g diários a serem tituladas lentamente a fim de evitar efeitos adversos desagradáveis, os níveis de triglicerídeos podem ser reduzidos em 20 a 50%. O principal mecanismo de ação está ligado à menor síntese de VLDL nos hepatócitos[17].

Ácidos graxos ômega-3

Os suplementos de ácidos graxos ômega-3 disponíveis para consumo compõem-se de uma combinação em graus variáveis de ácido eicosapentanóico (EPA) e docosahexanóico (DHA). Na natureza, a maior fonte provém de peixes e crustáceos (Krill especialmente) de águas muito frias dos oceanos Pacífico e Ártico. Dentre os mecanismos propostos para explicar os benefícios cardiovasculares, destacam-se a redução de marcadores inflamatórios e da agregação plaquetária, melhora da função endotelial, redução da pressão arterial, ação antiarrítmica e redução da concentração sérica de triglicerídeos[29] Doses de 2 a 4 g diários podem reduzir os triglicerídeos em 25 a 30% e, juntamente com fibratos e ácido nicotínico, são úteis no tratamento da hipertrigliceridemia grave. Suplementos de ômega-3 podem contribuir para a elevação do LDL-c em até 5%, mas este discreto efeito não parece interferir no aumento do risco cardiovascular[17]. Até a publicação do estudo REDUCE-IT, as mais recentes e extensas revisões sistemáticas não revelavam qualquer evidência concreta de benefícios da suplementação de EPA ou DHA na redução de desfechos cardiovasculares[30,31]. O estudo REDUCE-IT foi um ensaio clínico multicêntrico, prospectivo, aleatorizado, duplo-cego, em 8179 pacientes com doença cardiovascular ou diabetes de alto risco, já tratados com estatinas e triglicerídeos séricos entre 135 e 499 mg/dL[32]. A preparação utilizada consistiu em cápsulas de 2 g de uma forma altamente purificada de EPA (Ácido etil eicosapentanóico ou Eicosapentetil: Nos Estados Unidos só vendida sob prescrição médica) administrada 2 vezes ao dia ou quantidade equivalente de óleo mineral como placebo. Ao fim de 4,9 anos, verificou-se redução altamente significativa de 25% no risco relativo do desfecho primário composto de infarto do miocárdio não fatal, morte cardiovascular, AVC não fatal, revascularização miocárdica e angina instável. Para os três primeiros desfechos considerados "duros" a redução no risco relativo foi de 26%. Todas as subanálises preespecificadas, à exceção da morte por todas as causas, demonstraram resultados favoráveis ao Eicosapentetil. O número de pacientes necessários para tratar por 4,9 anos a fim de prevenir um desfecho composto (NNT) foi de 20. Curiosamente, a redução dos triglicerídeos séricos foi modesta, ao redor de 18%, incapaz de explicar os benefícios demonstrados. Provavelmente, o resultado altamente favorável correlacionou-se a altas concentrações circulantes de EPA, não alcançadas anteriormente na população ocidental com as fórmulas disponíveis no mercado e a múltiplos efeitos pleiotrópicos. A medicação foi bem tolerada, mas houve discreto aumento na incidência de fibrilação atrial no grupo em uso de EPA (3.1% vs. 2.1%, P = 0.004). Uma segunda publicação avaliou não só os desfechos primários, mas também os desfechos subsequentes, tendo revelado redução altamente significativa, ainda maior, de 30% no risco relativo do total de desfechos[33]. Até o momento da redação deste material, o preparado comercial de Eicosapentetil não está disponível em nosso país.

Perspectivas futuras

Pemafibrato: Trata-se de um novo modulador altamente seletivo dos receptores PPAR-α. A título de comparação, a seletividade para estes receptores é cerca de 2500 vezes superior à do ácido fenofíbrico, metabolito ativo do fenofibrato[34]. A administração de pemafibrato por 12 semanas na dose de 0,4 mg diários, reduziu em 51% os níveis de triglicerídeos, percentual também atingido com a dose de 200 mg diários de fenofibrato[34]. Este fármaco estimula a atividade da LPL, inibe a apoC3 e reduz a secreção de VLDL. Também reduz os níveis séricos de apoB, remanescentes, e lipemia pós-prandial, além de aumentar a concentração de HDL-c[34,35]. Como seu metabolismo é hepático, o pemafibrato pode ser administrado a nefropatas[41]. Em 2022 o estudo de desfechos duplo cego PROMINENT, onde pemafibrato foi comparado a placebo em cerca de dez mil diabéticos já em uso de estatinas, com triglicerídeos acima de 200 e HDLc abaixo de 40 mg/dL, foi interrompido por futilidade.[36]

Volanesorsen: A identificação de portadores de mutações com efeito de perda de função sobre a atividade da apoC3 e consequente baixo risco de eventos cardiovasculares ao longo da vida[7] levou à síntese de um oligonucleotídeo antisenso capaz de silenciar o RNAm responsável pela transcrição da apoC3 e desta forma, reduzir intensamente os níveis séricos de triglicerídeos em consequência da liberação da atividade lipolítica da LPL. O estudo fase 3 APPROACH avaliou o efeito de 300 mg de volanesorsen administrados semanalmente por via subcutânea em portadores de hiperquilomicronemia familiar durante 52 semanas. Os valores médios basais de triglicerídeos chegavam a 2209 mg/dL e a queda na concentração sérica chegou a 77% após 3 meses, correspondendo a cerca de 1709 mg/dL[37]. Tanto a European Medical Agency como a ANVISA aprovaram o volanesorsen para tratamento de hiperquilomicronemia familiar.

Evinacumab: Anticorpo monoclonal desenvolvido a partir da identificação de indivíduos com raras mutações indutoras de perda de função da ANGPTL3, proteína inibidora da atividade da LPL, que apresentavam hipolipidemia e menor risco de eventos cardiovasculares[38]. Além do anticorpo,

também está em desenvolvimento um oligonucleotídeo antissenso destinado a bloquear a síntese da ANGPTL3[39]. Em estudo fase 1, o evinacumab
reduziu os triglicerídeos em 76%[40] e também demonstrou, em portadores de hipercolesterolemia familiar homozigótica a capacidade de reduzir
o LDLc em até 49%[41]. Outros estudos baseados em terapia gênica ou na
inibição da diacilglicerol aciltransferase (DGAT) intestinal vêm sendo testados para tratamento de quilomicronemia familiar, ainda sem perspectiva de
ingresso em fase 3[42].

REFERÊNCIAS

1. Castelli WP. Epidemiology of triglycerides: a view from Framingham. Am J Cardiol. 14 de dezembro de 1992;70(19):3H-9H.

2. Collaboration* TERF. Major Lipids, Apolipoproteins, and Risk of Vascular Disease. JAMA. 11 de novembro de 2009;302(18):1993–2000.

3. Sarwar N, Danesh J, Eiriksdottir G, Sigurdsson G, Wareham N, Bingham S, et al. Triglycerides and the risk of coronary heart disease: 10,158 incident cases among 262,525 participants in 29 Western prospective studies. Circulation. 30 de janeiro de 2007;115(4):450–8.

4. Madsen CM, Varbo A, Nordestgaard BG. Unmet need for primary prevention in individuals with hypertriglyceridaemia not eligible for statin therapy according to European Society of Cardiology/European Atherosclerosis Society guidelines: a contemporary population-based study. Eur Heart J. 14 de fevereiro de 2018;39(7):610–9.

5. Khetarpal Sumeet A., Rader Daniel J. Triglyceride-Rich Lipoproteins and Coronary Artery Disease Risk. Arterioscler Thromb Vasc Biol. 1º de fevereiro de 2015;35(2):e3–9.

6. Coding Variation in ANGPTL4, LPL, and SVEP1 and the Risk of Coronary Disease. N Engl J Med. 24 de março de 2016;374(12):1134–44.

7. Jørgensen AB, Frikke-Schmidt R, Nordestgaard BG, Tybjærg-Hansen A. Loss-of-Function Mutations in APOC3 and Risk of Ischemic Vascular Disease. N Engl J Med. 3 de julho de 2014;371(1):32–41.

8. Khera AV, Kathiresan S. Genetics of coronary artery disease: discovery, biology and clinical translation. Nat Rev Genet. 13 de março de 2017;18(6):331–44.

9. Peng J, Luo F, Ruan G, Peng R, Li X. Hypertriglyceridemia and atherosclerosis. Lipids Health Dis. 6 de dezembro de 2017;16(1):233.

10. Davidson MH. Triglyceride-rich lipoprotein cholesterol (TRL-C): the ugly stepsister of LDL-C. Eur Heart J. 14 de fevereiro de 2018;39(7):620–2.

11. Sniderman AD, Couture P, Martin SS, DeGraaf J, Lawler PR, Cromwell WC, et al. Hypertriglyceridemia and cardiovascular risk: a cautionary note about metabolic confounding. J Lipid Res. julho de 2018;59(7):1266–75.

12. Miremadi S, Sniderman A, Frohlich J. Can measurement of serum apolipoprotein B replace the lipid profile monitoring of patients with lipoprotein disorders? Clin Chem. março de 2002;48(3):484–8.

13. Ference BA, Kastelein JJP, Ginsberg HN, Chapman MJ, Nicholls SJ, Ray KK, et al. Association of Genetic Variants Related to CETP Inhibitors and Statins With Lipoprotein Levels and Cardiovascular Risk. JAMA. 12 de setembro de 2017;318(10):947.

14. Ference BA, Kastelein JJP, Ray KK, Ginsberg HN, Chapman MJ, Packard CJ, et al. Association of Triglyceride-Lowering LPL Variants and LDL-C–Lowering LDLR Variants With Risk of Coronary Heart Disease. JAMA. 29 de janeiro de 2019;321(4):364–73.

15. Langlois MR, Nordestgaard BG. Which Lipids Should Be Analyzed for Diagnostic Workup and Follow-up of Patients with Hyperlipidemias? Curr Cardiol Rep. 17 de agosto de 2018;20(10):88.

16. Ford ES, Li C, Zhao G, Pearson WS, Mokdad AH. Hypertriglyceridemia and Its Pharmacologic Treatment Among US Adults. Arch Intern Med. 23 de março de 2009;169(6):572–8.

17. Faludi A, Izar M, Saraiva J, Chacra A, Bianco H, Afiune Neto A, et al. ATUALIZAÇÃO DA DIRETRIZ BRASILEIRA DE DISLIPIDEMIAS E PREVENÇÃO DA ATEROSCLEROSE - 2017. Arq Bras Cardiol [Internet]. 2017 [citado 25 de março de 2018];109(1). Disponível em: http://www.gnresearch.org/doi/10.5935/abc.20170121

18. Arnett Donna K., Blumenthal Roger S., Albert Michelle A., Buroker Andrew B., Goldberger Zachary D., Hahn Ellen J., et al. 2019 ACC/AHA Guideline on the Primary Prevention of Cardiovascular Disease. Circulation. 0(0):CIR.0000000000000678.

19. Nordestgaard BG, Langsted A, Mora S, Kolovou G, Baum H, Bruckert E, et al. Fasting Is Not Routinely Required for Determination of a Lipid Profile: Clinical and Laboratory Implications Including Flagging at Desirable Concentration Cutpoints-A Joint Consensus Statement from the European Atherosclerosis Society and European Federation of Clinical Chemistry and Laboratory Medicine. Clin Chem. julho de 2016;62(7):930–46.

20. Nordestgaard BG, Benn M, Schnohr P, Tybjærg-Hansen A. Nonfasting Triglycerides and Risk of Myocardial Infarction, Ischemic Heart Disease, and Death in Men and Women. JAMA. 18 de julho de 2007;298(3):299–308.

21. Bertoluci MC, Moreira RO, Faludi A, Izar MC, Schaan BD, Valerio CM, et al. Brazilian guidelines on prevention of cardiovascular disease in patients with diabetes: a position statement from the Brazilian Diabetes Society (SBD), the Brazilian Cardiology Society (SBC) and the Brazilian Endocrinology and Metabolism Society (SBEM). Diabetol Metab Syndr. 14 de julho de 2017;9(1):53.

22. Hegele RA, Ginsberg HN, Chapman MJ, Nordestgaard BG, Kuivenhoven JA, Averna M, et al. The polygenic nature of hypertriglyceridaemia: implications for definition, diagnosis, and management. Lancet Diabetes Endocrinol. 1º de agosto de 2014;2(8):655–66.

23. Sniderman Allan D., Williams Ken, Contois John H., Monroe Howard M., McQueen Matthew J., de Graaf Jacqueline, et al. A Meta-Analysis of Low-Density Lipoprotein Cholesterol, Non-High-Density Lipoprotein Cholesterol, and Apolipoprotein B as Markers of Cardiovascular Risk. Circ Cardiovasc Qual Outcomes. 1º de maio de 2011;4(3):337–45.

24. Grundy SM, Stone NJ, Bailey AL, Beam C, Birtcher KK, Blumenthal RS, et al. 2018 AHA/ACC/AACVPR/AAPA/ABC/ACPM/ADA/AGS/APhA/ASPC/NLA/PCNA Guideline on the Management of Blood Cholesterol. J Am Coll Cardiol [Internet]. novembro de 2018 [citado 5 de fevereiro de 2019]; Disponível em: https://linkinghub.elsevier.com/retrieve/pii/S073510971839034X

25. Lewis GF, Xiao C, Hegele RA. Hypertriglyceridemia in the Genomic Era: A New Paradigm. Endocr Rev. 2 de fevereiro de 2015;36(1):131–47.

26. Shoulders CC, Jones EL, Naoumova RP. Genetics of familial combined hyperlipidemia and risk of coronary heart disease. Hum Mol Genet. 1º de abril de 2004;13(suppl_1):R149–60.

27. Wang D, Liu B, Tao W, Hao Z, Liu M. Fibrates for secondary prevention of cardiovascular disease and stroke. Cochrane Database Syst Rev. 25 de outubro de 2015;(10):CD009580.

28. ACCORD Study Group, Buse JB, Bigger JT, Byington RP, Cooper LS, Cushman WC, et al. Action to Control Cardiovascular Risk in Diabetes (ACCORD) trial: design and methods. Am J Cardiol. 18 de junho de 2007;99(12A):21i–33i.

29. Ito MK. Long-chain omega-3 fatty acids, fibrates and niacin as therapeutic options in the treatment of hypertriglyceridemia: a review of the literature. Atherosclerosis. outubro de 2015;242(2):647–56.

30. Abdelhamid AS, Brown TJ, Brainard JS, Biswas P, Thorpe GC, Moore HJ, et al. Omega-3 fatty acids for the primary and secondary prevention of cardiovascular disease. Cochrane Database Syst Rev. 30 de 2018;11:CD003177.

31. Aung T, Halsey J, Kromhout D, Gerstein HC, Marchioli R, Tavazzi L, et al. Associations of Omega-3 Fatty Acid Supplement Use With Cardiovascular Disease Risks: Meta-analysis of 10 Trials Involving 77 917 Individuals. JAMA Cardiol. 1º de março de 2018;3(3):225–33.

32. Bhatt DL, Steg PG, Miller M, Brinton EA, Jacobson TA, Ketchum SB, et al. Cardiovascular Risk Reduction with Icosapent Ethyl for Hypertriglyceridemia. N Engl J Med. 3 de janeiro de 2019;380(1):11–22.

33. Bhatt DL, Steg PG, Miller M, Brinton EA, Jacobson TA, Ketchum SB, et al. Effects of Icosapent Ethyl on Total Ischemic Events: From REDUCE-IT. J Am Coll Cardiol. 18 de março de 2019;26006.

34. Yamashita S, Masuda D, Matsuzawa Y. Clinical Applications of a Novel Selective PPARα Modulator, Pemafibrate, in Dyslipidemia and Metabolic Diseases. J Atheroscler Thromb [Internet]. 2019 [citado 8 de abril de 2019]; Disponível em: https://www.jstage.jst.go.jp/article/jat/advpub/0/advpub_48918/_article

35. Ida S, Kaneko R, Murata K. Efficacy and safety of pemafibrate administration in patients with dyslipidemia: a systematic review and meta-analysis. Cardiovasc Diabetol. 21 de 2019;18(1):38.

36. Pradhan AD, Paynter NP, Everett BM, Glynn RJ, Amarenco P, Elam M, et al. Rationale and design of the Pemafibrate to Reduce Cardiovascular Outcomes by Reducing Triglycerides in Patients with Diabetes (PROMINENT) study. Am Heart J. 1° de dezembro de 2018;206:80–93.

37. Gaudet D, Digenio A, Alexander VJ, Arca M, Jones AF, Stroes E, et al. The APPROACH Study: A Randomized, Double-Blind, Placebo-Controlled, Phase 3 Study of Volanesorsen Administered Subcutaneously to Patients with Familial Chylomicronemia Syndrome (FCS). J Clin Lipidol. 1° de maio de 2017;11(3):814–5.

38. Minicocci I, Santini S, Cantisani V, Stitziel N, Kathiresan S, Arroyo JA, et al. Clinical characteristics and plasma lipids in subjects with familial combined hypolipidemia: a pooled analysis. J Lipid Res. 1° de dezembro de 2013;54(12):3481–90.

39. Graham MJ, Lee RG, Brandt TA, Tai L-J, Fu W, Peralta R, et al. Cardiovascular and Metabolic Effects of ANGPTL3 Antisense Oligonucleotides. N Engl J Med. 20 de 2017;377(3):222–32.

40. Dewey FE, Gusarova V, Dunbar RL, O'Dushlaine C, Schurmann C, Gottesman O, et al. Genetic and Pharmacologic Inactivation of ANGPTL3 and Cardiovascular Disease. N Engl J Med. 20 de 2017;377(3):211–21.

41. Gaudet D, Gipe DA, Pordy R, Ahmad Z, Cuchel M, Shah PK, et al. ANGPTL3 Inhibition in Homozygous Familial Hypercholesterolemia. N Engl J Med. 20 de 2017;377(3):296–7.

42. Hegele RA, Tsimikas S. Lipid-Lowering Agents. Circ Res. fevereiro de 2019;124(3):386–404.

5

HIPO E HIPERALFALIPOPROTEINEMIA

Helison do Carmo
Ikaro Breder
Andrei C Sposito

DESTAQUES

- Estado fisiopatológico na manifestação da hipo/hiperalfalipoproteinemia.
- Hipo/hiperalfalipoproteinemia e HDL-colesterol sérico.
- Concentração sérica do HDL-colesterol *versus* doenças cardiovasculares.
- Efeito antiaterogênico associado às partículas de HDL.

INTRODUÇÃO

A associação estabelecida entre os níveis de HDL (*high-density lipoprotein*) colesterol e doenças cardiovasculares, foi apresentada de forma ampla e embasada a partir do final da década 1940, com o início do ensaio clínico denominado Framingham Heart Study. Apesar de críticas cabíveis ao tamanho da amostra utilizado na coorte, comparado aos estudos clínicos multicêntricos atuais, fora naquela oportunidade que os níveis de HDL-colesterol ganharam notoriedade como marcador de risco para doença arterial coronariana, indicando a dislipidemia como fator preditor de morbidade e mortalidade. Mais tarde, a associação de HDL-colesterol com o processo pró-aterogênico foi reconhecido, principalmente, devido a utilização de modelos animais e celulares em sua comprovação.

No Brasil, a relação dos níveis de HDL-colesterol e doença cardiovascular é reconhecida por diretrizes da Sociedade Brasileira de Cardiologia (SBC). Desta forma, frente ao quadro clínico de estado alterado dos níveis de frações de colesterol, está validado a concentração de HDL-colesterol como biomarcador independente e seguro para determinação do status de risco atual do paciente, ou mesmo, auxiliando na proposição de metas de prevenção contra eventos cardiovasculares futuros [1,2].

A rigor conceitual, a classificação da dislipidemia relacionada ao HDL-colesterol pode também ser feita a partir da α-lipoproteína (alfalipoproteína), em referência à afinidade eletroquímica identificada pelo método de separação (eletroforese) realizado em gel de agarose, o qual identifica um grupo de lipoproteínas na mesma posição da alfa-1-globulina. Entretanto, a classificação mais difundida desta dislipidemia, *i.e.* redução do HDL-colesterol, remete ao método de separação física, com a utilização de gradientes de concentração caracterizando a elevada densidade "*high density*" (1,065 - 1,210 mg/ml) a partir do plasma.

A produção da partícula de HDL é realizada no fígado, intestino e por moléculas celulares endógenas, adquiridas na circulação intravascular periférica. O processo inicia a partir do efluxo de colesterol por intermédio da apopoliproteínas (apoproteína) do tipo A-I (ApoA-I), realizado por meio da captura colesterol livre no interior das células de tecidos periféricos endotelial como fibroblastos e macrófagos, através da ação da proteína transmembrana ABCA1 (*ATP Binding Cassete A1*) responsável pelo transporte entre os meios extra e intracelular. Em seguida, ocorre a conversão do colesterol livre para a forma esterificada por meio da enzima LCAT (*lecithin–cholesterol acyltransferase*), implicando no processo de maturação da partícula de HDL, encerrando o ciclo que compõe o processo de metabolismo da HDL (Figura 1).

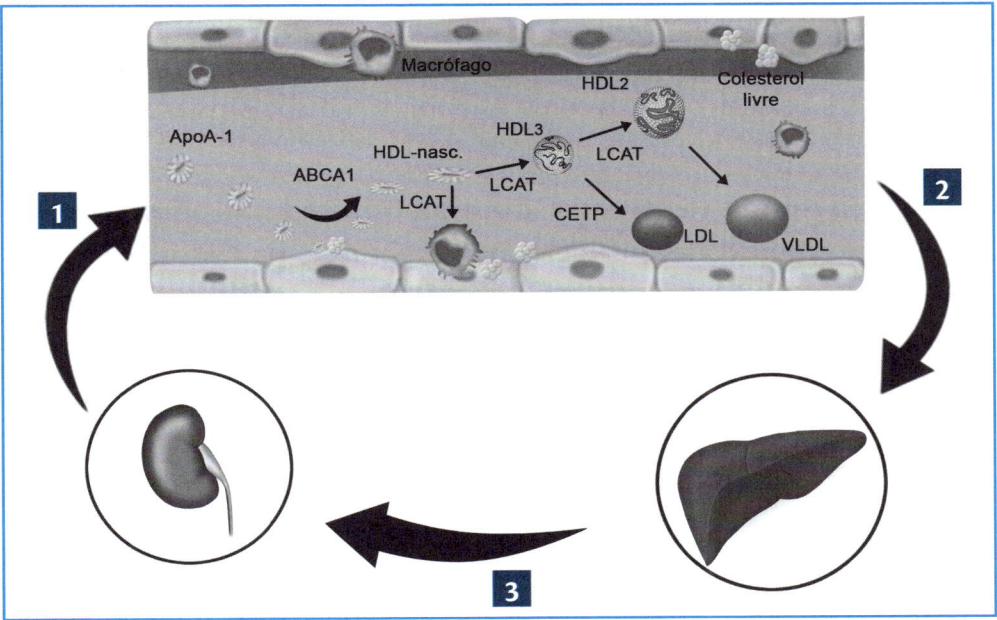

Figura 1: (1) ApoA-I torna-se disponível na circulação. ABCA1 (*ATP-binding cassete A1*) auxilia no processo de efluxo de colesterol, transformando apoproteínas em HDL-nascente, seguido pelo processo de lipidificação alterando HDL-nascente em HDL-madura. LCAT (*lecithin–cholesterol acyltransferase*) esterifica colesterol livre nas células endoteliais e em macrófagos. CETP (*cholesteryl ester transfer protein*), promove transferência dos ésteres de colesterol entre partícula de HDL, LDL (*low-density lipoprotein*) e VLDL (*very low-density lipoprotein*). (4) HDL-colesterol, LDL e VLDL transportam os ésters de colesterol até o fígado para serem metabolizado. (3) uma fração das apopoproteínas retornam para circulação e demais são excretadas pelos rins.

Ao serem formadas, as partículas da HDL devem apresentar morfologia discoidal, denominadas de HDL-nascente. A presença de lipídios como o triglicerídeo e colesterol após ser esterificado, origina a formação de um núcleo denso, internalizado por monocamada proteica composta por apoproteínas e fosfolipídios, adquirindo o formato esférico característico a HDL-madura. De modo majoritário (aproximadamente 70%) da porção proteica da HDL é composta pela ApoA-I, sendo uma das principais responsáveis: estabilidade termodinâmica, processo de ligação à receptores de membrana, além de exercer atividade biológica como cofator enzimático celular. A HDL compõe o grupo de nanopartículas endógenas possuidoras de micro-RNA's, vitaminas lipossolúveis, hormônios dentre outros possíveis metabólicos, os quais técnicas como lipidômica, metabolômica, proteômica e transcpritômica deverão revelar no futuro [3].

Estão entre os efeitos antiaterogênicos contemplados pelas partículas de HDL, as propriedades anti-inflamatórias, por meio da ação inibitória em moléculas de adesão (por exemplo: VCAM-1 e ICAM-1) e inibição leucocitária prevenindo infiltração por macrófagos; ação antioxidante, devido à presença de enzimas como as paraxonases em sua composição; ação anticoagulante, via inibição da agregação plaquetária; ação antiapoptótica, através da inibição da atividade de interleucinas e de remoção de lipoproteínas oxidadas do endotélio vascular; assim como, ação vasodilatadora por meio da ativação metabolismo do óxido nítrico.[4]

Em consistência com os múltiplas efeitos identificados, as partículas de HDL não se apresentam como um grupo uniforme, mas compostas por diferenças relevantes no tamanho, composição, densidade e carga elétrica. A heterogeneidade neste grupo de lipoproteínas pode ser classificada de acordo com as subfrações identificadas como HDL 2a, 2b, 3a, 3b e 3c. Consequentemente, um diagnóstico mais profundo poderia verificar que a concentração sérica em subfrações específicas de partícula de HDL poderia influenciar o organismo de forma distinta. Ou seja, aqueles indivíduos portadores de hipo ou hiperalfalipoproteinemia poderiam estar mais predispostos a doenças cardiovasculares prematuras devido ao desbalanço ou redução específica de alguma subfração. Todavia, até o presente momento os estudos clínicos ainda não são conclusivos sobre estes aspectos. A distribuição destas subfrações deve ainda levar em consideração a condição clínica. Em respostas de fase aguda, por exemplo, há redução das HDL de maior tamanho (2a, 2b e 3a) e aumento proporcional daquelas de menor tamanho (3b e 3c). É possível, portanto, que a propensão à aterogênese resulte pelo menos em parte de uma hipoalfalipoproteinemia relativa que por sua vez decorre de alterações das proteínas de remodelamento descritas a seguir.

A despeito das dimensões microscópicas (6 a 12 nm), a partícula de HDL se estabelece como a principal carreadora de colesterol esterificado no organismo. Características como a organização estrutural complexa e anfipática da partícula de HDL, são essenciais para a manutenção da homeostasia do transporte de lipídios em meio aquoso realizado via plasma sanguíneo, denominado: transporte reverso do colesterol. Este processo pode ser efetivado em duas maneiras: diretamente por meio do deslocamento da partícula de HDL; ou através de intermediários como as lipoproteínas LDL (*low-desnsity lipoprotein*) e VLDL (*very low desnsity lipoprotein*) por meio do processo de transferência a partir da glicoproteica CETP (*cholesteryl ester transfer protein*). Ambos processos de transferência do colesterol terminam no fígado, onde receptores hepáticos como LDL-receptor, VLDL-receptor e SR-B1 (*scavenger receptor class B type 1*) para LDL, VLDL e HDL respectivamente. Todos receberão os ésteres de colesterol removido e transportado pela HDL e para que sejam excretados na bile ou reintegrados à circulação sanguíneas em lipoproteínas neo-formadas. O transporte reverso de colesterol é o mecanismo mais bem estudado e é considerado protetor por promover remoção do acúmulo de colesterol na íntima arterial e, com isso, prevenir a aterogênese.

EPIDEMIOLOGIA

A redução do HDL-colesterol é um fator preditor confiável para risco de eventos cardiovasculares e independente dos níveis de LDL bem como dos demais fatores de riscos como diabetes, síndrome metabólica, etc. Em geral, a cada em 1 mg/dL na concentração de HDL-colesterol há uma redução de 1% para homens e de 3% para mulheres no risco de doenças cardiovasculares.[5]

Os valores da HDL-colesterol são influenciáveis pelo extrato populacional, etnia, idade, e assim como das demais lipoproteínas estão suscetíveis a alterações internas (genéticas), externas (ambientais), sendo a última secundária a fatores socioeconômicos, alimentares, estilo de vida, doenças (crônicas ou agudas), medicamentos, estações do ano, tratamento hormonal e distúrbios de coagulação. Em território nacional, o Consenso Brasileiro para a Normatização da Determinação Laboratorial do Perfil Lipídico com sociedades/associação integrantes, adotam valores referência semelhantes para HDL-colesterol em indivíduos com mais de 20 anos que estejam em jejum de 12 horas ou não (>40 mg/dL de HDL-colesterol). São classificados como dislipidêmicos os valores para homens (<40 mg/dL de HDL-colesterol) e para mulheres (<50 mg/dL de HDL-colesterol) ambos igualmente acima dos 20 anos. Em crianças e adolescentes, os valore de referência com ou sem jejum de 12 horas também são semelhantes (>45 mg/dL de HDL-colesterol). Entretanto, os idosos fazem uso dos mesmos valores de referência de HDL-colesterol para os adultos, apesar do reconhecimento de diferenças importantes no metabolismo do HDL entre as duas faixas etárias, essencialmente, durante a progressão da senilidade, presença de comorbidades e uso de polimedicação [1].

No Brasil, os dados epidemiológicos para a determinação de valores de referência para o diagnóstico de dislipidemia para a hipoalfalipoproteinemia pode ser considerado mais preciso e melhor descrito comparados com a hiperalfalipoproteinemia. Consideravelmente mais frequente, a hipoalfalipoproteinemia em sua forma secundária (adquirida), representa aproximadamente 50% dos casos com a representação amostral do percentil 50, assumindo valores <40mg/dL de HDL-colesterol. A variabilidade genética individual também pode estar associada aos níveis de HDL-colesterol reduzidos, ainda que em valores muito baixos (<20 mg/dL) sejam raros. Em contrapartida, existem poucos estudos sobre a prevalência da hiperalfalipoproteinemia, tanto nas manifestações primárias quanto nas secundárias no país. A própria acurácia no diagnóstico em estudos clínicos carece de maior precisão, ao passo que estudos diferentes em menor escala ao utilizar a distribuição percentilar de 90 a 95 da amostra para a caracterização epidemiológica da doença, dificilmente apresentarão valores referências coincidentes. Principalmente, se estes não determinarem rigorosamente as características elencadas ao convocarem os indivíduos que comporão o grupo alvo das análises.

ETIOLOGIA

As alterações séricas de HDL-colesterol características da hipo e hipe-ralfalipoproteinemia resultam de causas primárias e secundárias. As causas primarias representam alterações genéticas, podendo ser em um único gene ou poligênica, as quais resultam em diversas deficiências quantitativas e associadas ao desempenho das enzimas participantes do metabolismo da HDL. As causas secundárias, ou seja, adquiridas a partir de outras doenças, ocorrem em geral por fatores externos como comportamento dietético, sedentarismo, doenças crônicas ou agudas e tratamento medicamentoso.

A hipoalfalipoproteinemia primária está associada com alterações enzi-máticas do metabolismo da HDL e geralmente apresenta níveis graves de redução do HDL-colesterol (<20 mg/dL), na ausência de hipertrigliceridemia (>500 mg/dL de triglicérides) (Tabela 1).

Tabela 1.

Dislipidemia	Tipo de alteração	Enzima
Hipoalfalipoproteinemia primária	Deficiência	LCAT
	Deficiência	LPL
	Deficiência	apo A-I
	Deficiência	ABCA1
	Aumento atividade	CETP
	Deficiência	apo CIII
	Aumento da atividade	LH

Por sua vez, a hipoalfalipoproteinemia secundária possui maior preva-lência, principalmente em populações com altos índices de obesidade, pois estão vinculadas a hipertrigliceridemia, tabagismo e a síndrome metabólica (Tabela 2).

Tabela 2.

Dislipidemia	Causas
Hipoalfalipoproteinemia secundária	Beta bloqueadores
	Benzodiazepínicos
	Esteroides anabólicos
	Infecção aguda
	Inflamação
	Gamopatias
	Diuréticos
	Resistencia a insulina
	Hipotiroidismo
	Síndrome metabólica
	Insuficiência renal crônica
	Sedentarismo
	Ingestão de gordura saturada
	Obesidade

Tabela 3.

Dislipidemia	Tipo de alteração	Enzima
Hiperalfalipoproteinemia primária	Deficiência	CETP
	Deficiência	LH
	Aumento da expressão	apo A-I
	Mutação (Lys58 para Glu)	apo CIII

À semelhança da hipoalfalipoproteinemia, a hiperalfalipoproteinemia primária resulta de alterações na atividade de enzimas participantes do metabolismo da HDL. A etiologia mais frequente é a deficiência da CETP, sendo esta ainda mais frequente em populações de origem asiática. Nesta anomalia da CETP ocorre a incapacidade de realização do processo de transferência dos ésteres de colesterol para frações VLDL e LDL, resultando no aumento dos níveis de HDL-colesterol sérico (Tabela 3).

De forma controversa, os níveis elevados de HDL-colesterol a partir de alterações genéticas não estabelecem necessariamente uma relação proporcional e inversa com o risco cardiovascular, podendo nesta condição ocorrer excesso de deposição lipídica tecidual[7]. Por fim, a manifestação secundária da hiperalfalipoproteinemia associa-se a práticas ligadas ao consumo excessivo de álcool e lesão hepática por cirrose biliar primária, ambas relacionadas à deficiência da CETP, assim como o efeito de algumas drogas que causam a elevação dos níveis de HDL-colesterol circulante (Tabela 4).

Tabela 4.

Dislipidemia	Causas
Hiperalfalipoproteinemia secundária [6]	Lesão hepática
	Alcoolismo
	Cirrose biliar primária
	Lipomatose múltipla
	Enfisema Pulmonar
	Corticosteróides
	Insulina
	Estrogênio
	Fibratos
	Ácido nicotínico
	Inibidor da HMG-CoA redutase
	Fenitoína
	Hidrocarbonetos clorados

FISIOPATOGENIA

Muito embora a dosagem de HDL-colesterol seja um importante aliado para identificação do processo lento e progressivo característico da aterosclerose, a caracterização fisiopatológica das dislipidemias hipo e hiperalfalipoproteinemia de acordo com este parâmetro, pode conduzir o observador clínico a um viés de interpretativo. Pois, análises laboratoriais utilizadas para verificação dos níveis de HDL-colesterol mediante o perfil lipídico, são sensíveis a identificação de partícula de HDL carregada com ésteres de colesterol, disponibilizando subsídio importante para avaliação do transporte reverso de colesterol. Entretanto, existe ainda a probabilidade de haverem uma gama extensa e heterogênea de partículas lipoproteicas a margem da rota de transporte lipídico, as quais não são sensíveis aos ensaios convencionais de perfil lipídico mais utilizados. Suspeita-se que a influência deste processo terá maior repercussão de acordo com o estado patológico do indivíduo, por isso deverá ser relacionado na avaliação geral do quadro clínico pelo médico requisitante.

Desta forma, as vias patogênicas que remetem às dislipidemias hipo e hiperalfalipoproteinemia são clinicamente importantes não apenas pelo estado anômalo quantitativo verificado pelo HDL-colesterol circulante, mas igualmente, sobre o aspecto qualitativo destas partículas, denominado funcional. Consequentemente, a capacidade funcional da partícula de HDL, está associada com sua integridade bioquímica (constitutiva) e estrutural, responsáveis pela atividade biológica das lipoproteínas no organismo. Alterações secundárias às doenças inflamatórias, bem como diabetes melito e síndrome metabólica, são causas associadas à perda do estado funcional da partícula da HDL, através do processo denominado de remodelamento intravascular.

Outro possível viés na compreensão fisiopatológicas das dislipidemias hipo e hiperalfalipoproteinemia, vincula-se à premissa inversa do "efeito e causa" estendidas a todos os casos, ao relacionar quantidades baixas de HDL-colesterol aos efeitos sintomáticos da aterogênese, e altos níveis de

HDL-colesterol com estado antiaterogênico. Por exemplo, os indivíduos portadores da alteração genética ApoA-I milano possuem níveis relativamente reduzidos de HDL colesterol, entretanto, esta população não demonstra índices elevados de doenças cardiovasculares como o esperado[6]. No outro extremo, encontram-se indivíduos com deficiência nas enzimas CETP, os quais expressam níveis elevados de HDL-colesterol sem que haja dados conclusivos que determine que está condição previna eventos cardiovasculares. Além das características expressa por estes indivíduos de possuir tendência a apresentarem opacidade de córnea, e alguns de angina pectoris, possivelmente decorrentes ao distúrbio no metabolismo lipídico, acarretados pela disfuncionalidade da partícula de HDL nestes casos [6].

ANATOMIA PATOLÓGICA

Do ponto de vista anatômico patológico, as dislipidemias lipoproteicas devem apresentar repercussões vasculares importantes, as quais estão associadas a formação aterosclerótica devido ao desequilíbrio do metabolismo do colesterol. Os distúrbios associados as hipo e hiperalfalipoproteinemias podem antever um aumento da suscetibilidade à migração leucocitária responsáveis pela formação de células espumosas, e do ateroma. O processo de acometimento por aterosclerose ocorre de forma lenta e progressiva, afetando a camada íntima do leito vascular por meio da permeabilidade da monocamada de células do endotélio. As alterações são geralmente devido a ação de agentes pró-aterogênicos (cristais de colesterol oxidados), responsáveis pelo efeito nocivo caraterístico à disfunção endotelial. Em consequência ocorre a lesão vascular aterosclerótica, um processo irreversível de morte celular por piroptose, apoptose e necrose, morfologias estas identificáveis na região endotelial afetada. Da mesma forma, poderão ocorrer a presença de xantomas, esplenomegalia, aumento de tonsilas, linfonodos na hiperalfalipoproteinemias, assim como, o excesso de deposição lipídica e alterações morfológicas advindas de quadro inflamatório tanto na hipoalfalipoproteinemia quanto na hiperalfalipoproteinemia.

DIAGNÓSTICO

A dislipidemias hipo e hiperalfalipoproteinemia são em suma patologias associadas aos distúrbios do metabolismo de HDL-colesterol. E, para que os minuciosos processos, como os correspondentes à modificação endógena da partícula HDL-nascente para HDL-madura, e transporte reverso de colesterol se efetivem de forma contínua, torna-se fundamental que a grande diversidade de enzimas exerça suas atividades sem intercalços. Portanto, alterações patológicas como hiperatividade, inatividade ou deficiência apresentada por enzimas que atuem como intermediadores metabólicos são suficientes para que o organismo expresse níveis muito reduzidos ou extremamente elevados de HDL-colesterol. Para tal, ambas dislipidemias hipo e hiperalfalipoproteinemia em suas manifestações primárias e secundárias devem necessariamente apresentar algum nível de interferência nos mecanismos enzimáticos, sendo este podendo ser alvo de investigação clínica para o diagnóstico.

Disfunção da CETP

O transporte reverso de colesterol é o principal processo endógeno de prevenção de acúmulo deste lipídio nas células do endotélio vascular periférico. A atividade da enzima CETP auxilia ativamente neste processo de transporte em que também ocorre a troca de triglicérides presentes nas lipoproteínas de baixa densidade, VLDL e LDL para a HDL. Entretanto, com a deficiência da CETP, o processo de transferência dos ésteres de colesterol às LDL e VDL fica prejudicado, resultando no quadro clínico de hiperalfalipoproteinemia. Por outro lado, perante o estado de hiperatividade da CETP, sendo estes mais frequentes em indivíduos com hipertrigliceridemia, poderá ocorrer o efeito oposto associado ao aumento concomitante do processo de permutação no aporte excessivo de triglicérides a HDL, o qual resulta no aumento do processo catabólico destas lipoproteínas caracterizando o clínico de hipoalfalipoproteinemia.

Deficiência em ApoA-I

As apolipoproteínas participam de forma extensa na composição da HDL. Existe uma vasta variedade de tipos de apoproteínas na partícula de HDL, entretanto, a representação mais proeminente refere-se à ApoA-I. Indivíduos com variantes da deficiência de ApoA-I possuem mutações em terminações heterozigotas por frameshifts ou substituições na sequência do aminoácido 243 da sequência de ApoA-1, resultando na redução da formação de HDL-nascentes relacionada a manifestação da hipoalfalipoproteinemia. A investigação clínica de marcadores biológicos como a dosagem de HDL-colesterol (normal ou reduzido), níveis LCAT plasmática (normal ou reduzido), e níveis apoproteínas isoladas (normal ou elevado), apresentam o status dos mecanismos responsáveis pela formação das partículas de HDL. Muito embora, o acompanhamento para verificação de doença cardiovascular prematura, amiloidose visceral, insuficiência renal (pouco comum) e opacidade corneana também sejam realizadas [7].

Deficiência da LCAT

A enzima LCAT auxilia no processo de formação da HDL-madura por meio da esterificação do colesterol livre presente em macrófagos e células do endotélio vascular periférico. Indivíduos portadores da deficiência de LCAT são raros com incidência menor que 1 em 1 milhão, e a causa está associada a mutação no gene através de herança autossômica recessiva. Análise clínica laboratorial revela a hipoalfalipoproteinemia e níveis de ApoA/ApoB reduzidos, associado com o aumento de triglicérides[8]. Está deficiência também prevê manifestações como opacificação corneanas, anemia hemolítica, proteinúria com formação de células espumosas nos glomérulos renais, hipertensão e deterioração renal progressiva podendo evoluir para insuficiência com frequência. No caso da doença do olho de Peixe, igualmente caracterizada pela deficiência da LCAT, a opacidade da córnea pode ser averiguada a partir do exame da lâmpada de fenda. Em geral, as opacidades iniciam próximo aos 20 anos de idade, comprometendo a acuidade visual, podendo diferenciar-se por não estarem associadas a doença arterial coronariana prematura, esplenomegalia, anemia ou insuficiência renal, muito embora exames laboratoriais denunciem a manifestação de hipoalfalipoproteinemia com redução da concentração da ApoA-I.

Alteração da ABCA1

A mutação do grupo de genes pertencentes a *ATP-binding cassette family* que codificam a proteína ABCA1, resulta na manifestação da patologia rara, autossômica, recessiva, denominada doença de Tangier. Esta deficiência da ABCA-1 acarreta na redução da conversão da preβ-HDL (HDL-nascente) e maturação em partículas maiores de HDL, além da redução do processo de carreamento do colesterol das células periféricas para a excreção biliar. Indivíduos portadores da doença de Tangier apresentam hipoalfalipoproteinemia, níveis extremamente baixos de ApoA-1 associados risco para doença cardiovascular prematura, amigdalas aumentadas e alaranjadas, com casos de neuropatia distal periférica, hepatoesplenomegalia, anemia, trombocitopenia e opacidade corneana. O total de 185 casos revisados da literatura, 51% apresentaram neuropatia periférica e 25% apresentavam doenças cardiovasculares com risco aumentado de 52% entre 40 e 65 anos de idade. Dois subtipos principais de doença de Tangier são identificados: homozigótica e heterozigótica, ambas com marcada redução dos níveis HDL-colesterol. Entretanto, diferenciam-se de acordo: homozigótica, pacientes com marcada hepatoesplenomegalia, anemia, plaquetopenia e ausência de eventos cardiovasculares prematuros, com níveis reduzidos de colesterol não-HDL (<70 mg/dL) e LDL-colesterol (<30 mg/dL); e heterozigótica, pacientes sem hepatoesplenomegalia anemia e eventos cardiovascular prematuros com colesterol não-HDL normal ou próximo ao normal (>70 mg/dL) e LDL-colesterol normal.

TRATAMENTOS DISPONÍVEIS PARA HIPOALFALIPOPROTEINEMIA

Hipoalfalipoproteinemia primária

O tratamento em via de regra se resume à redução do LDL-colesterol pela adição de estatinas naqueles indivíduos identificados como de alto risco por possuírem HDL-colesterol baixo. As estatinas elevam em graus variados o HDL-colesterol, mas nessa indicação a finalidade primária é conter o risco global. A ação das estatinas se dá pelos seguintes mecanismos:

1. atuação no transporte do colesterol reverso, por meio de elevação do efluxo de colesterol macrofágico ou por meio da elevação da expressão da ABCA1;

2. aumento do influxo de colesterol para os hepatócitos; ou

3. aumento da expressão de ApoA-I.

A utilização de niacina e fibratos demonstram potencial no incremento de HDL-colesterol e reduzem de forma leve a concentração de LDL-colesterol. Entretanto, estudos mostram que a utilização de ambos não resultou na redução do risco cardiovascular em pacientes já em tratamento com estatina. A evidência com os fibratos pode potencialmente ser inadequada pela casuística dos estudos que abrangeu indivíduos com HDL-colesterol em níveis normais e mesmo triglicérides em níveis normais. Em subanálise, pacientes com concentração sérica de HDL-colesterol menor que 32 mg/dL e triglicérides maior que 200 mg/dL apresentaram melhora do risco cardiovascular com o tratamento.

Outras linhas de tratamento, ainda em desenvolvimento, incluem o HDL-recombinante com ApoA-I com ou sem a mutação Milano, cujos resultados iniciais mostraram efeitos protetores cardiovasculares, embora sem benefícios para pacientes durante a fase aguda da isquemia.[9] Vários estudos estão em andamento com a HDL-recombinante e mesmo com miméticos da ApoA-I mas até o presente não há evidência de benefício clinico.

Deficiência da Lecitina Colesterol Aciltransferase (LCAT)

A deficiência da LCAT apresenta quadro clínico de hipertensão e deterioração renal progressiva, podendo evoluir para insuficiência renal tratável por terapia substitutiva através de diálise ou transplante renal. O tratamento ainda está em fase de evolução, por meio da reposição da enzima LCAT. Um estudo mostrou melhora do quadro de anemia, estabilização da função renal e normalização transitória da concentração de partículas de HDL após o tratamento[10].

Doença do Olho de Peixe

Tratamento medicamentoso envolve a introdução de medicamentos que reduzem os níveis séricos de LDL-colesterol essencialmente com a utilização de estatinas.

Doença de Tangier

O tratamento para hipoalfalipoproteinemia primária manifestada pela doença de Tangier, frequentemente direciona-se ao controle dos níveis de LDL-colesterol nos indivíduos portadores, realizado através de terapia com estatina.

CONCLUSÃO

A dislipidemia caracterizada pela hipo ou hiperalfalipoproteinemia associada a doença aterosclerótica precoce tem em sua gênese a disfunção da HDL que contribuem de forma mais robusta à fisiopatogenia que a variação na concentração plasmática. Em virtude da grande complexidade do metabolismo da HDL e das múltiplas interações celulares, torna-se improvável resumir o protagonismo da HDL apenas pela tácita avaliação quantitativa do HDL-colesterol ou mesmo pelo estudo de uma de suas funções como o transporte reverso de colesterol. Esse grupo de nanobiopartículas possui uma pletora de efeitos bioquímicos essenciais as atividades biológicas do organismo, incluindo ação antioxidante, anti-inflamatória, antiparasítica e outros. Portanto, compreensão dos efeitos multifacetados da partícula da HDL e de seu arcabouço metabólico e enzimático resulta do emprego de métodos laboratoriais laboriosos, caros e de difícil acesso. Assim, a caracterização da carga aterosclerótica é elemento essencial para definição da patogenicidade da hipoalfalipoproteinemia. Em outras palavras, em indivíduos com HDL-colesterol reduzido associado a história familiar ou manifestação da doença aterosclerótica, é provável que a baixa concentração e disfunção da HDL contribuam para elevação do risco cardiovascular. Isso é particular-mente verdade naqueles com hipoalfalipoproteinemia secundária à resis-tência a insulina. Nestes indivíduos o tratamento intensivo para redução da LDL-colesterol permanece a regra. Nos demais, mudança do estilo de vida é o limite da abordagem terapêutica que se deve propor.

REFERÊNCIAS BIBLIOGRÁFICAS

1. Faludi AA, Izar MCO, Saraiva JFK, Chacra APM, Bianco HT, Afiune Neto A, Bertolami A, Pereira AC, Lottenberg AM, Sposito AC, Chagas ACP, Casella-Filho A, Simão AF, Alencar Filho AC, Caramelli B, Magalhães CC, Magnoni D, Negrão CE, Ferreira CES, Scherr C, Feio CMA, Kovacs C, Araújo DB, Calderaro D, Gualandro DM, Mello Junior EP, Alexandre ERG, Sato IE, Moriguchi EH, Rached FH, Santos FC, Cesena FHY, Fonseca FAH, Fonseca HAR, Xavier HT, Pimentel IC, Giuliano ICB, Issa JS, Diament J, Pesquero JB, Santos JE, Faria Neto JR, Melo Filho JX, Kato JT, Torres KP, Bertolami MC, Assad MHV, Miname MH, Scartezini M, Forti NA, Coelho OR, Maranhão RC, Santos Filho RD, Alves RJ, Cassani RL, Betti RTB, Carvalho T, Martinez TLR, Giraldez VZR, Salgado Filho W. Atualização da diretriz brasileira de dislipidemias e prevenção da aterosclerose – 2017. *Arquivos Brasileiros de Cardiologia*. 2017; 109(2 Supl 1):1-76.

2. Leanca CC, Passarelli M, Nakandakare ER, Quintao EC. [HDL: the yin-yang of cardiovascular disease]. *Arquivos brasileiros de endocrinologia e metabologia*. 2010;54(9):777-84.

3. Vickers KC, Remaley AT. HDL and cholesterol: life after the divorce? *Journal of Lipid Research*. 2014;55(1):4-12.

4. Mahdy Ali K, Wonnerth A, Huber K, Wojta J. Cardiovascular disease risk reduction by raising HDL cholesterol--current therapies and future opportunities. *British Journal of Pharmacology*. 2012;167(6):1177-94.

5. Gordon DJ, Probstfield JL, Garrison RJ, Neaton JD, Castelli WP, Knoke JD, et al. High-density lipoprotein cholesterol and cardiovascular disease. Four prospective American studies. *Circulation*. 1989;79(1):8-15.

6.   Yamashita S, Maruyama T, Hirano K, Sakai N, Nakajima N, Matsuzawa Y. Molecular mechanisms, lipoprotein abnormalities and atherogenicity of hyperalphalipoproteinemia. *Atherosclerosis*. 2000;152(2):271-85.

7.   chaefer EJ, Anthanont P, Diffenderfer MR, Polisecki E, Asztalos BF. Diagnosis and treatment of high density lipoprotein deficiency. *Progress in Cardiovascular Diseases*. 2016;59(2):97-106.

8.   Savel J, Lafitte M, Pucheu Y, Pradeau V, Tabarin A, Couffinhal T. Very low levels of HDL cholesterol and atherosclerosis, a variable relationship--a review of LCAT deficiency. *Vascular health and risk management*. 2012;8:357-61.

9.   Nissen SE, Tsunoda T, Tuzcu EM, Schoenhagen P, Cooper CJ, Yasin M, et al. Effect of recombinant ApoA-I Milano on coronary atherosclerosis in patients with acute coronary syndromes: a randomized controlled trial. *Jama*. 2003;290(17):2292-300.

10.   Shamburek RD, Bakker-Arkema R, Auerbach BJ, Krause BR, Homan R, Amar MJ, et al. Familial lecithin: cholesterol acyltransferase deficiency: First-in-human treatment with enzyme replacement. *Journal of Clinical Lipidology*. 2016;10(2):356-67.

6

HIPOBETALIPOPROTEINEMIA E ABETALIPOPROTEINEMIA

Emilio Hideyuki Moriguchi
Filipe Ferrari

INTRODUÇÃO

A estreita relação entre a dislipidemia e o aumento no risco de doenças cardiovasculares é um fato bem estabelecido. Nas últimas décadas, o avanço científico com inúmeras pesquisas e estudos bem delineados mostraram inequivocamente uma associação direta entre a redução dos níveis de colesterol – especialmente as lipoproteínas de baixa densidade (LDL) – na prevenção, manejo e redução do risco cardiovascular. Fármacos hipolipemiantes como as estatinas, e mais recentemente os inibidores da pró-proteína convertase subtilisina/kexina tipo 9 (PCSK9), além de uma redução importante nos níveis de LDL, também demonstraram redução significativa em eventos cardiovasculares. No entanto, há pessoas que desde o nascimento já apresentam níveis extremamente baixos de colesterol, notadamente nos níveis de LDL. Por conta de alguns distúrbios genéticos, esses indivíduos podem ser portadores de hipobetalipoproteinemia (HBL) ou abetalipoproteinemia (ABL), doenças hereditárias que caracterizam-se por níveis extremamente baixos de LDL e apolipoproteína B (apoB). Apesar de parecer benéfico do ponto de vista cardiovascular, dado ao baixo conteúdo de colesterol sanguíneo, este pode ser um cenário não desejável nutricionalmente, já que a absorção adequada e o transporte de lipídios e nutrientes lipossolúveis também são funções essenciais dessas lipoproteínas.

A HBL e ABL apresentam formas distintas, e podem ser diferenciadas através de histórico familiar e exame clínico adequado. Como ambas apresentações se assemelham no sentido de redução expressiva do colesterol sanguíneo, esses indivíduos podem cursar durante a vida com um risco significativamente reduzido de doença cardiovascular. Recentemente, Peloso et al.[1] estudaram famílias com mutações raras na apoB e encontraram certa proteção cardíaca, podendo ser advinda, principalmente, dos níveis de LDL e triglicerídeos marcadamente reduzidos. Por outro lado, apesar deles frequentemente serem assintomáticos, em alguns casos podem apresentar má absorção de gordura, prejuízo no crescimento quando crianças, deficiência de vitaminas lipossolúveis, aumento no risco de esteato-hepatite, dentre outras complicações. Além disso, também houveram dúvidas quanto à redução agressiva do LDL e suscetibilidade para desenvolvimento de diabetes tipo 2 em pacientes usando estatinas.[2,3] Nesse sentido, uma recente revisão sistemática avaliou a relação entre este risco e níveis muito reduzidos de LDL em pacientes com HBL familiar (HBLF). Não foram encontradas evidências que suportem esta relação, sugerindo que a redução do LDL por meio das estatinas e maior risco de diabetes tipo 2 deva ser explicado por mecanismos outros além dos níveis de LDL.[4]

Ambos os tipos da doença – HBL e ABL – são classificados de acordo com o fenótipo bioquímico lipídico, podendo apresentar ampla heterogeneidade genética. Por exemplo, pessoas com HBLF heterozigótica têm poucos problemas relacionados à absorção de gorduras da dieta, apresentando poucos ou nenhum sinais e sintomas específicos, mas podem desenvolver doença hepática gordurosa. Já indivíduos com ABL ou HBLF homozigótica (ambas podem ser indistinguíveis uma da outra) estão em maior risco de cursar com sinais e sintomas num estágio muito precoce da vida, como esteatorreia/diarréia e, mais tarde, com oftalmopatia e neuropatia progressivas, resultado da deficiência das vitaminas A e E lipossolúveis. O gene envolvido, o modo de herança da doença – em consonância com a gravidade da mutação ou mutações presentes – também são de suma importância para classificação da sua gravidade. A realização de um diagnóstico precoce e o tratamento adequado com modificação dietética e reposição das vitaminas ausentes são pedras angulares nesse cenário, com significativa importância na prevenção de complicações clínicas. Algumas das principais características gerais de ambas as enfermidades são detalhadas na Tabela 1.

Tabela 1: Características gerais e diferenças entre a HBLF heterozigótica e ABL

Desordem	Genes	Herança	Frequência	Níveis de LDL	Enterócitos
HBLFH	ApoB, ANGPTL3, PCSK9	AC	1/1.000-3.000	1/2 ou 1/3 dos familiares não afetados	Grande número de vacúolos pequenos[π]
ABL	MTP	AR	1/1.000.000	Muito baixo ou ausente	Grande número de vacúolos grandes[π]

HBLFH: Hipobetalipoproteinemia familiar heterozigótica; ABL: Abetalipoproteinemia; ApoB: Apolipoproteína B; ANGPTL3: Proteína semelhante à angiopoietina tipo 3; PCSK9: Pró-proteína convertase subtilisina/kexina tipo 9; MTP: Proteína de transferência de triglicerídeos microssomais; AC: Autossômica codominante; AR: Autossômica recessiva.
[π] Realizada através de microscopia eletrônica em biópsias do intestino delgado.

HIPOBETALIPOPROTEINEMIA

Epidemiologia

A prevalência estimada de HBLF heterozigótica é de cerca de 1 em 1.000-3.000 indivíduos.[5]

Etiologia

Em cerca de metade dos casos consegue-se determinar a causa genética da doença.[6] Nesse sentido, observa-se distúrbios causados principalmente por mutações do gene apoB, localizado no braço curto do cromossomo 2, responsáveis pela produção de variantes truncadas da apolipoproteína B-48 e apolipoproteína B100 (apoB-100). A apoB é uma proteína chave que integra os quilomicrons, lipoproteínas de muito baixa densidade (VLDL), e em grande parte (cerca de 90%) o LDL. A ausência dessas apolipoproteínas promove acúmulo de triglicerídeos no enterócito, com consequente prejuízo na absorção e transporte de ácidos graxos de cadeia longa, VLDL, LDL e vitaminas mais insolúveis, como as vitaminas A, E e K, alterando o sistema fisiológico do organismo e podendo gerar sintomas importantes.

É razoável se esperar que as médias de apoB-100 em indivíduos hererozigotos variem em aproximadamente 25% do normal, embora muitos deles apresentem cerca de 50% dos valores normais; nentanto, os níveis estão mais próximos de 25% do normal. Todavia, a HBLF também pode ser causada por mutações no gene da proteína semelhante à angiopoietina tipo 3 (ANGPTL3), bem como pela perda de função no gene da PCSK9, que codifica uma proteína que tem como alvo o receptor de LDL para a degradação nos lisossomos. Dessa forma, a redução dos níveis de PCSK9 permite o aumento na biodisponibilidade dos receptores de LDL presentes na superfície dos hepatócitos, aumentando a captação do LDL pelo fígado e reduzindo, consequentemente, os seus níveis plasmáticos na corrente sanguínea. Indivíduos com HBLF heterozigótica têm redução de 30 a 40% nos níveis de LDL; já naqueles com variantes homozigóticas, os níveis de LDL podem ser indetectáveis.

Sinais e sintomas

A HBLF heterozigótica é a forma menos grave da doença. Os indivíduos podem apresentar sintomas gastrointestinais leves, má absorção de gordura e anormalidades neurológicas secundárias, embora muitos não apresentem sintomas. Como já mencionado, a redução de apoB-100 é prejudicial e pode ter como via final o acúmulo, por exemplo, de triglicerídeos e VLDL intra-hepáticos. Nesse sentido, estudos demonstraram casos de esteatose hepática detectada nessa população.[7,8]

A maioria dos indivíduos com HBLF heterozigótica não devem apresentar sintomas neurológicos nem problemas visuais importantes, como degeneração da retina. Em certas ocasiões, parentes de um probando afetado podem divergir em relação à esteatorreia, níveis de lipídios plasmáticos, lipoproteínas, vitamina E e manifestações clínicas, apesar de níveis semelhantes de apoB.

Diagnóstico

A HBLF se define por colesterol total, LDL ou apoB inferiores ao 5º percentil para idade e sexo. Geralmente os níveis plasmáticos de LDL variam entre 20 e 50 mg/dL. Através de um exame de sangue adequado em jejum por 12 horas (tanto no indivíduo como nos seus pais), o diagnóstico é confirmado quando são encontrados, concomitantemente, níveis plasmáticos reduzidos de LDL, triglicerídeos e apoB, conforme mostrado na tabela 2.

Tabela 2: Diagnóstico da HBLF heterozigótica
baseado nos valores de lipídios e apoB plasmáticos

Níveis de LDL	< 80 mg/dL
Níveis de triglicerídeos	< 50 mg/dL
Níveis de apoB	< 50 mg/dL

LDL: Lipoproteína de baixa densidade; ApoB: Apolipoproteína B.

Tratamento

Os pacientes devem receber suplementação com vitamina E, e seguirem dieta com as seguintes recomendações:

- Restrição severa de ácidos graxos de cadeia longa (15 g/dia)
- Suplementação com vitamina E por via oral (100-300 mg/kg/dia)

Já suplementos de vitamina K devem ser fornecidos se houver hematomas, sangramento ou hipoprotrombinemia (diminuição da taxa de protrombina sanguínea, predispondo ao aparecimento de hemorragias).

ABETALIPOPROTEINEMIA

Epidemiologia

A ABL, também conhecida como síndrome de Bassen-Kornzweig, é extremamente rara, ocorrendo em menos de 1 a cada 1 milhão de pessoas, com prevalência semelhante entre homens e mulheres. Casamentos consanguíneos estão fortemente implicados. Por ser autossômica recessiva, ambas as cópias do gene devem estar defeituosas para causar a doença.[9]

Etiologia

Ao contrário da HBLF heterozigótica, que tem como causa principal uma mutação no gene da apoB, a ABL é advinda de um defeito no gene da proteína de transferência de triglicerídeos microssomais (MTP), herdada de forma recessiva como resultado de mutações em dois dos seus alelos. Há quase 30 anos, foi demonstrado que a atividade do gene MTP era indetectável em amostras de biópsia intestinal de indivíduos com ABL, surgerindo, portanto, evidências da sua relação com essa enfermidade. Por ser a ABL uma doença hereditária que afeta fundamentalmente o metabolismo das lipoproteínas, esses indivíduos podem apresentar níveis indetecáveis de quilomícrons, VLDL e LDL.

A MTP é uma proteína encontrada no retículo endoplasmático de células hepáticas e enterócitos, expressa também no ovário, testículo, rins, fígado e intestino delgado. Mutações no MTP podem interromper a sua própria formação e consequente atividade, interferir na sua associação com a proteína dissulfeto isomerase ou afetar a sua capacidade de transportar lipídios. Esse fato acaba por culminar com alteração multissistêmicas, como a má absorção de vitaminas lipossolúveis, levando a uma série de sintomas, muitas vezes graves, que são descritos a seguir.

Sinais e sintomas

Sinais e sintomas sugestivos de ABL podem aparecer ainda nos primeiros meses de vida. Entre eles, pode haver diarréia, fezes amolecidas e acantocitose (anormalidades eritrocitárias). Devido aos defeitos na absorção e transporte de vitamina E, a criança pode, posteriormente, progredir com prejuízo no desenvolvimento intelectual e coordenação muscular. A redução acentuada da vitamina E também pode provocar alterações sérias na visão. Problemas neuromusculares podem ser observados na primeira ou segunda década de vida, caso não haja suplementação adequada dessa vitamina. A nível hematológico, níveis de fator de coagulação podem cair drasticamente, resultando em tendências hemorrágicas, como sangramento gastrointestinal grave. Alguns dos principais sinais e sintomas que podem ocorrer na ABL são esquematizados e detalhados na Figura 1.

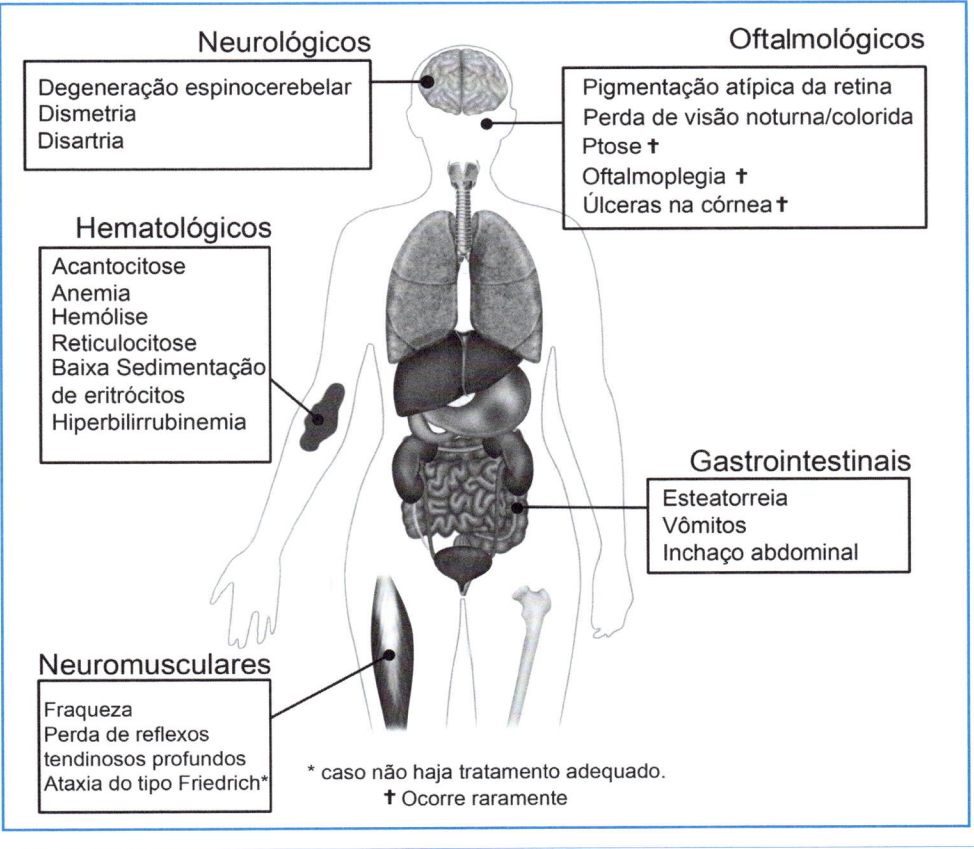

Figura 1: Possíveis sinais e sintomas da abetalipoproteinemia

Diagnóstico

É caracterizada por concentrações plasmáticas extremamente reduzidas de triglicerídeos e colesterol total (<30 mg/dL), além de concentrações de LDL e apoB muitas vezes indetectáveis. Níveis muito baixos de vitamina E também são encontrados. O diagnóstico pode ser feito com base no perfil lipídico, sintomas e variantes patogênicas bialélicas no MTP identificadas por testes genéticos moleculares. Exame de endoscopia, bem como de imagem (ultrassom hepático) devem ser realizados. A nível sanguíneo, transaminases hepáticas podem apresentarem-se anormais – aspartato aminotransferase (AST) e alanina transaminase (ALT) – com 1-1,5 vezes o limite superior de referência, e devem, portanto, serem analisadas. Para a verificação de acantocitose pode ser utilizada a técnica de esfregaço sanguíneo, realizada com separação de células em meio líquido. Avaliação neurológica e oftalmológica detalhadas também podem ser realizadas para verificar presença de sintomas potencialmente associados. Através de exame de sangue com o indivíduo e os seus pais em jejum por pelo menos 12 horas, o diagnóstico da ABL é confirmado quando são encontrados, concomitantemente, níveis plasmáticos bastante reduzidos ou indetectáveis de LDL, triglicerídeos e apoB, conforme tabela 3.

Tabela 3: Diagnóstico da ABL baseado nos valores de lipídios e apoB plasmáticos

Níveis de LDL	< ~4 mg/dL
Níveis de triglicerídeos	< ~18 mg/dL
Níveis de apoB	< ~10 mg/dL

LDL: Lipoproteína de baixa densidade; ApoB: Apolipoproteína B.

O diagnóstico realizado de forma precoce é de suma importância, gerando perspectivas a longo prazo relativamente boas. No caso do não tratamento, há alto risco dos sintomas se agravarem e esses indivíduos evoluirem com morte prematura.

Teste genético

O teste genético molecular para detectar mutações no gene MTP está disponível para confirmação do diagnóstico. Cada irmão de um indivíduo afetado tem 25% de chance de ser afetado, 50% de chance de ser portador assintomático e 25% de não ser afetado e não ser portador. Testes de portadores para parentes em risco são possíveis se as variantes patogênicas do MTP na família forem conhecidas. Dessa forma, o aconselhamento genético pode ser recomendado para famílias de crianças com diagnóstico de ABL. O teste genético molecular usado na ABL encontra-se resumido na tabela 4.

Tabela 4: Teste genético molecular na ABL

Gene	Método de teste	Percentual de probandos com variantes patogênicas detectáveis
MTP	Análise de sequência	98%
	Análise de deleção/ duplicação	2%

MTP: Proteína de transferência de triglicerídeos microssomais.

Tratamento

Há décadas, indivíduos não tratados adequadamente tinham um prognóstico dramático, não sobrevivendo após os 30 anos de idade, morrendo com neuromiopatia grave e insuficiência respiratória. Após o tratamento vitamínico oral solúvel esse cenário mudou, e eles podem viver por mais de 80 anos, convivendo com mínimos sintomas.

O tratamento considerado padrão-ouro na atualidade é uma dieta centrada na suplementação de vitaminas, muito embora a má absorção de gordura possa representar um obstáculo importante na correção da deficiência. É importante a aferição regular de níveis sanguíneos de vitaminas lipossolúveis, já que os níveis sanguíneos nem sempre se correlacionam com a quantidade de vitaminas ingeridas. As doses devem ser ajustadas com base nos resultados de hemogramas, exames neurológicos e exames oftalmológicos.

O consumo de ácidos graxos de cadeia longa não é aconselhável. Em bebês, o consumo de triglicerídeos de cadeia média, como laticínios, pode ajudar a corrigir mais rapidamente a desnutrição. Pacientes que apresentem anemia mais severa, a terapia com vitamina B12 ou ferro pode ser considerada.

São indicados como suplementação na ABL:[10]

- Ácidos graxos essenciais orais (até 1 colher de chá/dia de óleos ricos em ácidos graxos poliinsaturados)

- Vitamina A (100-400 UI/kg/dia)

- Vitamina D (800-1.200 UI / dia)

- Vitamina E (100-300 UI/kg/dia)

- Vitamina K (5-35 mg/semana)

CONCLUSÃO

A HBL e a ABL são caracterizadas fundamentalmente por níveis bastante reduzidos de apoB e lipídios plasmáticos. Apesar da possível redução do risco coronariano, sustentado principalmente pela diminuição do LDL, outras manifestações clínicas importantes podem estar presentes, como doenças hepáticas e complicações neurológicas debilitantes. Especialmente em indivíduos com HBLF homozigótica ou ABL não tratados adequadamente, pode ocorrer casos de Ataxia de Friedreich, doença neurodegenerativa grave e incapacitante. Dessa maneira, tanto o diagnóstico precoce quanto o tratamento bem conduzido tornam-se pedras angulares na redução dos sintomas e melhora da qualidade de vida dos pacientes. Como em quase metade dos casos ainda não se consegue determinar o fator causal da HBLF, a evolução tecnológica nos testes genéticos e moleculares para diagnóstico dessas doenças pode trazer avanços significativos na melhor compreensão dessas enfermidades, criando novas perspectivas na determinação das verdadeiras mutações causadoras, ainda desconhecidas. Finalmente, esse fato pode ainda auxiliar no desenvolvimento de novo alvos terapêuticos para o tratamento das dislipidemias.

PONTOS-CHAVE:

- A hipobetalipoproteinemia e a abetalipoproteinemia constituem doenças genéticas caracterizadas por níveis marcadamente reduzidos de apoB e lipídios plasmáticos, como colesterol total, triglicerídeos, VLDL e LDL;

- Indivíduos afetados pela hipobetalipoproteinemia heterozigótica são muito mais frequentes e podem até não apresentar sintomas, diferentemente dos indivíduos portadores de hipobetalipoproteinemia homozigótica ou abetalipoproteinemia, as formas mais graves e menos comuns da doença;

- Haja visto os baixos níveis de vitaminas (especialmente a vitamina E), pode-se observar atraso do desenvolvimento da criança, esteatorreia, fraqueza muscular, e em casos mais graves, onde não há tratamento adequado, cirrose, sintomas neurológicos graves, cegueira e morte prematura;

- É de fundamental importância o diagnóstico precoce através de exames laboratoriais e moleculares, bem como o tratamento clínico adequado, centrado na suplementação das vitaminas deficientes.

REFERÊNCIAS

1. Peloso GM, Nomura A, Khera AV, Chaffin M, Won HH, Ardissino D, et al. Rare Protein-truncating Variants in APOB, Lower LDL-C, and Protection Against Coronary Heart Disease. Circ Genom Precis Med. 2019 Apr 2.

2. Maki KC, Diwadkar-Navsariwala V, Kramer MW. Statin use and risk for type 2 diabetes: what clinicians should know. Postgrad Med. 2018;130(2):166-172.

3. Casula M, Mozzanica F2 Scotti L, Tragni E, Pirillo A, Corrao G, et al. Statin use and risk of new-onset diabetes: A meta-analysis of observational studies. Nutr Metab Cardiovasc Dis. 2017;27(5):396-406.

4. Noto D, Arca M, Tarugi P, Cefalù AB, Barbagallo CM, Averna MR. Association between familial hypobetalipoproteinemia and the risk of diabetes. Is this the other side of the cholesterol-diabetes connection? A systematic review of literature. Acta Diabetol. 2017;54(2):111-122.

5. Blanco-Vaca F, Martin-Campos JM, Beteta-Vicente Á, Canyelles M, Martínez S, Roig R, et al. Molecular analysis of APOB, SAR1B, ANGPTL3, and MTTP in patients with primary hypocholesterolemia in a clinical laboratory setting: Evidence supporting polygenicity in mutation-negative patients. Atherosclerosis. 2019;283:52-60.

6. Cariou B, Challet-Bouju G, Bernard C, Marrec M, Hardouin JB, Authier C, et al. Prevalence of hypobetalipoproteinemia and related psychiatric characteristics in a psychiatric population: results from the retrospective HYPOPSY Study. Lipids Health Dis. 2018;17(1):249.

7. Tarugi P, Lonardo A, Ballarini G, Grisendi A, Pulvirenti M, Bagni A, et al. Fatty liver in heterozygous hypobetalipoproteinemia caused by a novel truncated form of Apolipoprotein B. Gastroenterology. 1996;111(4):1125-33.

8. Schonfeld G, Patterson BW, Yablonskiy DA, Tanoli TS, Averna M, Elias N, et al. Fatty liver in familial hypobetalipoproteinemia: triglyceride assembly into VLDL particles is affected by the extent of hepatic steatosis. J Lipid Res. 2003;44(3):470-8.

9. Hentati F, El-Euch G, Bouhlal Y, Amouri R. Ataxia with vitamin E deficiency and abetalipoproteinemia. Handb Clin Neurol. 2012;103:295-305.

10. Lee J, Hegele RA. Abetalipoproteinemia and homozygous hypobetalipoproteinemia: a framework for diagnosis and management. J Inherit Metab Dis. 2014;37(3):333-9.

7

LIPOPROTEÍNA (a): IMPLICAÇÕES CLÍNICAS E TRATAMENTO

Raul Cavalcante Maranhão
Thauany Martins Tavoni
Priscila Oliveira de Carvalho

ESTRUTURA DA LIPOPROTEÍNA (a) E DA APOLIPOPROTEÍNA (a)

A partícula da lipoproteína (a) [Lp(a)], descoberta por Berg em 1963,[1] é um macroagregado molecular com estrutura esférica, de cerca de 25 nm de diâmetro, na faixa de densidade de 1,05 a 1,12 g/mL. A estrutura da Lp(a) assemelha-se à das lipoproteínas de baixa densidade (LDL) pelo tamanho e composição lipídica das partículas e pela presença da apolipoproteína B100 (apo B100). A maior diferença estrutural entre as duas é que a Lp(a) apresenta uma segunda apolipropoteína, a apo(a), que está ligada à apo B100 por pontes dissulfeto. É a presença de apo(a), portanto, que determina as diferenças na densidade e de mobilidade eletroforética entre a LDL e a Lp(a).[2]

A apo(a) apresenta sequência de aminoácidos homóloga com a do plasminogênio em 94%. A apo(a) é composta por um domínio de protease inativa ou serina-protease e outros dois domínios constituídos de estruturas tridimensionais de cadeia pesada e altamente glicosiladas chamados de "kringles". Dos domínios "kringles" da apo(a), um é semelhante ao "kringle" V (KV) do plasminogênio, com apenas 9% de substituição de aminoácidos; o outro, o "kringle" IV (KIV) contém 10 diferentes tipos na apo(a) (KIV tipo 1 a

10). Apenas o KIV tipo 2 ocorre de forma repetida na sequência da apo(a), e coincide em cerca de 84% da sequência de aminoácidos do KIV no plasminogênio. Devido a essa variação no número de repetições dos KIV tipo 2, o peso molecular da apo(a) varia amplamente, de 300-800 kDa.[3]

METABOLISMO DA Lp(a) E GENÉTICA DA Apo(a)

Apesar das semelhanças estruturais entre a Lp(a) e a LDL, a síntese e o metabolismo da Lp(a), são independentes da síntese e metabolismo da LDL. O fígado é o principal sítio de síntese de Lp(a), e a associação da apo(a) com a apo B100 deve ocorrer na superfície celular.

A Lp(a) não é derivada do catabolismo de outra lipoproteína, como ocorre com a LDL, que é o produto catabólico final da lipoproteína de muito baixa densidade (VLDL). Em hipertrigliceridêmicos, a Lp(a) está reduzida, provavelmente por aumento do seu "clearance" plasmático.[4] No entanto, quando a lipólise das VLDL foi estimulada pela inoculação de heparina durante procedimento de cateterismo em pacientes normolipidêmicos, a redução dos níveis de triglicérides não foi acompanhada de redução na concentração de Lp(a).[5] Isto confirma que os níveis de Lp(a) não estão ligados à atividade da lipase lipoprotéica.

A maneira pela qual ocorre a captação celular da Lp(a) ainda não está bem estabelecida. Vários estudos demonstraram que a Lp(a) liga-se aos receptores da LDL, embora com menos afinidade. A apo(a) modula a afinidade entre a apo B100 e o receptor de LDL. Entretanto, cabe ressaltar que, quando a apo(a) é dissociada da Lp(a) por clivagem das pontes dissulfeto, a capacidade de ligação da lipoproteína ao receptor aumenta, tornando-se equivalente à da LDL.[6]

Há evidências de que o receptor da LDL possa não ser tão importante na remoção plasmática da Lp(a). Em grandes estudos clínicos, reportou-se não haver efeito das estatinas sobre a concentração da Lp(a). Como as estatinas induzem superexpressão dos receptores da LDL, seria esperada maior remoção da Lp(a) e diminuição dos seus níveis plasmáticos, caso o receptor fosse crucial neste processo.

Outros estudos demonstraram níveis plasmáticos de Lp(a) elevados em pacientes com hipercolesterolemia familiar (HF) heterozigótica, comprovadamente deficientes em receptores de LDL. Levando em consideração que este aumento é consequência direta de um defeito no receptor que interage com apo B100 da Lp(a), seria de se esperar que o defeito genético na própria apo B100 causasse a mesma situação, como acontece com a LDL; no entanto, esta condição não foi confirmada, uma vez que os níveis plasmáticos de Lp(a) não foram afetados pela mutação da apo B100. Além disso, apenas uma pequena fração de Lp(a) se liga a células de hepatoma via receptor de LDL, e a maior parte da lipoproteína se associa a essas células através de outro mecanismo celular.[7] Portanto, embora o receptor de LDL atue na remoção da Lp(a), seu papel nesse processo é limitado.

Outros receptores também podem estar envolvidos na captação da Lp(a), como os receptores "scavenger" dos macrófagos, o receptor de asialoglicoproteína, o receptor de megalina e mais recentemente descrito, o receptor "scavenger" classe B tipo 1 (SR-BI).[8]

O gene codificador da proteína apo(a), o *LPA*, localizado na região 6q2.6-2.7, foi clonado e sequenciado pela primeira vez em 1987 e apresenta até 70% de homologia com o gene do plasminogênio humano, ou seja, estão localizados no mesmo "cluster" no braço longo do cromossomo 6.[3] O *LPA* é caracterizado por 10 variantes diferentes presentes no domínio do KIV e por múltiplas repetições, que variam de 2-43, no domínio do KIV tipo 2, sendo que 69% dessas repetições levam a uma variação na concentração da Lp(a) juntamente com 22% provenientes de outros fatores.[3,9] Estima-se, portanto, que o gene LPA possa ser responsável em 91% da variação nas concentrações de Lp(a).[9]

A frequência alélica varia ainda mais de acordo com a etnia, indicando que o fator racial tem influência importante sobre os níveis de Lp(a). Os níveis plasmáticos de Lp(a) apresentam uma distribuição não-gaussiana em indivíduos brancos e orientais, sendo semelhantes nessas duas populações. Na população sub-sahariana e em afro-americanos, a distribuição é gaussiana e os níveis de Lp(a) são mais elevados, alcançando médias até 2-3 vezes superiores às da população caucasiana ou oriental.[10]

Em estudo com vários grupos étnicos, o polimorfismo da Lp(a) influenciou em 17-77% na variação das concentrações de Lp(a). Oitenta por cento da variação nos níveis de Lp(a) foram decorrentes do número de "kringles" (razão KIV/KV).[11]

DETERMINAÇÃO LABORATORIAL E FISIOPATOLOGIA DA Lp(a)

O método mais comum para quantificar a Lp(a) consiste na determinação da concentração da apo(a) usando anticorpos monoclonais anti-apo(a). São utilizadas as técnicas de imunoensaio enzimático (ELISA), nefelometria ou turbidimetria. Estes últimos se utilizam de ensaios isoforma-insensitivos que oferecem maior acurácia nos resultados.[12] A ampla variação no peso molecular da apo(a) faz com que a relação entre massa e concentração molar varie entre os indivíduos. Quando o método de determinação de Lp(a) utiliza anticorpos que reagem com a região "kringle" da apo(a), que apresenta grande variabilidade individual, podem ocorrer diferenças na reação não relacionadas à concentração molar. Daí as diferenças quanto aos valores normais plasmáticos de Lp(a) em amostras populacionais diversas.

Há dificuldades na padronização da metodologia para determinação de Lp(a) de forma a permitir uma comparação mais exata dos diversos estudos. Até hoje, ainda estão sendo desenvolvidos novos métodos para determinação da Lp(a).

Os valores de concentração plasmática da Lp(a) têm caráter hereditário, apresentando grande variação interindividual e, praticamente, não são alteradas por fatores ambientais, tendendo a se manter constantes ao longo da vida. Na população geral, as concentrações de Lp(a) podem variar de valores abaixo de 1 mg/dL a valores acima de 1000 mg/dL.

Aumentos nos níveis de Lp(a) podem ser transitórios, quando na presença de processos inflamatórios ou de danos tissulares, como ocorrem com outras proteínas de fase aguda (haptoglobina, a alfa-1-antitripsina e a proteína C reativa).[13] Isto pode acontecer, por exemplo, após episódio de infarto agudo de miocárdio, no qual a Lp(a) aumenta consideravelmente nas primeiras 24h, retornando aos valores basais em aproximadamente 30 dias.[14]

A Lp(a) encontra-se aumentada em doenças de caráter inflamatório crônico como a artrite reumatoide,[15] o lúpus eritematoso sistêmico,[16] a síndrome da imunodeficiência adquirida[17] e em condições como o pós--transplante cardíaco,[18] insuficiência renal crônica[19] e hipertensão arterial pulmonar.[20] Por outro lado, doenças hepáticas e o uso abusivo de hormô-nios esteróides diminuem os níveis de Lp(a).[19] No hipotireoidismo clínico, os níveis de Lp(a) não se alteram.[21]

Não está bem estabelecida a relação da Lp(a) com o diabetes mellitus. No que toca ao diabetes mellitus tipo 1, alguns estudos relataram níveis mais altos de Lp(a),[22] o que não foi confirmado por outros.[23] Resultados conflitantes também foram encontrados no diabetes mellitus tipo 2 (DM2). Em estudo realizado em homens e mulheres diabéticos não foram observa-das diferenças nas concentrações de Lp(a) quando comparados aos indiví-duos não diabéticos.[24] Por outro lado, estudo prospectivo em mais de 26 mil mulheres americanas mostrou que houve incidência maior de DM2 entre as que tinham níveis mais baixos de Lp(a).[25] Estudo mais recente corrobora a observação de que o risco de desenvolver DM2 seja maior em pacientes com baixa concentração de Lp(a) (~<7 mg/dL).[26]

Vários mecanismos de participação da Lp(a) no processo de aterogênese têm sido propostos. Um deles consistiria na deposição direta da lipoproteína na parede arterial, como acontece com a LDL e LDL-oxidada. Outro meca-nismo pró-aterogênico da Lp(a) estaria ligado à correlação inversa entre os níveis da lipoproteína e a reatividade vascular. Neste caso, o aumento plas-mático da Lp(a) seria indutor de disfunção endotelial.[27]

Estudos *in vitro* demonstraram que a expressão do gene da apo(a) é aumentada pela interleucina 6 (IL-6), mostrando um mecanismo pelo qual a Lp(a) pode estar aumentada no decorrer de um processo inflamatório.

Têm-se observado associações entre Lp(a) e outras citocinas inflamatórias, incluindo fator de necrose tumoral-alfa (TNF-α), fator de crescimento transformador-beta (TGF-β) e proteína quimioatrativa de monócitos-1 (MCP-1).[28] Desta forma, a participação da Lp(a) na aterogênese, potencialmente, seria multifacetada. Envolveria, além da redução da fibrinólise, a agregação plaquetária, indução da expressão de moléculas de adesão, remodelamento vascular via alterações na capacidade proliferativa e migratória das células endoteliais e musculares lisas residentes, estresse oxidativo e formação de células espumosas.

Outros autores encontraram associação positiva de polimorfismos no gene LPA e dos níveis da lipoproteína com a incidência de acidente vascular encefálico isquêmico de grandes vasos, doença arterial periférica e aneurisma aórtico abdominal. Não houve associação com a espessura da íntima/média da carótida, mas houve com o número de artérias coronárias com obstrução. Além disso, pacientes com doença arterial coronária (DAC) que apresentam tais polimorfismos estão mais suscetíveis a manifestações ateroscleróticas fora da árvore coronária.[29]

Na esteira da descoberta da homologia da apo(a) com o plasminogênio, causou grande excitação no meio científico um mecanismo que ligaria a trombogênese e a aterogênese com as lipoproteínas plasmáticas através da Lp(a). Trata-se da hipótese de que a Lp(a) interferiria no sistema de fibrinólise, sugerindo que a Lp(a) compita com o plasminogênio por sítios de ligação a células endoteliais, inibindo a fibrinólise e promovendo trombose intravascular. Neste cenário, a Lp(a) seria um elo entre aterogênese e trombogênese, daí o interesse redobrado neste possível mecanismo.

Uma questão interessante foi levantada por Edelberg e cols.[30], que observaram que Lp(a) interfere *in vitro* com a ação trombolítica do ativador de plasminogênio tecidual (t-PA). No entanto, Santos e cols.[31] testaram a hipótese em pacientes submetidos à trombólise pós-infarto agudo do miocárdio com ativador de plasminogênio tecidual recombinante (rt-PA) e não observaram diferença na frequência de reestenose em pacientes com Lp(a) alta.

Tem sido estudada a possibilidade de haver acúmulo de Lp(a) no estado pós-prandial em pacientes com doença cardiovascular, por competição entre Lp(a) e remanescentes de quilomícron gerados pela absorção de gordura da dieta. Contudo, esta possibilidade foi descartada quando se verificou que os níveis de Lp(a) não se alteraram após a alimentação gordurosa nestes pacientes.[32] Resultado surpreendente veio da análise do efeito da perda de peso induzida por restrição hipocalórica em pacientes obesos com ou sem DM2. Tanto nos indivíduos obesos diabéticos quanto nos não-diabéticos, a perda de peso foi acompanhada pelo aumento dos níveis de Lp(a), a despeito dos fatores de risco convencionais para DAC tenham sido atenuados pela dieta.[33]

LP(a) COMO FATOR DE RISCO DA ATEROSCLEROSE

Os estudos transversais realizados até o momento têm confirmado amplamente a associação entre os níveis de Lp(a) e risco de desenvolver DAC, independente de outros fatores de risco. Kostner e cols.[34] estimaram o risco como sendo de 2,3 vezes maior em pacientes com Lp(a) acima de 50 mg/dL, enquanto que Riches e Porter[35] calcularam o risco como sendo 2 vezes maior com Lp(a) acima de 20 mg/dL. A relação entre Lp(a) e DAC e infarto cerebral foi confirmada por Murai e cols.[36] em população japonesa e por Rhoads e cols.[37] em descendentes de japoneses no Havaí. Nesse último trabalho, foi reportado que o risco em indivíduos abaixo de 60 anos e Lp(a) acima de 30 mg/dL era de 2,5 vezes e se atenuava com o progredir da idade, caindo para 1,6 na faixa de 60 a 69 anos e para 1,2 vezes acima de 70 anos. Em população brasileira de São Paulo, Maranhão e cols.[38] encontraram risco de desenvolvimento de DAC de 2,3 vezes maior com Lp(a) acima de 25 mg/dL. É de se destacar que estes números de risco correspondem grosseiramente ao risco do LDL-colesterol (LDL-C).

Há controvérsia sobre a influência dos níveis de Lp(a) e a espessura da placa de ateroma de carótida. Enquanto Chen e cols.[39] encontraram correlação positiva entre os valores de Lp(a) e o escore de Gensini, mas apenas no grupo de pacientes com DAC e diabetes, Kotani e Sakane[40] encontraram associação inversa entre os níveis de Lp(a) e a espessura da placa em mulheres assintomáticas.

Os estudos prospectivos, por outro lado, são um tanto conflitantes. Foram reportadas desde fortes associações positivas até ausência completa de associação entre Lp(a) e doenças cardiovasculares. No entanto, a maioria dos trabalhos prospectivos sustenta a hipótese de que a Lp(a) seja, realmente, um fator de risco independente para a doença cardiovascular. Em um dos primeiros, realizado em Boston, E.U.A., com quase 15 mil homens de 40 a 84 anos não houve prevalência de Lp(a) alta entre os que viriam, subsequentemente, a apresentar infarto agudo de miocárdio.[41] Em outro estudo conduzido em Quebec, Canadá, por cinco anos em 2 mil homens entre 47 a 76 anos, a Lp(a) também não apareceu como fator de risco independente para eventos cardíacos, embora, aparentemente, Lp(a) alta tivesse exacerbado a potência como fatores de risco tanto da hipercolesterolemia quanto da concentração baixa de HDL-colesterol (HDL-C).[42]

A Lp(a) apareceu como fator de risco independente em população de 6 mil coreanos com DAC; os pacientes com Lp(a) alta tiveram pior evolução da doença.[43] Meta-análise englobando 27 estudos prospectivos envolvendo cerca de 5.500 indivíduos mostrou clara associação independente da Lp(a) e DAC.[44] Outro estudo prospectivo mais recente também apontou a Lp(a) como fator de risco para DAC, até mesmo quando os níveis desta lipoproteína estavam abaixo de 50 mg/dL.[45] Lp(a) aumentada (>50 mg/dL), mas não o tamanho da apo(a), foi fator de risco também para infarto do miocárdio em indivíduos sul-asiáticos e latino-americanos.[46]

Em negros, as médias de concentração de Lp(a) são acentuadamente mais altas, de 2-3 vezes maiores que em caucasianos e orientais.[10] Em estudo envolvendo quase 3.500 afro-americanos, encontrou-se maior incidência de eventos cardiovasculares na faixa de concentração de Lp(a) mais alta.[47]

Estudo envolvendo mais de 3 mil participantes mostrou que Lp(a) acima de 30 mg/dL foi relacionada com maior prevalência de placas, em caucasianos. Acima de 50 mg/dL foi encontrada associação tanto com a progressão quanto com o aumento do escore de placa carotídea.[48] Em 269 indivíduos afro-americanos com aterosclerose subclínica, concentrações elevadas de Lp(a) foram fortemente associadas com volume, extensão e gravidade das placas coronárias, indicando que a Lp(a) tenha papel importante na patogênese da DAC também neste grupo étnico.[10]

É importante ressaltar que, devido a valores divergentes nas concentrações de Lp(a) e tamanho de apo(a) decorrentes da etnia,[49] e até mesmo da localização geográfica,[54] a escolha de valores de corte para avaliação de risco para doença cardiovascular deve ser ajustada para cada situação em particular.

Um aspecto importante é se indivíduos com níveis extremamente altos de Lp(a), podem estar sob risco de DAC ainda maior. Neste sentido, estudo prospectivo dinamarquês em mais de 9 mil indivíduos com seguimento de 10 anos confirmou que nos indivíduos com concentração de Lp(a) ≥120 mg/dL, considerada extremamente elevada, o risco de DAC é bem maior, cerca de 3 a 4 vezes.[50]

Como vimos, além da DAC, a Lp(a) pode ser também fator de risco de aterosclerose em outros leitos arteriais, como no caso da doença cerebral isquêmica onde o risco aparece com valor de corte de Lp(a) de 30 mg/dL.[51]

Em estudo prospectivo americano com cerca de 14 mil participantes observou-se que mulheres caucasianas e homens e mulheres afro-descendentes com Lp(a) alta tiveram maior incidência da doença cerebral isquêmica em um período de 13 anos de observação. Homens caucasianos, no entanto, não apresentaram risco aumentado associado a Lp(a) alta.[52]

Smolders e cols.,[53] revendo 31 estudos, tanto transversais quanto prospectivos, englobando cerca de 50 mil indivíduos, sugeriram que Lp(a) elevada pode estar associada com risco para acidente vascular encefálico isquêmico. Estudo de coorte envolvendo 2.365 indivíduos com DAC, sendo que 284 apresentavam acidente vascular encefálico isquêmico e 596 apresentavam doença arterial periférica, mostrou associação entre níveis aumentados de Lp(a) e eventos futuros das doenças arteriais, mas não com doença cerebral isquêmica. É importante ressaltar que esta associação foi independente dos níveis de LDL-C.[54] Em dois grandes estudos prospectivos, com mais de 100 mil indivíduos dinamarqueses, concentrações elevadas de Lp(a) estavam associadas com menor risco de sangramento cerebral.[55]

Em meta-análise de 20 estudos, sendo 11 casos-controle e 9 prospectivos, abrangendo mais de 90 mil indivíduos, mostrou que o aumento da Lp(a) é também fator de risco independente de infarto cerebral isquêmico mais importante em indivíduos mais jovens do que em mais idosos.[56]

Outra meta-análise de 40 estudos prospectivos com 58 mil participantes, foi encontrado aumento de duas vezes no risco de desenvolver DAC e acidente vascular encefálico em portadores de isoformas de apo(a) menores, independente da concentração de Lp(a) e dos fatores de risco clássicos.[57] Entretanto, o tamanho da apo(a) não foi fator de risco independente para infarto isquêmico de causa desconhecida em nenhum grupo étnico dos 255 casos analisados.[58]

A aterogênese é comumente fator causal do aneurisma aórtico abdominal, enquanto o aneurisma aórtico torácico é decorrente da dissecção aórtica e não está associado à aterosclerose. Níveis de Lp(a) aparecem mais elevados no aneurisma abdominal do que no aneurisma torácico, o que é consentâneo com o conceito da lipoproteína estar associada à aterogênese.[59]

Em jovens com síndrome coronária aguda, concentrações altas de Lp(a) foram mais prevalentes e mais fortemente associadas quando as concentrações de LDL-C também estavam aumentadas, sugerindo que a Lp(a) também possa ser fator de risco para esta síndrome.[60]

Em 60% de 75 pacientes com angina refratária foi encontrada Lp(a) >500 mg/L (>50 mg/dL).[61]

Um aspecto importante é o envolvimento da Lp(a) na calcificação e estenose da valva aórtica. A estenose aórtica é a doença valvar mais frequente e são fortes as evidências de que concentrações aumentadas de Lp(a), acima de 30 ou 50 mg/dL, estão associadas com a estenose aórtica por calcificação valvar. A etnia é fator diferencial tanto nas concentrações de Lp(a) quanto na incidência da doença valvar. Indivíduos afro-americanos possuem menor incidência da estenose aórtica em comparação com caucasianos. Em estudo com mais de 2 mil pacientes, os afro-descendentes possuíam estenose de menor gravidade, sendo que os casos mais graves não tiveram nenhuma associação com fatores de risco avaliados comumente.[62] Sabendo-se que, nessa população, as concentrações de Lp(a) são mais elevadas, é possível inferir que alguns fatores protetores na estenose aórtica podem estar operando nesses indivíduos.

Na HF heterozigótica, a incidência da estenose aórtica por calcificação é de 1-3% e níveis de Lp(a) acima de 50 mg/dL representam risco significativo para a doença; níveis ≤30 mg/dL não acarretam risco.[63]

Estudo prospectivo com 147 pacientes hipercolesterolêmicos com calcificação da artéria coronária mostrou que Lp(a) acima de 30 mg/dL foi mais frequente nos pacientes com calcificação de valva aórtica. Além disso, Lp(a) >30 mg/dL foi fator preditivo no escore de Agatston, mesmo após o ajuste com outros fatores de risco.[64]

Lp(a) e razão apo B/A-I elevadas foram preditivos de indicação cirúrgica em pacientes com estenose aórtica e DAC, mas não naqueles com estenose sem DAC.[65]

Outro aspecto importante é o da relação que a Lp(a) possa manter com o gênero. Apesar da maioria dos estudos não apresentar diferença entre os sexos nas concentrações de Lp(a), níveis mais elevados da lipoproteína parecem ser fatores de risco mais importantes no sexo feminino do que no masculino.[66] Estudo que avaliou Lp(a) como fator de risco, encontrou diferença entre os sexos já na concentração plasmática desta lipoproteína, sendo maior em mulheres, tanto caucasianas, quanto negras.[47] Knoflach e cols.,[67] ao avaliarem fatores de risco para aterosclerose em mulheres jovens, mostraram que os níveis de Lp(a) relacionavam-se com a razão íntima/média carotídea, enquanto que fatores de risco clássicos não tiveram influência sobre este parâmetro. Em mulheres pós-menopausa, níveis elevados de Lp(a) e triglicérides mostraram-se preditivos da presença de DAC.[68] Em estudo prospectivo em 1.215 indivíduos sem doença cardiovascular mostrou-se que a determinação da concentração de Lp(a) foi essencial na avaliação de risco alto ou intermediário, especialmente nas mulheres.[69]

Estudo com 4.618 participantes de diversas etnias, sendo 11% com doença arterial periférica, mostrou novamente que as concentrações de Lp(a) em mulheres foram maiores do que em homens. De todos os grupos étnicos, como esperado, a Lp(a) era mais alta entre os afro-descendentes. No entanto, a Lp(a) alta foi fator de risco independente para doença arterial periférica apenas em indivíduos de ascendência hispano-americana.[70]

EFEITO DE FÁRMACOS E AFÉRESE DE LDL SOBRE A CONCENTRAÇÃO DE Lp(a)

As intervenções terapêuticas hipolipemiantes tradicionais, como estatinas ou fibratos, não resultam consistentemente em diminuição da Lp(a). Com o uso da atorvastatina foi encontrado tanto ausência de efeito sobre a Lp(a), na dose de 20 mg/dia durante 24 semanas,[71] quanto diminuição dos níveis da lipoproteína nas doses de 10 ou 40 mg/dia por 12 semanas em indivíduos hipercolesterolêmicos.[72] Comparando-se a lovastatina, a sinvastatina e o genfibrozil, este último mostrou maior eficácia em diminuir a Lp(a).[73]

A ezetimiba reduz os níveis de Lp(a) em até 29%.[74] Contudo, o uso mais frequente da ezetimiba é em associação com a sinvastatina, a qual não tem efeito aditivo sob a ezetimiba no que se refere à Lp(a).

A niacina diminui efetivamente os níveis de Lp(a) quando administrada em altas doses. Pacientes que receberam de 2 ou 4 g/dia de niacina exibiram uma diminuição da Lp(a) de 25 e 38%, respectivamente. Em doses menores, de 1 g/dia, a niacina mostrou-se menos efetiva.[75] O etofibrato, que combina niacina e clofibrato, reduziu a Lp(a) em 26% na dose de 1 g/dia em pacientes dislipidêmicos tipo IIb.[76] Pacientes com hiperlipidemia tipos IIa e IIb que receberam tratamento com niacina conjugada com neomicina tiveram seus níveis de Lp(a) diminuídos em 45%, enquanto que o uso da neomicina sozinha resultou na diminuição de 24% dos níveis de Lp(a). Este efeito é conseguido com doses altas de ambas as drogas.[77]

A niacina de liberação prolongada diminuiu os níveis de Lp(a) em pacientes diabéticos com dislipidemia. Tanto a niacina de liberação prolongada quanto a niacina convencional em altas doses podem diminuir não só o LDL-C e aumentar o HDL-C, mas também diminuir a Lp(a).[78] Entretanto, doses altas desta droga podem estar associadas a alguns efeitos adversos como enxaquecas, "flushing", diarreia, vômito, taquicardia e hepatotoxicidade.

Estudo recente que comparou a coadministração da carnitina-L (2 g/dia) e sinvastatina (20 mg/dia) com a monoterapia da sinvastatina, mostrou uma modesta diminuição da concentração de Lp(a) em pacientes hiperlipidêmicos com média de >50 mg/dL.[79]

Na reposição hormonal, tanto em homens quanto mulheres, as concentrações de Lp(a) parecem diminuir.[80]

O metotrexato, imunossupressor e anti-inflamatório usado no tratamento da artrite reumatóide, também reduziu os níveis de Lp(a).[81]

A potente ação dos inibidores de PCSK-9 ("proprotein convertase subtilisin/kexin type 9"), proteína responsável pela degradação do receptor de LDL, em reduzir os níveis de LDL-C (50-60%), acarretou na diminuição dos níveis de Lp(a) (25-30%).[82] Ambos os inibidores, evolocumabe e alirocumabe, foram aprovados para uso pela FDA em 2015, sendo que mais recentemente o evolocumabe mostrou ser também efetivo na redução de eventos como o infarto do miocárdio e infarto cerebral.[83]

O mipomersen, aprovado pela FDA para uso na HF em 2013, poderia ser promissor também para diminuir os níveis de Lp(a). O mipomersen é um oligonucleotídeo antissense que atua no RNA mensageiro inibindo a síntese de apo B pelo fígado, e assim reduz a concentração das lipoproteínas que contêm apo B. Apesar dos efeitos favoráveis sobre o perfil lipídico, incluindo a redução dos níveis de Lp(a), a terapia com mipomersen é descontinuada, na maioria das vezes, por alguns efeitos adversos, como reações no local da injeção, esteatose hepática, elevação das enzimas hepáticas e sintomas semelhantes aos da gripe.[84]

Entre 2012 e 2016, vários centros de aférese na Alemanha, coletaram dados retrospectivos e prospectivos de 1.435 pacientes com doença cardiovascular e LDL-C e Lp(a) muito elevados, submetidos a aférese de lipoproteínas. Os pacientes tratados mostraram taxa de redução de LDL-C em 67,5% e de Lp(a) em 71%.[85] A aférese mostrou-se efetiva na redução de eventos em 78% por dois anos. A aférese de LDL também foi capaz de diminuir a concentração de Lp(a) em mais de 50% dos pacientes com HF.[86]

TRATAMENTO

Até hoje, não está disponível na prática clínica terapia específica para a diminuição dos níveis de Lp(a). Nesse sentido, ainda se busca o desenvolvimento de novos agentes terapêuticos que possuam maior eficácia na redução da concentração desta lipoproteína e que, pela segurança e custo-efetividade possa ser introduzido no arsenal anti-aterosclerose.

Uma nova abordagem terapêutica utilizando Lipopak®, aférese específica que contém anticorpos policlonais contra a Lp(a), foi aplicada em 15 pacientes com doença cardíaca isquêmica estável, com níveis de Lp(a) ≥50 mg/dL e níveis baixos de LDL-C (≤2.5 mmol/L), e sob tratamento com estatina. Foi observada uma redução de 5% na placa de ateroma desses pacientes durante 18 meses de seguimento, quando comparados aos pacientes que receberam apenas o tratamento convencional com estatina, nos quais houve aumento de 5% de volume das placas.[87] Em estudo prospectivo de cinco anos, observou-se que o tratamento por aférese específica para Lp(a) em 170 pacientes com níveis elevados desta lipoproteína e doença cardiovascular progressiva, reduziu de maneira significativa o número de eventos nos dois primeiros anos de seguimento.[88] Estes experimentos clínicos se constituem em "prova de conceito" sobre a participação da Lp(a) na aterogênese e do efeito benéfico da redução da concentração plasmática da Lp(a).

Abordagem terapêutica bastante promissora, é o uso do IONIS-APO(a)$_{Rx}$, um oligonucleotídeo antisentido que atua inibindo a síntese de apo(a) no fígado. Em estudo clínico fase I, a diminuição dos níveis de Lp(a) foi dose-dependente, variando de 40-80% nas doses 50-400 mg, respectivamente.[89] O estudo clínico fase II mostrou maior efetividade desta nova terapia antissense, reduzindo não somente os níveis de Lp(a) (~70%), mas também reduzindo a inflamação e a oxidação de fosfolípides.[90] Há outro braço deste estudo clínico (fase I/IIa) no qual se conjugou um receptor de asialoglicoproteína $(GalNAc_3)$ ao IONIS-APO(a)$_{Rx,}$ tornando o complexo 30 vezes mais potente do que a monoterapia, o que levou a redução da dose na faixa de 10 vezes. A mais alta dose utilizada do complexo reduziu em 92% os níveis de Lp(a), sem efeitos adversos (Pelacarsen).[90] Embora esses resultados sejam promissores, mais estudos para melhor avaliar a influência desta terapia em outros parâmetros lipídicos e redução do risco de DAC são necessários. O medicamento pelacarsen está sendo testado em um grande estudo denominado Lp(a) HORIZON Clincal trial.gov (NCT04023552) que visa detereminar se a redução da Lp(a) prevenirá ou não eventos ateroscleróticos maiores.

CONCLUSÃO

Mais de meio século após a descoberta da Lp(a) por Berg, há pouca dúvida de que a Lp(a) seja fator de risco independente das doenças cardiovasculares de natureza aterosclerótica, mas os mecanismos que ligam a Lp(a) à aterogênese ainda carecem de maiores esclarecimentos. Além disso, os tratamentos efetivos para reduzir a Lp(a) ainda não estão disponíveis comercialmente. Variações étnicas importantes que influenciam nos níveis plasmáticos da Lp(a) e na correlação entre esses valores com a incidência de aterosclerose dificultam o estabelecimento dos valores de corte de normalidade para a Lp(a) na população geral, com vistas a estabelecer recomendações terapêuticas.[91]

Segundo a Diretriz Brasileira de Dislipidemias e Prevenção da Aterosclerose (2017) a determinação de Lp(a) deve ser considerada na estratificação de risco em indivíduos com história familiar de doença aterosclerótica de caráter prematuro e na HF. Apesar dos valores de corte para Lp(a) variarem em uma ampla faixa, levando em conta, principalmente, a etnia, o Consenso da Sociedade Européia de Aterosclerose estabeleceu que níveis elevados de Lp(a) são aqueles acima de 50 mg/dL.[92]

Vale destacar que a Lp(a) elevada tem grande impacto epidemiológico, já que 20% da população mundial tem níveis superiores a 50 mg/dL e a Lp(a) tem potência como fator de risco de DAC muito próxima do LDL-C. Na prática clínica habitual e na indisponibilidade de medicamentos que diminuam efetivamente a Lp(a), valores acima de 25 ou 30 mg/dL devem levar, pelo menos, à adoção de tratamento mais enérgico dos outros fatores de risco convencionais presentes no paciente. Níveis de Lp(a) muito altos devem ser enfocados sob o prisma de medidas mais excepcionais, incluindo aférese, especialmente em quadro de prevenção secundária de DAC.

PONTOS-CHAVE

- Há dificuldades no estabelecimento do valor de corte para Lp(a) em dada população devido as variações étnicas. Isto é especialmente importante em populações miscigenadas como a brasileira.

- A Lp(a) pode influenciar na aterogênese e suas complicações tanto pelo seu acúmulo no espaço subendotelial como pela ativação dos processos pró-inflamatórios e pró-trombóticos.

- A força da Lp(a) como fator de risco é semelhante à do LDL-colesterol e é estimado que 20% da população mundial tenha Lp(a) elevada (>50mg/dL).

- Na prática clínica habitual e na indisponibilidade de medicamentos que diminuam efetivamente a Lp(a), valores acima de 25 ou 30 mg/dL devem levar, pelo menos, à adoção de tratamento mais enérgico dos outros fatores de risco convencionais presentes no paciente.

- Terapias específicas para a Lp(a) como o pelacarsen estão sendo testadas para redução do risco cardiovascular.

REFERÊNCIAS BIBLIOGRÁFICAS

1. Berg K. A new serum type system in man--the LP system. Acta Pathol Microbiol Scand.1963;59:369-382.

2. Gaubatz JW, Chari MV, Nava ML, et al. Isolation and characterization of the two major apoproteins in human lipoprotein [a]. J Lipid Res.1987;28(1):69-79.

3. McLean JW, Tomlinson JE, Kuang WJ, et al. cDNA sequence of human apolipoprotein(a) is homologous to plasminogen. Nature.1987;330(6144):132-137.

4. Bartens W, Rader DJ, Talley G, Brewer HB Jr. Decreased plasma levels of lipoprotein(a) in patients with hypertriglyceridemia. Atherosclerosis.1994;108(2):149-157.

5. Santos RD, Vinagre C, Maranhão RC. Lipoprotein lipase does not affect lipoprotein (a) levels in normotriglyceridemic patients. Int J Cardiol.1995;50(1):79-81.

6. Armstrong VW, Harrach B, Robenek H, et al. Heterogeneity of human lipoprotein Lp[a]: cytochemical and biochemical studies on the interaction of two Lp[a] species with the LDL receptor. J Lipid Res.1990;31(3):429-441.

7. Wiklund O, Angelin B, Olofsson SO, et al. Apolipoprotein(a) and ischaemic heart disease in familial hypercholesterolaemia. Lancet.1990;335(8702):1360-1363.

8. Yang X, Sethi A, Yanek LR, et al. SCARB1 Gene Variants Are Associated With the Phenotype of Combined High High-Density Lipoprotein Cholesterol and High Lipoprotein (a). Circ Cardiovasc Genet. 2016;9(5):408-418.

9. Boerwinkle E, Leffert CC, Lin J, et al. Apolipoprotein(a) gene accounts for greater than 90% of the variation in plasma lipoprotein(a) concentrations. J Clin Invest.1992;90(1):52-60.

10. Kral BG, Kalyani RR, Yanek LR, et al. Relation of Plasma Lipoprotein(a) to Subclinical Coronary Plaque Volumes, Three-Vessel and Left Main Coronary Disease, and Severe Coronary Stenoses in Apparently Healthy African-Americans With a Family History of Early-Onset Coronary Artery Disease.Am J Cardiol. 2016;118(5):656-61.

11. Sandholzer C, Hallman DM, Saha N, et al. Effects of the apolipoprotein(a) size polymorphism on the lipoprotein(a) concentration in 7 ethnic groups. Hum Genet.1991;86(6):607-614.

12. Marcovina SM, Albers JJ. Lipoprotein (a) measurements for clinical application.

13. J Lipid Res. 2016;57(4):526-537.

14. Maeda S, Abe A, Seishima M, et al. Transient changes of serum lipoprotein(a) as an acute phase protein. Atherosclerosis.1989;78(2-3):145-150.

15. Ornek E, Murat S, Duran M, et al. The relationship between lipoprotein(a) and coronary artery disease, as well as its variable nature following myocardial infarction. Clin Invest Med.2011;34(1):E14-20.

16. Wang J, Hu B, Kong L, et al. Native, oxidized lipoprotein(a) and lipoprotein(a) immune complex in patients with active and inactive rheumatoid arthritis: plasma concentrations and relationship to inflammation. Clin Chim Acta.2008;390(1-2):67-71.

17. Borba EF, Santos RD, Bonfa E, et al. Lipoprotein(a) levels in systemic lupus erythematosus. J Rheumatol.1994;21(2):220-223.

18. Enkhmaa B, Anuurad E, Zhang W, et al. HIV disease activity as a modulator of lipoprotein(a) and allele-specific apolipoprotein(a) levels. Arterioscler Thromb Vasc Biol. 2013;33(2):387-392.

19. Maranhão R, Santos RD, Furlaneto C, et al. Lipoprotein (a), apolipoproteins and the lipid profile late after heart transplantation. Arq Bras Cardiol.1994;63(6):465-468.

20. De Lima JJ, Maranhão RC, Latrilha M da C, et al. Early elevation of lipoprotein(a) levels in chronic renal insufficiency. Ren Fail.1997;19(1):145-154.

21. Santos RD, Foronda A, Ramires JA, Maranhão RC. Levels of lipoprotein (a) in pulmonary arterial hypertension. Cardiol Young.2001;11(1):25-29.

22. Sigal GA, Tavoni TM, Silva BMO, et al.Effects of Short-Term Hypothyroidism on the Lipid Transfer to High-Density Lipoprotein and Other Parameters Related to Lipoprotein Metabolism in Patients Submitted to Thyroidectomy for Thyroid Cancer. Thyroid. 2019;29(1):53-58.

23. Bruckert E, Davidoff P, Grimaldi A, et al. Increased serum levels of lipoprotein(a) in diabetes mellitus and their reduction with glycemic control. JAMA.1990;263(1):35-36.

24. Heller FR, Jamart J, Honore P, et al. Serum lipoprotein(a) in patients with diabetes mellitus. Diabetes Care.1993;16(5):819-823.

25. Haffner SM, Morales PA, Stern MP, Gruber MK. Lp(a) concentrations in NIDDM. Diabetes.1992;41(10):1267-1272.

26. Mora S, Kamstrup PR, Rifai N, et al. Lipoprotein(a) and risk of type 2 diabetes. Clin Chem.2010;56(8):1252-1260.

27. Paige E, Masconi KL, Tsimikas S, et al. Lipoprotein(a) and incident type-2 diabetes: results from the prospective Bruneck study and a meta-analysis of published literature. Cardiovasc Diabetol. 2017;16(1):38.

28. Wu HD, Berglund L, Dimayuga C, et al. High lipoprotein(a) levels and small apolipoprotein(a) sizes are associated with endothelial dysfunction in a multiethnic cohort. J Am Coll Cardiol.2004;43(10):1828-1833.

29. Ramharack R, Barkalow D, Spahr MA. Dominant negative effect of TGF-beta1 and TNF-alpha on basal and IL-6-induced lipoprotein(a) and apolipoprotein(a) mRNA expression in primary monkey hepatocyte cultures. Arterioscler Thromb Vasc Biol.1998;18(6):984-990.

30. Helgadottir A, Gretarsdottir S, Thorleifsson G, et al. Apolipoprotein(a) genetic sequence variants associated with systemic atherosclerosis and coronary atherosclerotic burden but not with venous thromboembolism. J Am Coll Cardiol.2012;60(8):722-729.

31. Edelberg JM, Gonzalez-Gronow M, Pizzo SV. Lipoprotein(a) inhibition of plasminogen activation by tissue-type plasminogen activator. Thromb Res.1990;57(1):155-162.

32. Santos-Filho RD, Tranchesi JB, Caramelli B, et al. The influence of lipoprotein (a) in thrombolysis with r-TPA for myocardial infarction. Arq Bras Cardiol.1991 Jul;57(1):9-12.

33. Souza DR, Maranhão RC, Varella-Garcia M, et al. Postprandial levels of lipoprotein(a) in subjects with or without coronary artery disease. Int J Cardiol.1996;53(1):94-96.

34. Berk KA, Yahya R, Verhoeven AJM, et al. Effect of diet-induced weight loss on lipoprotein(a) levels in obese individuals with and without type 2 diabetes. Diabetologia. 2017 Jun;60(6):989-997.

35. Kostner GM, Avogaro P, Cazzolato G, et al. Lipoprotein Lp(a) and the risk for myocardial infarction. Atherosclerosis.1981;38(1-2):51-61.

36. Riches K, Porter KE. Lipoprotein(a): Cellular Effects and Molecular Mechanisms. Cholesterol. 2012:923289.Epub 2012.

37. Murai A, Miyahara T, Fujimoto N, et al. Lp(a) lipoprotein as a risk factor for coronary heart disease and cerebral infarction. Atherosclerosis.1986;59(2):199-204.

38. Rhoads GG, Dahlen G, Berg K, et al. Lp(a) lipoprotein as a risk factor for myocardial infarction. JAMA.1986;256(18):2540-2544.

39. Maranhäo R, Arie S, Vinagre CG, et al. Lipoprotein (a) plasma levels in normal subjects and patients with coronary disease confirmed by coronary cineangiography. Arq Bras Cardiol.1991;56(2):121-125.

40. Chen J, Zhang Y, Liu J, Chen MH, et al. Role of lipoprotein(a) in predicting the severity of new on-set coronary artery disease in type 2 diabetics: A Gensini score evaluation. Diab Vasc Dis Res. 2015;12(4):258-64.

41. Kotani K, Sakane N. Carotid Intima-Media Thickness in Asymptomatic Subjects With Low Lipoprotein(a) Levels. J Clin Med Res.2012;4(2):130-134.

42. Stampfer MJ, Malinow MR, Willett WC et al. A prospective study of plasma homocyst(e)ine and risk of myocardial infarction in US physicians. JAMA.1992;268(7):877-881.

43. Cantin B, Gagnon F, Moorjani S, et al. Is lipoprotein(a) an independent risk factor for ischemic heart disease in men?The Quebec Cardiovascular Study. J Am Coll Cardiol.1998;31(3):519-525.

44. Kwon SW, Lee BK, Hong BK, et al. Prognostic significance of elevated lipoprotein(a) in coronary artery revascularization patients. Int J Cardiol.2012.

45. Danesh J, Collins R, Peto R. Lipoprotein(a) and coronary heart disease. Meta-analysis of prospective studies. Circulation.2000;102(10):1082-1085.

46. Verbeek R, Boekholdt SM, Stoekenbroek RM, et al. Population and assay thresholds for the predictive value of lipoprotein (a) for coronary artery disease: the EPIC-Norfolk Prospective Population Study. J Lipid Res. 2016;57(4):697-705.

47. Paré G, Çaku A, McQueen M, et al. Lipoprotein(a) Levels and the Risk of Myocardial Infarction Among 7 Ethnic Groups. Circulation. 2019;139(12):1472-1482.

48. Virani SS, Brautbar A, Davis BC, et al. Associations between lipoprotein(a) levels and cardiovascular outcomes in black and white subjects: the Atherosclerosis Risk in Communities (ARIC) Study. Circulation. 2012;125(2):241-249.

49. Steffen BT, Thanassoulis G, Duprez D, et al. Race-Based Differences in Lipoprotein(a)-Associated Risk of Carotid Atherosclerosis. Arterioscler Thromb Vasc Biol. 2019;39(3):523-529.

50. Guan W, Cao J, Steffen BT, et al. Race is a key variable in assigning lipoprotein(a) cutoff values for coronary heart disease risk assessment: the Multi-Ethnic Study of Atherosclerosis. Arterioscler Thromb Vasc Biol. 2015;35(4):996-1001.

51. Kamstrup PR, Tybjærg-Hansen A, Nordestgaard BG. Extreme Lipoprotein(a) Levels and Improved Cardiovascular Risk Prediction. J Am Coll Cardiol.2013;61(11):1146-1156.

52. Boden-Albala B, Kargman DE, Lin IF, Paik MC, Sacco RL, Berglund L. Increased stroke risk and lipoprotein(a) in a multiethnic community: the Northern Manhattan Stroke Study. Cerebrovasc Dis.2010;30(3):237-243.

53. Ohira T, Schreiner PJ, Morrisett JD, Chambless LE, Rosamond WD, Folsom AR. Lipoprotein(a) and incident ischemic stroke: the Atherosclerosis Risk in Communities (ARIC) study. Stroke.2006;37(6):1407-1412.

54. Smolders B, Lemmens R, Thijs V. Lipoprotein (a) and stroke: a meta-analysis of observational studies. Stroke.2007;38(6):1959-1966.

55. Gurdasani D, Sjouke B, Tsimikas S, et al. Lipoprotein(a) and risk of coronary, cerebrovascular, and peripheral artery disease: the EPIC-Norfolk prospective population study. Arterioscler Thromb Vasc Biol.2012;32(12):3058-3065.

56. Langsted A, Kamstrup PR, Nordestgaard BG. High Lipoprotein(a) and Low Risk of Major Bleeding in Brain and Airways in the General Population: a Mendelian Randomization Study. Clin Chem. 2017 Nov;63(11):1714-1723.

57. Nave AH, Lange KS, Leonards CO, et al. Lipoprotein (a) as a risk factor for ischemic stroke: a meta-analysis. Atherosclerosis. 2015;242(2):496-503.

58. Erqou S, Thompson A, Di Angelantonio E, et al. Apolipoprotein(a) isoforms and the risk of vascular disease: systematic review of 40 studies involving 58,000 participants. J Am Coll Cardiol.2010;55(19):2160-2167.

59. Beheshtian A, Shitole SG, Segal AZ, et al. Lipoprotein (a) level, apolipoprotein (a) size, and risk of unexplained ischemic stroke in young and middle-aged adults. Atherosclerosis. 2016;253:47-53.

60. Takagi H, Manabe H, Kawai N, Goto SN, Umemoto T. Circulating lipoprotein(a) concentrations and abdominal aortic aneurysm presence. Interact Cardiovasc Thorac Surg.2009;9(3):467-470.

61. Afshar M, Pilote L, Dufresne L, et al. Lipoprotein(a) Interactions With Low-Density Lipoprotein Cholesterol and Other Cardiovascular Risk Factors in Premature Acute Coronary Syndrome (ACS). J Am Heart Assoc. 2016;5(4).

62. Khan TZ, Rhodes S, Pottle A, et al. High prevalence of raised lipoprotein(a) in patients with refractory angina. Glob Cardiol Sci Pract. 2015;2015(2):28.

63. Patel DK, Green KD, Fudim M, et al. Racial differences in the prevalence of severe aortic stenosis. J Am Heart Assoc. 2014;3(3):e000879.

64. Vongpromek R, Bos S, Ten Kate GJ, et al. Lipoprotein(a) levels are associated with aortic valve calcification in asymptomatic patients with familial hypercholesterolaemia. J Intern Med. 2015;278(2):166-73.

65. Ida J, Kotani K, Miyoshi T, et al. High Baseline Lipoprotein(a) Level as a Risk Factor for Coronary Artery Calcification Progression: Sub-analysis of a Prospective Multicenter Trial. Acta Med Okayama. 2018;72(3):223-230.

66. Ljungberg J, Holmgren A, Bergdahl IA, et al. Lipoprotein(a) and the Apolipoprotein B/A1 Ratio Independently Associate With Surgery for Aortic Stenosis Only in Patients With Concomitant Coronary Artery Disease. J Am Heart Assoc. 2017;6(12).

67. Frohlich J, Dobiásová M, Adler L, Francis M. Gender differences in plasma levels of lipoprotein(a) in patients with angiographically proven coronary artery disease. Physiol Res.2004;53(5):481-486.

68. Knoflach M, Kiechl S, Penz D, et al. Cardiovascular risk factors and atherosclerosis in young women: atherosclerosis risk factors in female youngsters (ARFY study). Stroke.2009;40(4):1063-1069.

69. Sposito AC, Mansur AP, Maranhão RC, Martinez TR, Aldrighi JM, Ramires JA. Triglyceride and lipoprotein (a) are markers of coronary artery disease severity among postmenopausal women. Maturitas.2001;39(3):203-208.

70. Fogacci F, Cicero AF, D'Addato S, et al. Serum lipoprotein(a) level as long-term predictor of cardiovascular mortality in a large sample of subjects in primary cardiovascular prevention: data from the Brisighella Heart Study. Eur J Intern Med. 2017;37:49-55.

71. Forbang NI, Criqui MH, Allison MA, et al. Sex and ethnic differences in the associations between lipoprotein(a) and peripheral arterial disease in the Multi-Ethnic Study of Atherosclerosis. J Vasc Surg. 2016;63(2):453-8.

72. Goudevenos JA, Bairaktari ET, Chatzidimou KG, et al. The effect of atorvastatin on serum lipids, lipoprotein(a) and plasma fibrinogen levels in primary dyslipidaemia--a pilot study involving serial sampling. Curr Med Res Opin.2001;16(4):269-275.

73. Hernández C, Francisco G, Ciudin A, et al. Effect of atorvastatin on lipoprotein(a) and interleukin-10: a randomized placebo-controlled trial. Diabetes Metab.2011;37(2):124-130.

74. Ramires JA, Mansur AP, Solimene MC, et al. Effect of gemfibrozil versus lovastatin on increased serum lipoprotein(a) levels of patients with hypercholesterolemia. Int J Cardiol.1995;48(2):115-120.

75. Nozue T, Michishita I, Mizuguchi I. Effects of ezetimibe on remnant-like particle cholesterol, lipoprotein (a), and oxidized low-density lipoprotein in patients with dyslipidemia. J Atheroscler Thromb.2010;17(1):37-44.

76. Carlson LA, Hamsten A, Asplund A. Pronounced lowering of serum levels of lipoprotein Lp(a) in hyperlipidaemic subjects treated with nicotinic acid. J Intern Med.1989;226(4):271-276.

77. Sposito AC, Mansur AP, Maranhão RC, et al. Etofibrate but not controlled-release niacin decreases LDL cholesterol and lipoprotein(a) in type IIb dyslipidemic subjects. Braz J Med Biol Res.2001;34(2):177-182.

78. Gurakar A, Hoeg JM, Kostner G, et al. Levels of lipoprotein Lp(a) decline with neomycin and niacin treatment. Atherosclerosis.1985;57(2-3):293-301.

79. Sahebkar A, Reiner Ž, Simental-Mendía LE, et al. Effect of extended-release niacin on plasma lipoprotein(a) levels: A systematic review and meta-analysis of randomized placebo-controlled trials. Metabolism. 2016;65(11):1664-1678.

80. Florentin M, Elisaf MS, Rizos CV, et al. L-Carnitine/Simvastatin Reduces Lipoprotein (a) Levels Compared with Simvastatin Monotherapy: A Randomized Double-Blind Placebo-Controlled Study. Lipids. 2017;52(1):1-9.

81. Suk Danik J, Rifai N, Buring JE, Ridker PM. Lipoprotein(a), hormone replacement therapy, and risk of future cardiovascular events. J Am Coll Cardiol.2008;52(2):124-131.

82. Hjeltnes G, Hollan I, Førre O, et al. Serum levels of Lipoprotein(a) and E-selectin are reduced in rheumatoid arthritis patients treated with methotrexate or methotrexate in combination with TNFα-inhibitor. Clin Exp Rheumatol. 2013; 31(3):415-421.

83. O'Donoghue ML, Fazio S, Giugliano RP, et al. Lipoprotein(a), PCSK9 Inhibition, and Cardiovascular Risk. Circulation. 2019;139(12):1483-1492.

84. Sabatine MS, Giugliano RP, Keech AC, et al. Evolocumab and Clinical Outcomes in Patients with Cardiovascular Disease. N Engl J Med. 2017;376(18):1713-1722.

85. Fogacci F, Ferri N, Toth PP, et al. Efficacy and Safety of Mipomersen: A Systematic Review and Meta-Analysis of Randomized Clinical Trials Drugs. 2019.

86. Schettler VJJ, Neumann CL, Peter C, et al.; Scientific Board of GLAR for the German Apheresis Working Group. The German Lipoprotein Apheresis Registry (GLAR) - almost 5 years on. Clin Res Cardiol Suppl. 2017;12(Suppl 1):44-49.

87. Norata GD, Ballantyne CM, Catapano AL. New therapeutic principles in dyslipidaemia: focus on LDL and Lp(a) lowering drugs. Eur Heart J. 2013; 34(24):1783-1789.

88. Pokrovsky SN, Afanasieva OI, Safarova MS, et al. Specific Lp(a) apheresis: A tool to prove lipoprotein(a) atherogenicity. Atheroscler Suppl. 2017;30:166-173.

89. Roeseler E, Julius U, Heigl F, et al. Lipoprotein Apheresis for Lipoprotein(a)-Associated Cardiovascular Disease: Prospective 5 Years of Follow-Up and Apolipoprotein(a) Characterization. Arterioscler Thromb Vasc Biol. 2016;36(9):2019-27.

90. Tsimikas S, Viney NJ, Hughes SG, et al. Antisense therapy targeting apolipoprotein(a): a randomised, double-blind, placebo-controlled phase 1 study. Lancet. 2015;386(10002):1472-83.

91. Viney NJ, van Capelleveen JC, Geary RS, et al. Antisense oligonucleotides targeting apolipoprotein(a) in people with raised lipoprotein(a): two randomised, double-blind, placebo-controlled, dose-ranging trials. Lancet. 2016;388(10057):2239-2253.

92. Maranhão RC, Carvalho PO, Strunz CC, Pileggi F. Lipoprotein (a): structure, pathophysiology and clinical implications. Arq Bras Cardiol. 2014;103(1):76-84.

8

ESTRATIFICAÇÃO DO RISCO CARDIOVASCULAR

Henrique Tria Bianco

INTRODUÇÃO

As doenças cardiovasculares (DCV) são a principal causa de morte e perda de anos de vida ajustados por incapacidade em nosso meio.[1] Desta forma, e com base na evidência de risco cardiovascular aumentado, estudos de intervenção mudaram a prática de prevenção, com reduções nas taxas de mortalidade em indivíduos tratados para a hipertensão e dislipidemia. Desde os primórdios do estudo de Framingham conhece-se a associação entre a dislipidemia, tabagismo, hipertensão arterial, diabetes *mellitus*, idade avançada e história familiar precoce de doença coronária (DAC) com o risco elevado. Somam-se aos clássicos fatores descritos, a epidemia de obesidade e a caracterização da síndrome metabólica, com componentes da resistência insulínica e inflamação, que contribuem de forma importante para o desenvolvimento e perpetuação dos fatores de risco.[2]

Fatores de risco

Defini-se como fator de risco a característica de um marcador associado à probabilidade de ocasionar doença, atuando também como sinalizador de processos biológicos normais ou patológicos. Inúmeras tentativas de identificações destes fatores impulsionaram as ações clínicas e epidemiológicas desde o último século, tendo como pedra angular as análises provenientes de Framingham, cidade americana do estado de *Massachusetts*, com estudo patrocinado pelo *National Institute of Health* (NIH).

Apesar de todo conhecimento adquirido nas últimas décadas sobre o papel dos fatores de risco com a doença cardiovascular, a identificação de indivíduos de maior risco ainda é um grande desafio. Isso decorre do fato de uma minoria da população apresentar associação dos diversos fatores de risco e ser classificada como de alto risco. A maior parte das pessoas que sofrerá um evento cardiovascular apresenta um ou no máximo dois fatores de risco, e ainda assim em baixa intensidade.[3] Por outro lado, as estratégias de manuseio clínico, ou seja, as tomadas de decisão têm se modificado nos últimos anos. As inovações diagnósticas e terapêuticas apontam para uma inevitável modificação de paradigma, com menor ênfase para a prática de decisões baseada em opiniões e maior destaque para as decisões fundamentadas por estudos clínicos (evidências científicas).[4,5] Fundamentalmente, compreender que o impacto potencial do controle de um fator de risco não depende só de sua importância relativa, ou seja, de sua força de associação ao dano, mas sim, da prevalência de exposição a tal fator de risco na população, permitiria justificar a adoção de uma estratégia populacional.

Os escores de predição

O conhecimento epidemiológico sobre as doenças permite classificá-las e obter uma medida de sua importância e possibilidade de prevenção. A capacidade de identificar, dentre os indivíduos assintomáticos, subgrupos de maior risco para desenvolver eventos cardiovasculares futuros representa etapa crucial em qualquer estratégia voltada à diminuição das taxas de eventos cardiovasculares.

Como citado previamente, ainda no século passado, a cidade norte-americana de Framingham foi selecionada para ser o local de um emblemático estudo epidemiológico. Contribuíram para a realização do estudo a inesperada morte do presidente Franklin D. Roosevelt por doença cardíaca hipertensiva e acidente vascular cerebral em 1945, sugerindo a necessidade de se identificar fatores precipantes para a doença cardiovascular em indivíduos aparentemente saudáveis. Inicialmente foram recrutados 5.209 participantes saudáveis entre 30-60 anos de idade para uma avaliação clínica e laboratorial extensiva. Desde então, periodicamente esta população e também as gerações descendentes (*Framingham off-spring cohort*) têm sido avaliadas sistematicamente em relação ao desenvolvimento de doença cardiovascular. Este estudo foi pioneiro na identificação e estabelecimento do conceito de fatores de risco para o desenvolvimento de doença cardíaca e cerebrovascular.[6] Já nos primeiros anos de acompanhamento, apontou para a hipertensão e para a hipercolesterolemia como os principais determinantes do risco cardiovascular. Posteriormente, outros estudos epidemiológicos também evidenciaram forte correlação entre diabetes e doenças cardiovasculares (DCV), notadamente com uma incidência de DCV maior entre os portadores, sobretudo quando associada a outros distúrbios metabólicos. Neste cenário, a avaliação de risco pode ajudar a direcionar a intensidade do tratamento.[7]

De forma interessante, antes do estudo da coorte de Framingham, grande parcela dos médicos e agentes de saúde acreditava que as doenças ateroscleróticas faziam parte de um processo inevitável do envelhecimento e a hipertensão arterial seria um resultante fisiológico deste processo (chamada à época de hipertensão essencial). Foram inúmeras as publicações emanadas desta coorte que nos levaram a um entendimento aprofundado das características individuais e ambientais relacionadas com maior probabilidade de doença cardíaca. Estudos estes, que confirmaram a importância de fatores como o tabagismo, níveis elevados de colesterol das LDL, baixos das HDL, diabetes *mellitus*, hipertensão arterial, história familiar, obesidade, sedentarismo e a obesidade central, dentre outros, todos relacionados com a aterosclerose e suas manifestações clínicas.[8] A identificação dos fatores de risco de maior prevalência populacional permitiu que programas de prevenção cardiovascular em vários países, a exemplo dos Estados Unidos, Canadá, Finlândia, Reino Unido, Austrália e Japão, conseguissem reduzir de forma expressiva a mortalidade por doenças cardiovasculares.[9]

Critérios metodológicos para análise de escores de predição

Na analise crítica dos escores ou modelos de predição de risco é importante reconhecer que existem fatores determinantes de acurácia, desempenho e potencial generalização para outras populações. Entre estes, se destacam as características intrínsecas da população original do modelo, subgrupos de pacientes ou critérios de exclusões aplicadas, variáveis capturadas e analisadas nos modelos, e notadamente os desfechos escolhidos. As populações originais ou chamadas de coortes de derivação, provenientes de estudos populacionais de grande porte, na sua maioria, viveram nos Estados Unidos, países da Europa e Ásia. Entre esses, as coortes de Framingham, *Atherosclerosis Risk in Communities* (ARIC), *Women's Health Study* (WHI), nos Estados Unidos; *Prospective Cardiovascular Münster* (PROCAM) e *Uppsala Longitudinal Study of Adult Men* (ULSAM) na Europa. É de amplo conhecimento que o risco cardiovascular do primeiro grupo da coorte de Framingham apresentou incidência de eventos maiores do que as populações mais recentes, europeias e asiáticas. Alguns estudos foram restritos a homens e/ou mulheres, extremos de faixas etárias e/ou grupos étnicos.

Os escores clínicos desenvolvidos apresentaram também uma heterogeneidade importante na definição dos seus desfechos de interesse cardiovasculares. Por exemplo, "desfecho duro" cardiovascular (*hard-endpoint*) tem pelo menos duas definições: morte súbita coronária e infarto agudo do miocárdio, com ou sem procedimentos de revascularização. Além desses, acidente vascular cerebral (AVC) também possui mais de seis definições: AVC hemorrágico, isquêmico e acidente transitório. Este fato dificulta a validação e a possibilidade de comparação dos vários modelos em distintas populações. Igualmente torna-se crítica a mensuração do risco absoluto para estimativa da ocorrência dos desfechos.

Estratificadores de risco

Por sua vez, a possibilidade de se estimar o risco absoluto em dez anos permite ações preventivas, principalmente dirigir a estratégia populacional e a busca de grupos em mais alto risco. Entre os algoritmos existentes, o já citado Escore de Risco de Framingham (ERF)[10], o Escore de Risco de Reynolds (ERR)[11,12], o Escore de Risco Global (ERG)[13] e o Risco pelo Tempo de Vida (RTV)[14,15].

O escore de Framingham (ERF) estima a probabilidade da ocorrência de infarto do miocárdio ou mortalidade por doença isquêmica no período de 10 anos em indivíduos em prevenção primária. Muito embora esta estimativa esteja sujeita a correções de acordo aos indicadores epidemiológicos da população estudada, ele identifica de forma bastante razoável, os indivíduos de alto e baixo risco respectivamente. Já o escore de Reynolds (ERR) inclui a proteína C-reativa (PCR) e o antecedente familiar de doença coronária prematura, estimando desta forma a probabilidade de infarto do miocárdio, AVC, morte e revascularização coronária em 10 anos. No escore de risco global (ERG) há a estimativa de risco de infarto do miocárdio, AVC, insuficiência vascular periférica e insuficiência cardíaca também no período de 10 anos. No escore de risco pelo tempo de vida (RTV) a avaliação se dá em indivíduos, a partir dos 45 anos, com a possibilidade destes apresentarem um evento de origem isquêmica. O cálculo do RTV considera que o indivíduo pertença exclusivamente a uma das seguintes categorias: a) aqueles sem fatores de risco, ou com todos os fatores de risco ótimos aos 45 anos; b) os que possuam um ou mais fatores de risco não ótimos; c) aqueles com um ou mais fatores de risco elevados; d) os com um dos principais fatores de risco; e) aqueles com dois ou mais dos principais fatores de risco. A combinação desses diversos escores permite uma melhor estimativa preditiva do risco. A justificativa para o emprego de um escore de curto prazo e outro de longo prazo é o fato de que grande parte das mulheres e de homens adultos jovens encontra-se na faixa de baixo risco predito em curto prazo, no entanto, parte destes continuará sendo de baixo risco, enquanto outra parcela será de alto risco predito ao longo da vida. Assim, a abordagem do risco pelo tempo de vida pode ser usada para melhorar a motivação de indivíduos de baixo risco em curto prazo, mas com alto risco em longo prazo, e, sobretudo intensificando e incentivando para mudanças de estilo de vida, com melhor controle de fatores de risco. Ressalta-se que os riscos aumentam proporcionalmente com o número e a intensidade dos fatores agregados. Lloyd e cols conduziram uma meta-análise utilizando dados de 18 estudos de coorte, com dados de 257.384 indivíduos cujos fatores de risco foram avaliados respectivamente nos estratos etários de (45, 55, 65 e 70 anos). Entre os participantes com 55 anos, aqueles com perfil de risco baixo, ou seja, com o perfil adequado, apresentavam menor risco de eventos até os 80 anos quando comparados aos que possuíam 2 ou mais fatores não adequadamente controlados (4,7% versus 29,6% para os homens; 6,4% versus 20,5% entre as mulheres). Desta forma, diferenças na carga de fatores de risco se traduzem em diferenças marcantes no risco ao longo da vida, e essas diferenças são consistentes entre as faixas etárias para ambos os sexos[16]. Os dados também são pareados com observações anteriores, sugerindo que o declínio nas taxas de eventos cardiovasculares na população geral reflete as mudanças na prevalência de fatores de risco, em vez de apenas os efeitos do tratamento.[17-19]

A DIRETRIZ BRASILEIRA DE DISLIPIDEMIA E PREVENÇÃO CARDIOVASCULAR

O Departamento de Aterosclerose (DA), afiliado à Sociedade Brasileira de Cardiologia (SBC), em sua atualização da diretriz de Dislipidemia e Prevenção Cardiovascular, desenvolveu um prático e dedicado aplicativo para predição de risco, que pode ser acessado: *http://departamentos.cardiol. br/sbc-da/2015/CALCULADORAER2017/index.html*, propondo metas terapêuticas absolutas e redução porcentual do colesterol da lipoproteína de baixa densidade (LDL-c) e do colesterol não-HDL-c para pacientes com ou sem uso de estatinas. Para o subgrupo de indivíduos com risco cardiovascular muito alto, a meta de LDL-c deve ser <50 mg/dL.

Estratificação de risco em pacientes em uso de estatinas

Os escores de risco para avaliação do risco cardiovascular devem ser utilizados na avaliação inicial, naqueles indivíduos que não se enquadram nas situações de alto e muito alto risco, e que não estejam recebendo terapia modificadora de lipídeos. No entanto, naqueles que estejam sob terapêutica hipolipemiante, a estratificação de risco e a determinação das metas ficam prejudicadas. Desta forma, esta diretriz propõe a utilização de um fator de correção (FC) para o colesterol total para o cálculo do ERG. Assim, em pacientes sob tratamento com estatina, deve-se multiplicar o colesterol total por (1,43), como utilizado em alguns ensaios clínicos que tomam por base uma redução média de 30% com o uso de estatinas. Esse valor foi derivado de estudos que compararam a eficácia de várias estatinas, nas doses utilizadas, e admitem uma redução média de LDL-c ao redor de 30% com o tratamento. Isto se aplica à maior parte dos pacientes que usam doses moderadas de estatinas. Entretanto, a utilização de um FC pode apresentar limitações, podendo subestimar o colesterol total basal nos pacientes utilizando estatinas potentes e em doses altas, ou combinações de fármacos, e a possível desconsideração sobre a variabilidade da resposta individual ao tratamento, tampouco os efeitos do tempo de exposição ao tratamento na atenuação do risco. Porém, como o colesterol é classificado em faixas, o impacto do FC é atenuado.

Quadro 1: Metas terapêuticas para LDL-c e não HDL-c
de acordo com o estrato de risco

Risco	Redução %	Meta LDL-c	Meta não-HDL-c
	SEM ESTATINA	COM ESTATINA	
Muito Alto	>50%	<50 mg/dL	<80 mg/dL
Alto	>50%	<70 mg/dL	<100 mg/dL
Intermediário	30-50%	<100 mg/dL	<130 mg/Dl
Baixo	>30%	<130 mg/dL	<160 mg/dL

Fonte: Faludi AA, Izar MCO, Saraiva JFK, Chacra APM, Bianco HT, Afiune Neto A et al. Atualização da Diretriz Brasileira de Dislipidemias e Prevenção da Aterosclerose – 2017. Arq Bras Cardiol 2017; 109(2Supl.1):1-76.

Para os indivíduos classificados como de risco cardiovascular alto, é recomendada recomenda meta de LDL-c <70 mg/dL. Sempre que possível e tolerado, deve-se dar preferência para o uso de estatina de alta intensidade ou da associação entre ezetimiba e estatinas, ou seja, os tratamentos que promovem, em média, redução do LDL-c >50%. Para os indivíduos de risco cardiovascular intermediário, a diretriz propõe meta de LDL-c <100 mg/dL. Nestes casos, sempre que possível e tolerado, deve-se preferir o uso de estatina de intensidade pelo menos moderada, ou seja, tratamentos associados à redução do LDL-c entre 30 a 50%. Para indivíduos de baixo risco cardiovascular, a meta de LDL-c deve ser <130 mg/dL. O tratamento medicamentoso deve ser considerado principalmente naqueles com LDL-c persistentemente acima de 160 mg/dL.

Quadro 2: Intensidade do tratamento hipolipemiante

	INTENSIDADE DE TRATAMENTO		
	BAIXA	**MODERADA**	**ALTA**
Porcentagem de redução do LDL-C esperada com dose diária	<30%	30% a <50%	≥50%
Exemplo (dose em mg)	Lovastatina 20 Sinvastatina 10 Pravastatina 10-20 Fluvastatina 20-40 Pitavastatian 1	Lovastatina 40 Sinvastatina 20-40 Pravastatina 40 Fluvastatina 80 Pitavastatina 2–4 Atorvastatina 10-20 Rosuvastatina 5-10	Atorvastatina 40-80 Rosuvastatina 20-40 Sinvastatina 40 /ezetimiba 10

Fonte: Faludi AA, Izar MCO, Saraiva JFK, Chacra APM, Bianco HT, Afiune Neto A et al. Atualização da Diretriz Brasileira de Dislipidemias e Prevenção da Aterosclerose – 2017. Arq Bras Cardiol 2017; 109(2Supl.1):1-76

Desta forma, os escores de risco apresentam utilidade em práticas de prevenção de doenças cardiovasculares, mas sempre dentro do contexto clínico e epidemiológico. Ressalta-se que o Brasil assumiu compromissos de prevenção e lançou o Plano de Ações Estratégicas para o Enfrentamento das Doenças Crônicas Não Transmissíveis (DCNT), 2011-2022, que define e prioriza as ações e os investimentos necessários para preparar o país para enfrentar e deter as DCNT e seus fatores de risco nos próximos 10 anos. O plano aborda os quatro principais grupos de doenças (cardiovasculares, câncer, respiratórias crônicas e diabetes) e seus fatores de risco em comum modificáveis (tabagismo, álcool, inatividade física, alimentação inadequada e obesidade) e define três diretrizes estratégicas:

a. vigilância, informação, avaliação e monitoramento;

b. promoção da saúde;

c. cuidado integral.

O plano define metas e compromissos assumidos pelo Brasil em relação às DCNT.[20,21]

CONCLUSÕES

A estratificação do risco cardiovascular é a principal ferramenta clínica para a prevenção de eventos cardiovasculares, sendo recomendada a sua realização logo na primeira consulta. Estratégias de identificação com posterior tratamento de todos os fatores de risco cardiovasculares destacam-se como medidas fundamentais para o controle global de saúde.

Os esforços para reduzir a carga de doenças cardiovasculares exigirão a prevenção do desenvolvimento de fatores de risco (prevenção primordial) e não a dependência exclusiva do tratamento dos fatores de risco existentes (prevenção primária). A análise das decisões clínicas, a epidemiologia clínica e a medicina baseada em evidências são alguns dos instrumentos que poderão auxiliar os clínicos na tomada de decisões — quer em termos diagnósticos e terapêuticos, como também na racionalidade econômica.

PONTOS CHAVES

1. As doenças cardiovasculares são a principal causa de morte no mundo: mais pessoas morrem anualmente por essas enfermidades do que por qualquer outra causa, com impacto negativo, sobretudo em países de baixa e média renda.

2. De forma pragmática, poderiam ser prevenidas por meio da abordagem dos fatores comportamentais, como o tabagismo, dietas não saudáveis e obesidade, e inatividade, com a aplicação de estratégias de identificação e prevenção, notadamente na prevenção primodial.

3. Para as pessoas com doenças cardiovasculares estabelecidas com alto risco cardiovascular devido à presença de um ou mais fatores de risco como hipertensão, diabetes, hiperlipidemia é fundamental a identificação e tratamento precoce, com manejo adequado de medicamentos.

4. A utilização de escores de predição são ferramentas valiosas para a estratificação do risco e para a utilização racional de terapias específicas e apropriadas.

REFERÊNCIAS

1. Smith SC Jr, Collins A, Ferrari R, Holmes DR Jr, Logstrup S, McGhie DV, Ralston J, Sacco RL, Stam H, Taubert K, Wood DA, Zoghbi WA; World Heart Federation; American Heart Association; American College of Cardiology Foundation; European Heart Network; European Society of Cardiology. Our time: a call to save preventable death from cardiovascular disease (heart disease and stroke). J Am Coll Cardiol. 2012 Dec 4;60(22):2343-8

2.   Grundy SM. Metabolic syndrome: a multiplex cardiovascular risk factor. J clin Endocrinol Metab 2007;92:399-404

3.   Santos RD, Nasir K. Insights into atherosclerosis from invasive and non-invasive imaging studies: should we treat subclinical atherosclerosis? atherosclerosis 2009;205:349-56

4.   Gordon Guyatt, MD, MSc; John Cairns, MD; David Churchill, MD, MSc; et al. Evidence-Based MedicineA New Approach to Teaching the Practice of Medicine. JAMA. 1992;268(17):2420-25

5.   Woolf SH. The meaning of translational research and why it matters. JAMA. 2008 Jan 9;299(2):211-3

6.   http://www.framingham.com/heart/backgrnd.htm, acessado em 22/03/2019.

7.   Wong ND1, Glovaci D, Wong K, Malik S, Franklin SS, Wygant G, Iloeje U. Global cardiovascular disease risk assessment in United States adults with diabetes. Diab Vasc Dis Res. 2012 Apr;9(2):146-52.

8.   Kannel WB. Lessons from curbing the coronary artery disease epidemic for confronting the impending epidemic of heart failure. Med Clin North Am 2004; 88: 1129-33.

9.   Yusuf S, Hawken S, Ounpuu S, Dans T, Avezum A, Lanas F, et al; INTERHEART Study Investigators Population Health Research Institute. Effect of potentially modifiable risk factors associated with myocardial infarction in 52 countries (the INTERHEART study): case-control study. Lancet. 2004;364(9438):937-52

10. Executive Summary of The Third Reportof the National Cholesterol Education Program (NCEP) Expert Panel on Detection, Evaluation, and Treatment of High Blood Cholesterol in Adults (Adult Treatment Panel III). JAMA. 2001;285(19):2486-97

11. Ridker PM, Buring JE, Rifai N, Cook NR. Development and validation of improved algorithms for the assessment of global cardiovascular risk in women: the Reynolds Risk Score. JAMA. 2007;297(6):611-9.

12. Ridker PM, Paynter NP, Rifai N, Gaziano JM, Cook NR. C-reactive protein and parental history improve global cardiovascular risk prediction: the Reynolds Risk Score for men. Circulation. 2008;118(22):2243-51.

13. D'Agostino RB, Vasan RS, Pencina MJ, Wolf PA, Cobain M, Massaro JM, et al. General cardiovascular risk profile for use in primary care: the Framingham Heart Study. Circulation. 2008;117(6):743-53.

14. Lloyd-Jones DM, Leip EP, Larson MG, D'Agostino RB, Beiser A, Wilson PW, et al. Prediction of lifetime risk for cardiovascular disease by risk factor burden at 50 years of age. Circulation. 2006;113(6):791-8.

15. Berry JD, Dyer A, Cai X, Garside DB, Ning H, Thomas A, et al. Lifetime risks of cardiovascular disease. N Engl J Med. 2012;366(4):321-9.

16. Berry JD1, Dyer A, Cai X, Garside DB, Ning H, Thomas A, Greenland P, Van Horn L, Tracy RP, Lloyd-Jones DM. Lifetime risks of cardiovascular disease. N Engl J Med. 2012 Jan 26;366(4):321-9.

17. Ford ES, Ajani UA, Croft JB, et al. Explaining the decrease in U.S. deaths from coronary disease, 1980–2000. N Engl J Med. 2007;356:2388-98

18. Hozawa A, Folsom AR, Sharrett AR, Chambless LE. Absolute and attributable risks of cardiovascular disease incidence in relation to optimal and borderline risk factors: comparison of African American with white subjects — Atherosclerosis Risk in Communities Study. Arch Intern Med. 2007;167:573-79.

19. Wijeysundera HC, Machado M, Farahati F, et al. Association of temporal trends in risk factors and treatment uptake with coronary heart disease mortality, 1994–2005. JAMA. 2010;303:1841-47.

20. Council Foreign Relations. Political declaration of the high-level meeting of the General Assembly on the prevention and control of non-communicable diseases. In: VN General Assembly meeting on September 19-20, 2011.

21. Malta DC, Morais Neto OL,Silva Junior JB. Apresentação do plano de ações estratégicas para o enfrentamento das doenças crônicas não transmissíveis no Brasil, 2011 a 2022.EpidemiolServ Saúde. 2011;20(4):425-38.

9

CONTROLE DO LDL-C E PREVENÇÃO CARDIOVASCULAR

Marcelo Crivilatti
Renato Jorge Alves

INTRODUÇÃO

Em todo o mundo, as doenças cardiovasculares são responsáveis por quase metade das mortes em pessoas com idade inferior a 70 anos. No Brasil foram responsáveis por quase 30% das mortes em 2013[1].

A prevenção da doença cardiovascular aterosclerótica continua sendo a maior razão para aumento na sobrevida de indivíduos com fatores de risco cardiovascular.

O controle dos fatores de risco, entre eles, hipertensão arterial dislipidemias, diabetes, sedentarismo, obesidade, depressão, estresse, tabagismo, comprovadamente reduz o risco de morte de etiologia cardiovascular.

Em 1948, o *Framingham Heart Study* nos alertou a respeito dos fatores de risco para a doença cardiovascular (DCV). Desde então, a hipercolesterolemia confirma seu papel relevante e crescente neste contexto.

Entre as principais causas de doença aterosclerótica, está a elevação da concentração do colesterol plasmático, representada principalmente pelo aumento de lipoproteína de baixa densidade (LDL).

A LDL provém do metabolismo endógeno de lipídeos, a partir da produção hepática da lipoproteína de muito baixa densidade (VLDL). A lipase lipoproteica (LPL), enzima presente nos capilares endoteliais, hidrolisa os triglicérides (TG) da VLDL. Com a perda de TG, a VLDL passa a ser uma lipoproteína de densidade intermediária (IDL), de menor tamanho e maior densidade, com menor concentração de TG. Sofrendo nova hidrólise, desta vez da lipase hepática, a IDL perde TG, passando então, a ser uma lipoproteína de tamanho menor e maior densidade, rica em colesterol, chamada LDL.

O colesterol da lipoproteína de baixa densidade (LDL-c) pode ser avaliado por metodologia direta (dosado) ou pela fórmula de Friedewald (calculado), que sofrerá interferência à medida que aumentam muito os valores de TG. Com trigliceridemia acima de 400 mg/dL, o método de Friedewald tende a superestimar a concentração da VLDL e subestimar a da LDL. Essa discrepância poderia ser contornada pela nova fórmula desenvolvida por Martin et al. [2].

CONTROLE DO LDL-C E PREVENÇÃO DA DOENÇA CARDIOVASCULAR

Na década de 1990, estudos de intervenção realizados com estatinas, no intuito de reduzir a colesterolemia, mudaram o panorama da prevenção da doença coronária aterosclerótica (DAC).

Após o estudo 4S, em 1994, realizado com sinvastatina em pacientes de maior risco cardiovascular, estatinas foram consideradas efetivas na prevenção dos eventos cardiovasculares. Atualmente, a introdução destes fármacos no arsenal terapêutico da hipercolesterolemia, modifica fortemente a história natural da DCV, constituindo-se a primeira linha na prevenção primária e secundária da doença aterosclerótica[3].

Ensaios clínicos e metanálises têm demonstrado que o tratamento mais eficaz no alcance de reduções mais agressivas do LDL-c se associa a inequívocos benefícios na redução de eventos cardiovasculares. Nesse cenário, quanto maior o risco, mais baixo é o nível desejado de LDL-c que se estabelece como alvo, na tentativa de redução de desfechos cardiovasculares[4].

A mais robusta metanálise com estatinas mostrou dados de mais de 170.000 pacientes em 26 estudos clínicos. Esta publicação analisou dados individuais que permitiram a comparação de estatinas contra placebo e estatinas mais potentes com estatinas menos potentes ou em doses mais baixas. Nos estudos de estatinas contra placebo, aproximadamente metade dos pacientes estava em prevenção primária da DAC. Observou-se que os tratamentos instituídos reduziram em média 1 mmol/L de LDL-c, ou seja, aproximadamente 39 mg/dL. Isto trouxe uma redução média de 22% nos principais desfechos cardiovasculares. A análise mostrou ainda que quanto maior a redução do LDL-c, maior o benefício alcançado do tratamento[4].

ESTRATIFICAÇÃO DO RISCO CARDIOVASCULAR E METAS TERAPÊUTICAS

Estudos caso-controle, observacionais e genéticos atestam a importância do colesterol plasmático elevado como um dos principais fatores de risco modificáveis para DCV, principalmente para a DAC, mas também o acidente vascular cerebral (AVC) isquêmico. Estudos de intervenção demonstraram diminuição da taxa de desfechos cardiovasculares, proporcionada pela redução do colesterol plasmático, particularmente de LDL-c [5,6,7].

Grandes ensaios clínicos com estatinas demonstram que, quanto maior a redução absoluta do LDL-c, maior a redução do risco relativo de eventos cardiovasculares. Até o momento não se identificou um limiar abaixo do qual o tratamento hipolipemiante deixaria de promover benefício cardiovascular; porém, concentrações muito baixas de colesterol foram avaliadas por curto período de tempo [7,8].

Na ausência de doença aterosclerótica manifesta, alguns algoritmos têm sido criados, por meio dos quais a identificação do risco é substancialmente aprimorada. Dentre esses algoritmos, o Escore de Risco Global (ERG) e a calculadora para estratificação de risco cardiovascular (calculadora ER), são muito utilizados em nosso meio [2].

Pacientes de muito alto risco são aqueles que apresentam doença aterosclerótica manifesta. A primeira manifestação de DAC pode ser um quadro súbito de síndrome coronária aguda (infarto agudo do miocárdio, com ou sem supradesnivelamento do segmento ST ou angina instável). Outros quadros de doença aterosclerótica manifesta são: AVC; doença arterial periférica aterotrombótica; presença de placas em artérias carotídeas com obstrução > 50% do vaso ou amputações em membros inferiores, devido trombogênese. Todas as situações de muito alto risco cardiovascular estão na tabela 1.

Tabela 1: Doença aterosclerótica clínica

Síndrome coronariana aguda
Infarto agudo do miocárido ou angina instável
Angina estável ou antecedente de infarto agudo do miocárdio
Acidente vascular cerebral aterotrombótico ou ataque isquêmico transitório
Revascularização coronariana, carotídea ou periférica
Insuficiência vascular periférica ou amputação de membros
Doença aterosclerótica grave (estenose > 50%) em qualquer território vascular

Nos indivíduos de muito alto risco cardiovascular, ou seja, aqueles que apresentam doença aterosclerótica manifesta, a meta de LDL-c deverá ser < 50 mg/dL ou, alternativamente, redução de 50% do valor inicial de LDL-c.

Esta recomendação baseou-se no estudo IMPROVE-IT (IMProved Reduction of Outcomes: Vytorin Efficacy International Trial), em que a associação de ezetimiba e sinvastatina (10/40 mg/dia) promoveu redução adicional do LDL-c em sete anos de seguimento, chegando a 53 mg/dL e diminuindo a incidência de eventos cardiovasculares, em relação à sinvastatina isoladamente, que atingiu LDL-c de 69 mg/dL, em pacientes pós síndrome coronária aguda. Importante constatação é que esses benefícios não foram acompanhados de aumento de reações adversas musculares, hepáticas ou aumento da incidência de câncer [8].

Estes dados sugerem que em síndrome coronária aguda, os pacientes poderiam se beneficiar com reduções mais agressivas do LDL-c, com metas menores que 50 mg/dL, diminuindo assim o risco residual aterosclerótico.

Mais recentemente, nas novas diretrizes da Sociedade Européia de Cardiologia, juntamente com a Sociedade Européia de Aterosclerose, foi proposta abordagem ainda mais agressiva na redução do LDL-c do que já visto anteriormente nas outras categorias de risco: LDL-C inferior a 55 mg/dL para os pacientes de risco muito alto e uma meta ainda mais baixa de menos de 40 mg/dL para os de risco elevado com múltiplos eventos recentes [9]. Esse racional de maximização da redução do LDL-c é alicerçado na premissa de que a redução de risco é diretamente proporcional à magnitude da redução do LDL-c.

A associação de outros fármacos hipolipemiantes às estatinas, com o intuito de reduzir adicionalmente o LDL-c parecem ser benéficos e seguros.

Estudos clínicos em indivíduos de alto risco cardiovascular e prevenção secundária da doença aterosclerótica com inibidores da *Proprotein convertase subtilisin/kexin type 9* (iPCSK9), realizados com alirocumab e evolocumab, Estudos *Odyssey outcomes* e *Fourier - Further Cardiovascular Outcomes Research with PCSK9 Inhibition in Subjects with Elevated Risk*, também reduziram eventos cardiovasculares maiores (exceto mortalidade geral e cardiovascular), em combinação com estatinas de alta potência[10,11].

Para os indivíduos de risco cardiovascular alto, recomenda-se meta de LDL-c < 70 mg/dL. Também, como alternativa, a redução de LDL-c em 50% pode ser utilizada. Particularmente em pacientes portadores de hipercolesterolemia familiar (HF), essa medida é relevante. Pois mesmo com doses máximas alcançadas de estatina e, acrescentando-se ezetimiba, as concentrações de LDL-c dificilmente alcançariam a meta de 70 mg/dL. A primeira Diretriz brasileira de HF foi publicada em 2012[12].

Em pacientes com hipercolesterolemia primária grave (LDL $\geq$ 190mg/dL), como os portadores de HF, deve-se iniciar estatina de alta potência, não sendo necessário o cálculo do risco em 10 anos para DAC. Se o LDL-c permanecer ≥ 100mg/dL, deve-se adicionar ezetimiba.

São exemplos de pacientes de alto risco cardiovascular, portadores de aterosclerose na forma subclínica documentada por metodologia diagnóstica[2]:

- Ultrassonografia de carótidas com presença de placa;
- Índice Tornozelo-Braquial (ITB) < 0,9;
- Escore de Cálcio Arterial Coronariano (CAC) > 100 ou a presença de placas ateroscleróticas na angiotomografia (angio-CT) de coronárias
- Aneurisma de aorta abdominal.
- Doença renal crônica definida por Taxa de Filtração Glomerular (TFG) < 60 mL/min, e em fase não dialítica.
- Concentrações de LDL-c ≥ 190 mg/dL.
- Diabetes tipos 1 ou 2, com LDL-c entre 70 e 189 mg/dL e presença de Estratificadores de Risco ou Doença Aterosclerótica Subclínica.

Nos pacientes de risco cardiovascular alto e muito alto, deve-se dar preferência para o uso de estatina de alta potência ou da associação entre ezetimiba e estatina, ou seja, tratamentos que promovem redução do LDL-c de pelo menos 50%.

Em pacientes diabéticos com idade entre 40-75 anos com LDL ≥ 70mg/dL, deve-se iniciar estatina de alta ou moderada potência, dependendo do risco cardiovascular individual.

Para pacientes de risco cardiovascular intermediário, propõe-se meta de LDL-c < 100 mg/dL. Nestes casos, deve-se preferir o uso de estatina de intensidade moderada, ou seja, que atinja redução do LDL-c entre 30 e 50%.

Entretanto, alguns fatores aumentam o risco em pacientes classificados como risco intermediário, entre eles:

- História familiar de DAC,

- LDL colesterol ≥160mg/dL,

- Síndrome metabólica,

- Doença renal crônica,

- Doenças inflamatórias crônicas (artrite reumatóide, psoríase, HIV crônica),

- Proteína C Reativa de alta sensibilidade (PCRus) >2mg/L.

Entre os indivíduos de baixo risco cardiovascular, a meta de LDL-c deve ser < 130 mg/dL e o tratamento medicamentoso deve ser considerado principalmente naqueles com LDL-c acima de 160 mg/dL. Entretanto, deve-se avaliar e discutir modificações no estilo de vida, inclusive dieta saudável e prática de atividade física, quando possível[2].

Estudos de randomização Mendeliana, envolvendo mais de 300.000 indivíduos portadores de mais de 50 variantes genéticas, demonstraram que menores valores de LDL-c, ao longo da vida, se associavam com menor risco de desenvolvimento de DAC. Dessa forma, parece haver associação causal entre o LDL-c e a DAC. Essa associação é contínua e dosedependente entre a magnitude da redução do LDL-C e o risco do desenvolvimento de DAC[13].

Em uma análise secundária pré-definida do estudo FOURIER, Giugliano et al.[14] analisaram aproximadamente 26 mil pacientes, com especial atenção à relação entre os níveis de LDL alcançados em quatro semanas e os desfechos CV. Não houve redução na segurança em níveis muito baixos de LDL durante um período de dois anos.

Ainda, não ficou evidenciado comprometimento da síntese de hormônios esteroidais, adrenais ou gonadais, mesmo em pacientes com níveis de LDL extremamente baixos. Em geral, esses dados corroboram o fato de que mesmo concentrações muito baixas de LDL causadas pela inibição da PCSK9 não levaria a um risco aumentado.

A tabela 2 mostra a redução percentual de LDL-c com estatinas e as metas que devem ser alcançadas nos graus de risco cardiovascular.

Tabela 2:

RISCO	REDUÇÃO %	LDL-c	NÃO HDL-c
Muito alto	>50%	< 50 mg/dL	< 80 mg/dL
Alto	>50%	< 70 mg/dL	< 100 mg/dL
Intermediário	30-50%	< 100 mg/dL	< 130 mg/dL
Baixo		< 130 mg/dL	< 160 mg/dL

O reconhecimento que o LDL-c desempenha papel crucial na fisio-patologia e perpetuação da DAC, alicerçou o desenvolvimento de novos algoritmos para o tratamento das dislipidemias e prevenção das doenças cardiocirculatórias, sendo fundamental que cada paciente tenha seu risco cardiovascular avaliado, considerando a efetividade do tratamento, segurança, custo e as terapias mais apropriadas para sua condição clínica.

Neste contexto, existem fortes evidências de que a terapia agressiva com estatinas mais potentes, associadas a ezetimiba e PCSK9i, reduzem significativamente os eventos cardiovasculares, quando comparados à utilização de doses habituais de estatinas.

As estatinas reduzem o risco cardiovascular de forma proporcional à redução do LDL-C e com perfil de segurança muito favorável.

Embora o tratamento intensivo e necessário da hipercolesterolemia possa se associar a um risco muito pequeno de eventos adversos (sintomas musculares, diabetes), o beneficio do uso das estatinas supera esse risco.

BIBLIOGRAFIA

1. Schlatter RP, Hirakata VN, Polanczyk CA. Estimating the direct costs of ischemic heart disease: evidence from a teaching hospital in BRAZIL, a retrospective cohort study. BMC Cardiovasc Disord. 2017;17(1):180

2. Faludi AA, Izar MC, Saraiva JF, Chacra APM, Bianco HT, Afiune Neto A et al; Sociedade Brasileira de Cardiologia. Atualização da Diretriz Brasileira de Dislipidemias e Prevenção da Aterosclerose – 2017. Arq Bras Cardiol. 2017;109(2 supl 1):1-76.

3. Management of the long-term intervention with pravastatin in ischaemic disease (LIPID) study after the scandinavian simvastatin survival study (4S) Andrew M. Tonkin AM. Am J Cardiol. 1995 Sep 28;76(9):107C-112C.

4. ACC/AHA/AACVPR/AAPA/ABC/ACPM/ADA/AGS/ APhA/ASPC/NLA/PCNA Guideline on the Management of Blood Cholesterol: A Report of the American College of Cardiology Foundation/American Heart Association Task Force on Clinical Practice Guidelines. J Am Coll Cardiol 2018; Nov 10.

5. Yusuf S, Hawken S, Ounpuu S, Dans T, Avezum A, Lanas F, et al; INTERHEART Study Investigators. Effect of potentially modifiable risk factors associated with myocardial infarction in 52 countries (the INTERHEART study): case-control study. Lancet. 2004;364(9438):937-52. 110referencia 109 no texto do Renato

6. Ference BA, Yoo W, Alesh I, Mahajan N, Mirowska KK, Mewada A, et al. Effect of long-term exposure to lower low-density lipoprotein cholesterol beginning early in life on the risk of coronary heart disease: a Mendelian randomization analysis. J Am Coll Cardiol. 2012;60(25):2631-9.

7. Baigent C, Blackwell L, Emberson J, Holland LE, Reith C, Bhala N, et al; Cholesterol Treatment Trialists' (CTT) Collaboration. Efficacy and safety of more intensive lowering of LDL cholesterol: a meta-analysis of data from 170 000 participants in 26 randomised trials. Lancet. 2010;376(9753):1670-81.

8. Cannon CP, Blazing MA, Giugliano RP, McCagg A, White JA, Theroux P, et al; IMPROVE-IT Investigators. Ezetimibe added to statin therapy after acute coronary syndromes. N Engl J Med. 2015;372(25):2387-97.

9. ESC/EAS Guidelines for the management of dyslipidaemias: lipid modification to reduce cardiovascular risk. The Task Force for the management of dyslipidaemias of the European Society of Cardiology (ESC) and European Atherosclerosis Society (EAS, European Heart Journal (2019) 00, 1-78.

10. Sabatine MS, Giugliano RP, Keech AC, Honarpour N, Wiviott SD, Murphy SA, et al. Evolocumab and clinical outcomes in patients with cardiovascular disease. N Engl J Med. 2017;376(18):1713-22.

11. Schwartz GG, Bessac L, Berdan LG, Bhatt DL, Bittner V, Diaz R, et al. Effect of alirocumab, a monoclonal antibody to PCSK9, on long-term cardiovascular outcomesfollowing acute coronary syndromes: rationale and design of the ODYSSEY outcomes trial. Am Heart J. 2014 Nov;168(5):682-9.

12. Santos RD, Gagliardi AC, Xavier HT, Casella Filho A, Araújo DB, Cesena FY, Alves RJ et al. Sociedade Brasileira de Cardiologia. I Diretriz Brasileira de Hipercolesterolemia Familiar (HF). Arq Bras Cardiol. 2012;99(2 Supl. 2):1-28. 2

13. Ference BA, Yoo W, Alesh I, Mahajan N, Mirowska KK, Mewada A, et al. Effect of long-term exposure to lower low-density lipoprotein cholesterol beginning early in life on the risk of coronary heart disease. A Mendelian randomization analyses. J Am Coll Cardiol. 2012;60(25):2631-9. doi: 10.1016/j.jacc.2012.09.017.

14. Giugliano RP, Pedersen TR, Park JG, De Ferrari GM, Gaciong ZA, Ceska R, et al. Clinical efficacy and safety of achieving very low LDL-cholesterol concentrations with the PCSK9 inhibitor evolocumab: a prespecified secondary analysis of the FOURIER trial. Lancet. 2017;390(10106):1962-71.

10

INFLAMAÇÃO
E DOENÇA CARDIOVASCULAR

Francisco Antonio Helfenstein Fonseca

INTRODUÇÃO

Com a evolução na compreensão da doença cardiovascular foram sendo identificadas necessidades não plenamente contempladas com o tratamento habitual, inicialmente em relação ao colesterol e trombose e, mais recentemente, em relação à inflamação.

Rudolf Virchow, considerado o pai da patologia moderna, considerava em meados do século XIX, que a aterosclerose resultasse de uma combinação de respostas inflamatórias e proliferativas por lesão vascular[1]. Após pouco mais de um século, dois pesquisadores de Harvard, Ashford e Frieiman, sugeriram que o endotélio vascular possuísse ações antitrombóticas, na mediação da ativação plaquetária induzida por trombina ou adenosina difosfato[2]. A partir de 1980, com a publicação clássica de Furchgott sobre um fator relaxante derivado do endotélio[3], posteriormente identificado como óxido nítrico, com a colaboração de Murad[4] e Ignarro[5], e os três laureados com o Prêmio Nobel de Medicina e Fisiologia em 1998, uma nova base fisiopatológica para a doença cardiovascular tinha início, envolvendo vasodilatação, trombose, atividade proliferativa e inflamação.

A associação entre aumento de um biomarcador da inflamação com desfechos cardiovasculares foi confirmada no *Physician's Health Study* [6]. No estudo, em seguimento de pelo menos oito anos, pacientes com valores no quartil superior de proteína C-reativa (PCR) apresentaram incidência de infarto do miocárdio três vezes maior e acidente vascular cerebral duas vezes maior em comparação aos pacientes no quartil inferior. Além disso, de maneira surpreendente, a PCR basal se manteve com similar valor prognóstico ao longo de pelo menos oito anos.

Vários estudos observacionais foram consolidando o valor da PCR na predição do risco cardiovascular, originando forte evidência científica a partir de metanálise envolvendo 54 estudos e 160.309 indivíduos[7].

Uma das principais evidências do papel causal da inflamação na doença cardiovascular veio com os estudos de randomização mendeliana. Em uma análise colaborativa de 82 estudos foi possível comprovar o papel causal da interleucina 6 na doença cardiovascular[8].

INTERLEUCINA 1BETA, INTERLEUCINA 6 E PROTEÍNA C-REATIVA

Com a idéia de que os desfechos trombóticos cardiovasculares não seriam apenas uma complicação de uma placa rica em colesterol, mas estariam atrelados à inflamação, pesquisas gradualmente possibilitaram melhor compreensão do elo entre alguns biomarcadores e a doença cardiovascular. Neste contexto, evidenciou-se que cristais de colesterol dentro de macrófagos ativariam a interleucina 1-beta, que por sua vez deflagraria maiores concentrações séricas de interleucina 6 e tardiamente de outros biomarcardores como PCR e fibrinogênio[9-11]. Entretanto, outras condições também ativariam o complexo inflamatório, como hipóxia, infiltrado de neutrófilos com microfilamentos ou mesmo distúrbios na passagem do sangue[12]. Vistos em conjunto, a PCR constitui um marcador hoje plenamente estabelecido, mas não possui papel direto na doença cardiovascular, como a interleucina 6, mas seus níveis séricos estão associados aos níveis desta interleucina[13].

A INFLAMAÇÃO SERIA RELEVANTE EM ESTUDOS CLÍNICOS COM ESTATINAS?

O primeiro estudo a sugerir que mesmo indivíduos em prevenção primária com valores relativamente normais de colesterol poderiam se beneficiar do tratamento com estatina se apresentassem níveis de PCR mais elevados, foi o estudo AFCAPS/TexCAPS[14]. Este estudo foi a base para um projeto mais ambicioso, o estudo JUPITER, destinado a avaliar se a exposição ao tratamento com estatina seria benéfico para indivíduos em prevenção primária da doença cardiovascular, sem diabetes e com níveis relativamente normais de colesterol, mas sob maior risco de eventos cardiovasculares com base nos níveis elevados de PCR[15].

O estudo JUPITER[16] incluiu 17.802 indivíduos e foi interrompido após uma mediana de 1,9 anos de seguimento devido a um surpreendente benefício clínico, seja no objetivo primário (morte cardiovascular, infarto ou acidente vascular cerebral não fatais, hospitalização por angina instável ou requerendo revascularização) reduzido em 44% (p<0,00001), bem como por redução de mortalidade por todas as causas em 20% (p=0,02). O tratamento com rosuvastatina 20 mg nesta população reduziu o LDL-C em 50% e a PCR em 37%. O estudo ainda mostrou redução do tromboembolismo venoso, objetivo pré-especificado em 43% (p-0,007)[17]. Este resultado mostrou benefícios mesmo em vasos que não desenvolvem aterosclerose, sugerindo que outros mecanismos protetores, como efeitos da estatina sobre o endotélio vascular ou sobre componentes da coagulação poderiam estar presentes. A interrupção precoce do estudo por benefício foi aceita pelo comitê executivo do estudo pois análise dos benefícios da exposição ao tratamento por estes pacientes mostraram redução similar ao longo do tempo, mesmo entre os pacientes randomizados há mais tempo, como pacientes dos Estados Unidos da América ou do Canadá. O estudo ainda teve muita relevância por incluir grande número de mulheres e populações hispânicas e afrodescendentes[18]. Entretanto, mesmo efetuando-se análises de pacientes que atingiram alvos de LDL-colesterol ou de PCR (redução de LDL-colesterol

< 70 mg/dL ou PCR < 2 mg/L), mostrando que os benefícios foram maiores para quem atingisse tanto a meta lipídica como inflamatória, foi impossível separar qual a contribuição individual de cada um destes componentes[19].

ESTUDO CANTOS E O TRATAMENTO ESPECÍFICO DA INFLAMAÇÃO

O estudo CANTOS testou a teoria inflamatória da aterosclerose de maneira muito interessante. Com o uso do canaquinumabe, um anticorpo monoclonal anti-interleucina 1-beta, testou-se a redução de marcadores inflamatórios influenciados pela menor atividade da interleucina 1 beta, como interleucina-6 e proteína C-reativa, em pacientes de alto risco cardiovascular, com base em infarto do miocárdio prévio e níveis elevados de PCR[20]. O estudo envolveu 10.061 indivíduos que foram tratados com doses de 50, 100 ou 150 mg de canaquinumabe ou placebo a cada três meses e foram acompanhados por uma mediana de 3,7 anos. O tratamento reduziu a PCR de maneira dose dependente com o tratamento ativo, mas não modificou os níveis de colesterol, LDL-colesterol ou HDL-colesterol e aumentou marginalmente os níveis de triglicérides (4-5%). Houve redução do objetivo primário do estudo com a dose de 150 mg em 15% (p=0,02), mas os resultados mais expressivos foram obtidos entre os pacientes sob terapia com canaquinumabe que reduziram a PCR abaixo de 2 mg/L[21] e particularmente para os pacientes que tiveram redução da IL-6 abaixo da mediana[22]. Estes pacientes com redução da IL-6 abaixo da mediana do estudo tiveram redução de 52% na mortalidade cardiovascular e de 48% na mortalidade por todas as causas. Com este estudo, a prova de conceito de que tratar a inflamação sem modificar níveis de LDL-colesterol mudaria desfechos cardiovasculares se comprovou. Entretanto, novos ensinamentos vieram a seguir com a apresentação dos resultados do estudo CIRT[23]. Neste estudo, o tratamento com metotrexate 15-20 mg semanais, não modificou desfechos cardiovasculares. Entretanto, estes pacientes não tinham PCR elevada e tampouco modificaram os níveis deste biomarcador ou da interleucina 6 ou interleucina 1beta[23]. A interpretação conjunta destes estudos apontou para alguns alvos preferenciais para mudança da taxa de eventos da doença cardiovascular, como a interleucina 1beta ou interleucina 6 e não atividade anti-inflamatória abrangendo outros marcadores da inflamação[13,24].

Outro aspecto fascinante observado especialmente com o estudo CANTOS foi a comprovação de que a inflamação também está associada com o desenvolvimento de câncer. De fato, o uso de canaquinumabe reduziu expressivamente o desenvolvimento de câncer de pulmão e de sua mortalidade, bem como reduziu a mortalidade global por câncer[25]. Assim, novas perspectivas na sobrevida não apenas por redução do risco cardiovascular como por neoplasias foram mostradas, abrindo perspectivas para melhor qualidade e prolongamento da vida.

DOENÇAS REUMÁTICAS E DOENÇAS CARDIOVASCULARES

Pacientes portadores de lúpus eritematoso sistêmico (LES) possuem elevada incidência de doença cardiovascular e o diagnóstico de LES é considerado fator de risco independente para as doenças cardiovasculares (infarto do miocárdio, acidente vascular cerebral, insuficiência cardíaca e morte)[26]. A crônica inflamação que acomete os pacientes portadores de artrite reumatoide também se associa com mais expressiva incidência e complicações da aterosclerose. Com base neste maior risco, negligenciado pelas calculadoras habituais, tem sido proposto fator de correção na estimativa de risco destes pacientes[27]. As demais formas de atividade inflamatória crônica também parecem associadas com maior risco cardiovascular e alguns novos tratamentos à base de anticorpos monoclonais constituem esperança para redução concomitante do risco cardiovascular[26].

CONCLUSÕES

A doença aterosclerótica e suas complicações estão atreladas a maior intensidade da atividade inflamatória. Estudos experimentais, ensaios clínicos e estudos de randomização mendeliana possibilitaram a identificação de vias inflamatórias diretamente associadas com a doença cardiovascular, como as das interleucinas 1-beta e 6. A disponibilidade de um marcador com técnica padronizada e acessível como a PCR de alta sensibilidade permite informação prognóstica tanto para o risco cardiovascular, como da resposta terapêutica ao tratamento instituído e está fortemente associada com as vias intermediadas por estas interleucinas. Infelizmente o alto custo de anticorpos monoclonais ainda não permitem o uso mais abrangente pela população a estas formas de terapias, porém outros tratamentos, de menor custo estão sendo testados e poderão ser mais acessíveis.

Além dos medicamentos, estilo de vida saudável, incluindo atividade física e dieta adequada, ao lado de controle de fatores de risco, diminuem a inflamação e reduzem as complicações da doença cardiovascular.

REFERÊNCIAS

1. Virchow R: Phlogose und Thrombose im Gefasssystem. Gesammelte Abhandlungen zur Wissenschaftlichen Medicin. Frankfurt, Meidinger Sohn and Co., 1856, p 458

2. Ashford TP, Frieiman DG. The role of the endothelium in the initial phases of thrombosis. An electron microscopic study. Am J Pathol 1967;50:257-73

3. Furchgott RF, Zawadzki JV. The obligatory role of endothelial cells in the relaxation of arterial smooth muscle by acetylcholine. Nature. 1980;288(5789):373-6.

4. Murad F. Cyclic guanosine monophosphate as a mediator of vasodilation. J Clin Invest. 1986;78(1):1-5.

5. Ignarro LJ, Buga GM, Wood KS, Byrns RE, Chaudhuri G. Endothelium-derived relaxing factor produced and released from artery and vein is nitric oxide. Proc Natl Acad Sci U S A. 1987;84(24):9265-9.

6. Ridker PM, Cushman M, Stampfer MJ, Tracy RP, Hennekens CH. Inflammation, aspirin, and the risk of cardiovascular disease in apparently healthy men. N Engl J Med. 1997;336(14):973-9.

7. Emerging Risk Factors Collaboration, Kaptoge S, Di Angelantonio E, Lowe G, Pepys

MB, Thompson SG, Collins R, Danesh J. C-reactive protein concentration and risk of coronary heart disease, stroke, and mortality: an individual participant meta-analysis. Lancet. 2010 Jan 9;375(9709):132-40.

8. IL6R Genetics Consortium Emerging Risk Factors Collaboration, Sarwar N, Butterworth AS, Freitag DF, Gregson J, Willeit P, Gorman DN, Gao P, Saleheen D, Rendon A, Nelson CP, Braund PS, Hall AS, Chasman DI, Tybjærg-Hansen A, Chambers JC, Benjamin EJ, Franks PW, Clarke R, Wilde AA, Trip MD, Steri M, Witteman JC, Qi L, van der Schoot CE, de Faire U, Erdmann J, Stringham HM, Koenig W, Rader DJ, Melzer D, Reich D, Psaty BM, Kleber ME, Panagiotakos DB, Willeit J, Wennberg P, Woodward M, Adamovic S, Rimm EB, Meade TW, Gillum RF, Shaffer JA, Hofman A, Onat A, Sundström J, Wassertheil-Smoller S, Mellström D, Gallacher J, Cushman M, Tracy RP, Kauhanen J, Karlsson M, Salonen JT, Wilhelmsen L, Amouyel P, Cantin B, Best LG, Ben-Shlomo Y, Manson JE, Davey-Smith G, de Bakker PI, O'Donnell CJ, Wilson JF, Wilson AG, Assimes TL, Jansson JO, Ohlsson C, Tivesten Å, Ljunggren Ö, Reilly MP, Hamsten A, Ingelsson E, Cambien F, Hung J, Thomas GN, Boehnke M, Schunkert H, Asselbergs FW, Kastelein JJ, Gudnason V, Salomaa V, Harris TB, Kooner JS, Allin KH, Nordestgaard BG, Hopewell JC, Goodall AH, Ridker PM, Hólm H, Watkins H, Ouwehand WH, Samani NJ, Kaptoge S, Di Angelantonio E, Harari O, Danesh J. Interleukin-6 receptor pathways in coronary heart disease: a collaborative meta-analysis of 82 studies. Lancet. 2012;379(9822):1205-13.

9. Duewell P, Kono H, Rayner KJ, Sirois CM, Vladimer G, Bauernfeind FG, Abela GS, Franchi L, Nuñez G, Schnurr M, Espevik T, Lien E, Fitzgerald KA, Rock KL, Moore KJ, Wright SD, Hornung V, Latz E. NLRP3 inflammasomes are required for atherogenesis and activated by cholesterol crystals. Nature. 2010;464(7293):1357-61.

10. Grebe A, Hoss F, Latz E. NLRP3 Inflammasome and the IL-1 Pathway in Atherosclerosis. Circ Res. 2018;122(12):1722-1740.

11. Ridker PM, Lüscher TF. Anti-inflammatory therapies for cardiovascular disease. Eur Heart J. 2014;35(27):1782-91.

12. Ridker PM. From C-Reactive Protein to Interleukin-6 to Interleukin-1: Moving Upstream To Identify Novel Targets for Atheroprotection. Circ Res. 2016;118(1):145-56.

13. Ridker PM. Anticytokine Agents: Targeting Interleukin Signaling Pathways for the Treatment of Atherothrombosis. Circ Res. 2019;124(3):437-450.

14. Ridker PM, Rifai N, Clearfield M, Downs JR, Weis SE, Miles JS, Gotto AM Jr; Air Force/

Texas Coronary Atherosclerosis Prevention Study Investigators. Measurement of C-reactive protein for the targeting of statin therapy in the primary prevention of acute coronary events. N Engl J Med. 2001;344(26):1959-65.

15. Ridker PM, Fonseca FA, Genest J, Gotto AM, Kastelein JJ, Khurmi NS, Koenig W, Libby P, Lorenzatti AJ, Nordestgaard BG, Shepherd J, Willerson JT, Glynn RJ; JUPITER Trial Study Group. Baseline characteristics of participants in the JUPITER trial, a randomized placebo-controlled primary prevention trial of statin therapy among individuals with low low-density lipoprotein cholesterol and elevated high-sensitivity C-reactive protein. Am J Cardiol. 2007;100(11):1659-64.

16. Ridker PM, Danielson E, Fonseca FA, Genest J, Gotto AM Jr, Kastelein JJ, Koenig W, Libby P, Lorenzatti AJ, MacFadyen JG, Nordestgaard BG, Shepherd J, Willerson JT, Glynn RJ; JUPITER Study Group. Rosuvastatin to prevent vascular events in men and women with elevated C-reactive protein. N Engl J Med. 2008;359(21):2195-207.

17. Glynn RJ, Danielson E, Fonseca FA, Genest J, Gotto AM Jr, Kastelein JJ, Koenig W, Libby P, Lorenzatti AJ, MacFadyen JG, Nordestgaard BG, Shepherd J, Willerson JT, Ridker PM. A randomized trial of rosuvastatin in the prevention of venous thromboembolism. N Engl J Med. 2009;360(18):1851-61.

18. Albert MA, Glynn RJ, Fonseca FA, Lorenzatti AJ, Ferdinand KC, MacFadyen JG, Ridker PM. Race, ethnicity, and the efficacy of rosuvastatin in primary prevention: the Justification for the Use of Statins in Prevention: an Intervention Trial Evaluating Rosuvastatin (JUPITER) trial. Am Heart J. 2011l;162(1):106-14.e2.

19. Ridker PM, Danielson E, Fonseca FA, Genest J, Gotto AM Jr, Kastelein JJ, Koenig W, Libby P, Lorenzatti AJ, Macfadyen JG, Nordestgaard BG, Shepherd J, Willerson JT, Glynn RJ; JUPITER Trial Study Group. Reduction in C-reactive protein and LDL cholesterol and cardiovascular event rates after initiation of rosuvastatin: a prospective study of the JUPITER trial. Lancet. 2009;373(9670):1175-82.

20. Ridker PM, Thuren T, Zalewski A, Libby P. Interleukin-1β inhibition and the prevention of recurrent cardiovascular events: rationale and designof the Canakinumab Anti-inflammatory Thrombosis Outcomes Study (CANTOS). Am Heart J. 2011;162(4):597-605.

21. Ridker PM, Everett BM, Thuren T, MacFadyen JG, Chang WH, Ballantyne C, Fonseca F, Nicolau J, Koenig W, Anker SD, Kastelein JJP, Cornel JH, Pais P, Pella D, Genest J, Cifkova R, Lorenzatti A, Forster T, Kobalava Z, Vida-Simiti L, Flather M, Shimokawa H,

Ogawa H, Dellborg M, Rossi PRF, Troquay RPT, Libby P, Glynn RJ; CANTOS Trial Group. Antiinflammatory Therapy with Canakinumab for Atherosclerotic Disease. N Engl J Med. 2017;377(12):1119-1131.

22. Ridker PM, Libby P, MacFadyen JG, Thuren T, Ballantyne C, Fonseca F, Koenig W, Shimokawa H, Everett BM, Glynn RJ. Modulation of the interleukin-6 signalling pathway and incidence rates of atherosclerotic events and all-cause mortality: analyses from the Canakinumab Anti-Inflammatory Thrombosis Outcomes Study (CANTOS). Eur Heart J. 2018;39(38):3499-3507.

23. Ridker PM, Everett BM, Pradhan A, MacFadyen JG, Solomon DH, Zaharris E, Mam V, Hasan A, Rosenberg Y, Iturriaga E, Gupta M, Tsigoulis M, Verma S, Clearfield M, Libby P, Goldhaber SZ, Seagle R, Ofori C, Saklayen M, Butman S, Singh N, Le May M, Bertrand O, Johnston J, Paynter NP, Glynn RJ; CIRT Investigators. Low-Dose Methotrexate for the Prevention of Atherosclerotic Events. N Engl J Med. 2019;380(8):752-762.

24. Aday AW, Ridker PM. Targeting Residual Inflammatory Risk: A Shifting Paradigm for Atherosclerotic Disease. Front Cardiovasc Med. 2019 Feb 28;6:16.

25. Ridker PM, MacFadyen JG, Thuren T, Everett BM, Libby P, Glynn RJ; CANTOS Trial Group. Effect of interleukin-1β inhibition with canakinumab on incident lung cancer in patients with atherosclerosis: exploratory results from a randomised, double-blind, placebo-controlled trial. Lancet. 2017;390(10105):1833-1842.

26. Lim SY, Bae EH, Han KD, Jung JH, Choi HS, Kim HY, Kim CS, Ma SK, Kim SW. Systemic lupus erythematosus is a risk factor for cardiovascular disease: a nationwide, population-based study in Korea. Lupus. 2018;27(13):2050-2056.

27. Jagpal A, Navarro-Millán I. Cardiovascular co-morbidity in patients with rheumatoid arthritis: a narrative review of risk factors, cardiovascular risk assessment and treatment. BMC Rheumatol. 2018;2:10.

PARTE II

11

DISLIPIDEMIA NO IDOSO

Roberto Alexandre Franken
Ronaldo Fernandes Rosa

O que se ouve frequentemente: não vale a pena tratar o colesterol de idosos, chegaram assim nesta idade, podem assim se manter mais algum tempo. Será?

Não fará diferença na incidência de morbidades e na sobrevida. Será?

A importância desta discussão está no conhecimento de que a proporção de idosos na população geral está aumentando exponencialmente na população geral e, em relação à sobrevida, estima-se que aos 65 anos de idade, a expectativa média de vida é de mais 20 anos para mulheres e de mais 17 anos para homens.

Nas primeiras Diretrizes em Cardiogeriatria da Sociedade Brasileira de Cardiologia, em 2002, já estava indicado o tratamento das dislipidemias no paciente idoso.

Dizia o texto:

A prevenção primária deve ser estimulada mesmo em pacientes idosos. Estudos têm indicado que os resultados obtidos em adultos são semelhantes a aqueles obtidos em subpopulações de idosos. Grau de recomendação A, nível de evidência 2 [1]

Até hoje, há controvérsias entre as diferentes diretrizes mundiais sobre como usar estatinas no idoso[2]. Discute-se se há diminuição de morbidade vascular e mortalidade com o tratamento farmacológico, especialmente as estatinas, neste grupo de pacientes.

O risco cardiovascular aumenta com a idade, conforme observado no estudo Framingham. Portanto, seria de se esperar maior benefício da terapia com estatina e outros hipolipemiantes. Na prática isto se mostrou incerto pois alguns estudos epidemiológicos chegam a admitir baixa relação entre nível de colesterol e morbidade cardiovascular quando comparado com adultos jovens.

A relação entre altos níveis de colesterol e doença vascular fica mais fraca com o avançar da idade fato relatado na atualização da Diretriz Brasileira de Dislipidemias e Prevenção da Ateroesclerose (2017), conhecido como o ¨paradoxo do colesterol¨. Este fato ocorre, possivelmente, pois os pacientes com colesterol sanguíneo elevado morreriam mais precocemente não chegando até a fase de idoso. Ou por que doenças crônicas prevalentes nesta faixa etária potencialmente reduziram o nível de colesterol. Deve-se considerar ainda a interação com outros fatores de risco prevalentes em idosos tais como hipertensão arterial, hipertrofia ventricular, diabetes, etc. Por outro lado, outros estudos epidemiológicos indicam relação entre nível de colesterol e benefício, em idosos frágeis, do mesmo modo que em adultos, tanto para morbidade quanto para mortalidade.

A história se inicia em 1974 quando Brown e Goldstein descrevem o controle do LDL colesterol através dos receptores celulares no fígado. Paralelamente Akira Endo descobre a compactina, um inibidor da HMGCoA redutase que levou à descoberta da lovastatina, a primeira estatina comercializada. O produto era seguro e efetivo na redução do LDL colesterol e muito bem tolerado pelos pacientes. Hoje temos disponíveis no mercado 5 produtos do grupo das estatinas que apresentam diferentes intensidades na ação e propriedades farmacocinéticas e farmacodinâmicas. São elas: sinvastatina, pravastatina, atorvastatina, rosuvastatina e pitavastatina. Além de diminuírem o nível de LDL colesterol, as estatinas têm propriedades antiin-flamatórias e de estabilização da placa aterosclerótica.

Vários grandes estudos com diferentes estatinas demonstraram seu efeito protetor em relação aos eventos cardiovasculares e sobrevida dos pacientes idosos tanto na prevenção primária quanto secundária[3,4]. Outros estudos não mostraram benefício no grupo de pacientes acima de 70 anos.

O estudo PROSPER foi o primeiro estudo desenhado para idosos e ran-domizou 5084 idosos com objetivo de analisar morte coronária, infarto do miocárdio não fatal, acidente vascular cerebral. Mostrou beneficio apenas na prevenção secundária, mas não na primária[5]. O estudo HOPE 3 não demonstrou qualquer benefício em idosos acima de 70 anos [6].

O estudo Júpiter observou redução de eventos no subgrupo dos ido-sos, porém com elevado número de doentes necessários para tratar para que se obtenha 1 benefício (211 pacientes para um benefício em 2 anos). Metanálise com 28 grandes estudos com estatinas, sob regime intensivo, revelou redução em 21% de eventos por mmol/L de redução do LDL coles-terol. Em pacientes acima de 75 anos a redução de risco relativa foi menor, especialmente naqueles sem doença vascular prévia[7].

Ainda em relação à prevenção primária, para pacientes até 75 anos de idade, estudos mostraram benefício no uso de estatinas mesmo naqueles sem diabetes ou doença vascular prévia. Diretrizes relatam evidências para o tratamento para pacientes com risco cardiovascular acima de 7,5%[8]. Desse modo, as recomendações para uso de estatinas não são definitivas para a prevenção primária.

De acordo com as diretrizes 2018 ACC/AHA são fortes as recomenda-ções para o tratamento da dislipidemia na prevenção secundária desde que não hajam contraindicações[9]. Para pacientes até 75 anos de idade o uso de estatinas de alta potência reduzem eventos mesmo se considerarmos pre-venção primária[10]. Diabéticos com doença cardiovascular conhecida devem ter indicado estatina de alta intensidade ou associações com ezetimiba.

As evidências para o uso de estatinas na prevenção primária em pacientes acima de 75 anos de idade sem diabetes ou LDL colesterol > 190 mg/dL não são fortes. Pacientes que não podem tomar estatinas de alta intensidade nas doses habituais devido contra indicações, reações adversas ou interação medicamentosa, devem ter considerado o uso da maior dose tolerada. São fatores preditivos de maior risco de efeitos colaterais: múltiplas comorbidades, insuficiência renal e hepática, história prévia de intolerância a estatina, distúrbios musculares, elevação inexplicada de transaminases maior que três vezes o valor considerado normal. Outras características devem ser lembradas como pacientes asiáticos e história prévia de acidente vascular hemorrágico.

Pacientes idosos, especialmente se acima de 75 anos de idade, com LDL colesterol >190 devem, antes que se inicie qualquer tratamento, terem pesquisadas causas secundárias para a dislipidemia: síndrome nefrótica, hipotireoidismo e doença biliar obstrutiva. Entre os doentes muito idosos, os estudos observaram por um lado menor redução no número de eventos vasculares quando comparados a idades menores e por outro, maior número de casos com efeitos colaterais (mialgia, diabetes, acidente vascular hemorrágico).

Em pacientes renais crônicos a estatina deve ser mantida se previamente prescrita. Os estudos mostraram que em pacientes em diálise ou com insuficiência cardíaca estatina para prevenção primária não se mostrou útil[7]. Para prevenção secundária as diretrizes 2018 da ACC/AHA recomendam o uso de estatinas de moderada intensidade e aconselhamento sobre mudanças de estilo de vida. Pacientes que já vinham usando estatinas antes de atingirem 75 anos devem ter a medicação continuada. Se houver indicação de altas doses de estatina, deve-se evitar aumento de peso para que se previna diabetes mellitus como observado no estudo TNT onde houve aumento significativo de peso em homens e mulheres, após início da terapia com estatina.[11]

Na avaliação de risco / benefício, os benefícios têm se mostrados superiores[12]. Deve-se salientar que não há evidências de que o uso de estatina possa ter qualquer relação com déficit cognitivo ou cânceres[11].

É difícil estabelecer o tempo necessário com o uso de estatina para que se observe benefícios. Admite-se como razoável usar os hipolipemiantes para paciente com expectativa de vida acima de 5 anos[13].

Deve-se, portanto, considerar para o uso de estatinas as comorbidades, fragilidade, expectativa de vida, interação medicamentosa e ainda que além da hipercolesterolemia, outros fatores estejam envolvidos na avaliação do risco cardiovascular. Todos estes fatos participam da decisão do tratamento das dislipidemias no paciente idoso [14].

A questão que aparece é se o paciente viverá o tempo suficiente para obter benefício do tratamento. O estudo PROPER durou 3,2 anos e de acordo com a curva de Kaplan Meyer o tempo para redução de 1% no risco absoluto cardiovascular foi de 1,5 anos e 2,5 anos para redução de 2% combinados prevenção primária e secundária. O estudo IMPROVE IT estima em um ano o tempo para que se tenha algum benefício. Outro estudo que suspendeu estatina em pacientes idosos com baixa expectativa de vida não mostrou aumento da mortalidade cardiovascular porem a suspensão do fármaco foi acompanhado de melhora na qualidade de vida.

Em análise recente foi demonstrado que estatinas são custo efetivas na prevenção primária para doenças cardiovasculares na população entre 75 e 94 anos. Para pacientes entre 75 anos de idade, até 84 anos de idade apenas a diretriz NICE mantem forte recomendação para o uso de estatinas em pacientes de alto risco [15]. Outros dados que devem ser incluídos na decisão de tratar farmacologicamente ou não a dislipidemia são: história familiar, escore de cálcio >300 ou > que o percentil 75 para a idade, raça e gênero na tomografia de coronárias, dosagem de PCRus >2mg/l, índice tornozelo / braquial <0,9 e LDLcolesterol >160mg/dL. Em idosos com hipertrigliceridemia ou dislipidemia mista, o uso de fibratos é recomendável (se não houver calculose biliar e insuficiência renal) e seus efeitos adversos não diferem dos mais jovens. O cuidado maior no idoso é a polifarmácia e, em especial, em pacientes que utilizam medicamentos que atuam no CYP 450 [16]

Para pacientes aparentemente saudáveis com idades entre 66 e 75 anos a maioria das diretrizes consideram classe 1 a recomendação para prevenção primária com estatinas especialmente naqueles de maior risco.

A diretriz 2018 do ACC/AHA recomenda tratamento nas seguintes situações:

1. Pacientes com doença aterosclerótica cardiovascular clínica

2. Pacientes com elevação primária do LDL colesterol >190mg/dL

3. Pacientes entre 40 e 75 anos de idade, diabéticos e LDL colesterol entre 70-189 mg/dL sem doença cardiovascular aterosclerótica

4. Pacientes sem doença cardiovascular ateroesclerótica entre 40 e 75 anos de idade com LDL colesterol entre 70-189 mg/dL e risco >7,5% em 10 anos após discussão com o paciente.

Em conclusão, devemos em nossa avaliação, considerar a alta prevalência da doença cardiovascular entre os idosos e mesmo que haja pequena diminuição relativa nos eventos cardiovasculares com a estatina quando comparado com a população de adultos, o benefício absoluto é mais alto entre os idosos.

REFERÊNCIAS BIBLIOGRÁFICAS

1. Franken RA & Taddei CFG I Diretrizes do Grupo de Estudos em Cardiogeriatria da Sociedade Brasileira de Cardiologia Arq Bras Cardiol 2002, 79, (suplemento I)

2. Mortensen MB, Falk E, Primary Prevention With Statins in the Elderly JACC 2018, 71, 1: 85-94

3. Cholesterol Treatment Trialists C, Fulcher J, O'Connell R, et al. Efficacy and safety of LDL-lowering therapy among men and women: meta-analysis of individual data from 174,000 participants in 27 randomised trials. Lancet (London, England) 2015;385:1397- 405.

4. Taylor F, Huffman MD, Macedo AF, et al. Statins for the primary prevention of cardiovascular disease. The Cochrane database of systematic reviews 2013;1:CD004816.

5. Shepherd J, Blauw GJ, Murphy MB, et al. Pravastatin in elderly individuals at risk of vascular disease (PROSPER): a randomised controlled trial. *Lancet* 2002; 360: 1623–30

6. Ridker PM, Lonn E, Paynter NP, Glynn R, Yusuf S. Primary prevention with statin therapy in the elderly: new meta-analyses from the contemporary JUPITER and HOPE-3 randomised trials. *Circulation* 2017; 135: 1979–81.

7. Cholesterol Treatment Trialists' Collaboration. Efficacy and safety of statin therapy in older people: a meta-analysis of individual participant data from 28 randomised controlled trials. *Lancet* 2019; 393: 407–15

8. Grundy SM, Stone NJ, Bailey AL, Beam C, Birtcher KK, Blumenthal RS, Braun LT, de Ferranti S, Faiella-Tommasino J, Forman DE, Goldberg R, Heidenreich PA, Hlatky MA, Jones DW, Lloyd-Jones D, Lopez-Pajares N, Ndumele CE, Orringer CE, Peralta CA, Saseen JJ, Smith SC Jr, Sperling L, Virani SS, Yeboah J. 2018 AHA/ACC/AACVPR/AAPA/ABC/ACPM/ADA/AGS/APhA/ASPC/NLA/PCNA guideline on the management of blood cholesterol: a report of the American College of Cardiology/American Heart Association Task Force on Clinical Practice Guidelines. *Circulation*. 2018

9. Arnett DK, Blumenthal RS, Albert MA, et al. 2019 ACC/AHA guideline on the primary prevention of cardiovascular disease: a report of the American College of Cardiology/American Heart Association Task Force on Clinical Practice Guidelines. *Circulation*. 2019.

10. Stone N.J., Turin A., Spitz J.A., Valle C.W., Kazmi S. Statin therapy across the lifespan: evidence in major age groups. **Expert Rev Cardiovasc Ther. 2016,** 14:341–366.

11. Collins R, Reith C, Emberson J, et al. Interpretation of the evidence for the efficacy and safety of statin therapy. *Lancet* 2016; 388: 2532–61.

12. O'Mahony D, O'Sullivan D, Byrne S, O'Connor MN, Ryan C, Gallagher P. STOPP/START criteria for potentially inappropriate prescribing in older people: version 2. Age Ageing 2015; 44:213–218.

13. Mallery LH, Moorhouse J, Veysey PL, et al. Severely frail elderly patients do not need lipid-lowering drugs. CLEVELAND CLINIC JOURNAL OF MEDICINE 2017, 84: 131-42.

14. Odden MC, Pletcher MJ, Coxson PG et al. The Population Impact and Cost-Effectiveness of Statins for Primary Prevention in Adults 75 and Older in the United States. Ann Intern Med. 2015 Apr 21; 162(8): 533–541.

15. National Clinical Guideline Centre. Lipid modification: cardiovascular risk assessment and the modification of blood lipids for the primary and secondary prevention of cardiovascular disease. National Institute for Health and Care Excellence (NICE) July 2014)

16. Feitosa-Filho GS, Peixoto JM, Pinheiro JE, et al. III Diretriz Brasileira de Cardiogeriatria. Arq Bras Cardiol 2019 (In Press).

12

DISLIPIDEMIAS EM CRIANÇAS: ASPECTOS CLÍNICOS E TRATAMENTO

Cristiane Kochi
Osmar Monte

INTRODUÇÃO

A doença aterosclerótica é uma doença inflamatória crônica, de origem multifatorial, que se inicia na primeira década de vida, mas com um longo período pré-sintomático, caracterizado por obstrução progressiva da luz das artérias de médio e grande calibre, por placas de ateroma e trombos, disfunção endotelial e processo inflamatório.

As doenças cardiovasculares (DCV), manifestações clínicas da doença aterosclerótica, constituem a principal causa de morbidade e mortalidade em adultos. A dislipidemia (elevação do LDL-c, diminuição do HDL-c e aumento dos triglicérides) foi identificada como um fator de risco independente no desenvolvimento das DCV. Existe evidência de que as alterações das lipoproteínas se iniciam na infância e progridem até a vida adulta, e que as concentrações anormais do colesterol LDL e talvez de outras lipoproteínas estejam associados à aterosclerose e, portanto, aos desfechos adversos relacionados.

Na investigação realizada em Bogalusa[1], verificou-se que, em crianças e adolescentes (idade variando entre sete e 24 anos, média 18 anos), falecidas durante o estudo, o comprometimento da aorta por estrias gordurosas mostrou-se significativamente maior quando os valores plasmáticos de colesterol total (CT), LDL-c (determinados durante o estudo) e/ou o peso corpóreo estavam aumentados. Nas artérias coronárias, as estrias gordurosas também foram mais frequentes na presença de valores aumentados de CT e LDL-c (embora não significante); nos brancos e do sexo masculino, apresentavam-se significativamente associados aos valores de triglicérides (TG), VLDL-c, pressão arterial sistólica e diastólica e índice de massa corpórea. Em estudo multicêntrico[2], em jovens de 15 a 34 anos (1079 do sexo masculino e 364 do feminino) falecidos em consequência de acidentes, homicídios e suicídios, foi verificada correlação significante entre valores aumentados de LDL-c e VLDL-c e diminuídos de HDL-c (determinados após a morte) e a extensão da gravidade de lesões tanto na aorta como na coronária direita. O período de maior progressão das estrias gordurosas para placas fibrosas ocorre a partir dos 15 anos de idade[3].

Raitakari et al.[4] realizaram seguimento de 2.229 adultos jovens, entre 24 e 49 anos, que haviam participado previamente do estudo dos fatores de risco para aterosclerose na infância, com idade entre 3 e 9 anos. Analisaram-se valores de LDL-c, pressão arterial sistólica e tabagismo relacionando esses fatores de risco à espessura da camada íntima-média da artéria carótida, obtida por meio da ultrassonografia realizada na idade adulta. Foi realizada análise de regressão linear, correção para idade, sexo e fatores de risco vigentes, sendo encontrada forte associação entre os fatores de risco no período da adolescência e o aumento da camada íntima-média na idade adulta. Os fatores de risco encontrados na adolescência têm maior valor preditivo daqueles analisados no momento do exame de imagem na idade adulta, enfatizando a importância dos fatores de risco em idades precoces. Como importante fator de risco, destaca-se a história familiar de hipercolesterolemia e de doença cardiovascular, que está diretamente relacionada com os valores das lipoproteínas encontrados nas crianças[5].

A demonstração de que as doenças cardiovasculares podem ter sua origem na infância e adolescência leva à necessidade de que esses fatores de risco sejam amplamente investigados nesse período, com o objetivo de planejar intervenções cada vez mais precoces e, possivelmente, mais efetivas sobre os mesmos, reduzindo no futuro, a morbidade e mortalidade.

Considerando-se a importante participação das dislipidemias na formação da placa aterosclerótica e de suas consequências em longo prazo, é importante identificar e tratar as hiperlipemia precocemente a fim de se prevenir/retardar o aparecimento das lesões ateroscleróticas.

Assim sendo, duas perguntas são importantes: 1) quando se deve pedir o perfil lipídico de uma criança e adolescente? 2) como tratar a criança e adolescente com perfil lipídico alterado?

A triagem universal para pesquisa de dislipidemia ainda não é consenso mundial. Devido à alta prevalência da hipercolesterolemia familiar heterozigótica e da sua associação ao maior risco cardiovascular, o painel americano de especialistas sugere realizar uma triagem universal entre 9 a 11 anos e outra após os 17 anos. Isso porque há redução de cerca de 20% nos valores de colesterol total e de LDL durante a puberdade. Além disso, o painel de especialistas sugere a medida do colesterol não HDL (colesterol total – HDL) para reduzir custo e facilitar a dosagem (não há necessidade de jejum) e também por ter alta correlação com doença cardiovascular em adultos. Valores do não-HDL na infância se correlacionam com os valores obtidos em adultos[23,27].

Recomenda-se que o perfil lipídico mínimo (CT, TG, HDL-c, LDL-c) deva ser pedido para crianças e adolescentes acima de 2 anos e abaixo de 10 anos que:

A) *pensando em fator de risco lipídico para DCV*

1. crianças que tenham antecedentes de DAC familiar precoce pais ou avós (antes de 55 anos para o homem e 65 para mulher)

2. quando seus pais ou parentes próximos apresentarem CT ≥ 240 mg/dL ou TG ≥ 400 mg/dL.

3. apresentar xantomas ou dores abdominais recorrentes (pancreatite)

B) pensando em fator de risco não lípides para DAC.

1. crianças e adolescentes com obesidade, hipertensão arterial, diabetes, sedentarismo, tabagismo, doença renal

2. crianças e adolescentes que nasceram pequenas para a idade gestacional (PIG)

3. crianças e adolescentes que utilizem medicamentos ou sejam portadoras de doenças que cursam com dislipidemia (SIDA, hipotiroidismo, etc);

Se o perfil lipídico estiver alterado ele deve ser repetido entre 2 semanas a 3 meses a fim de se confirmar o quadro..

A periodicidade recomendada para a determinação dos lípides plasmáticos é motivo de debate. De uma forma geral, se o perfil lipídico for normal, mas existirem outros critérios de possível dislipidemia primária, como história familiar de doença aterosclerótica precoce ou outros fatores de risco, o exame pode ser repetido após um ano. Na ausência desses fatores, o exame pode ser repetido em até cinco anos.

Os valores de referência propostos para os lípides séricos na infância e adolescência estão descritos na Tabela 1. Em relação à hipertrigliceridemia na infância, um valor de triglicérides entre 100 e 200 mg/dL geralmente está relacionado à obesidade e resistência insulínica e acima de 400 mg/dL, geralmente relacionado a alterações genéticas.

Tabela 1: Valores de referência lipídica para a faixa etária de 2 a 19 anos

Parâmetro	Aceitável	Limítrofe	Alto (p95)	Baixo (p5)
CT	<170	170-199	>200	
LDL-c	<110	110-129	>130	
n-HDL-c	123	123-143	>144	
TG (0-9a)	<75	75-99	>110	

TG (10-19a)	<90	90-129	>130	
HDL-c	>45	35-45		<35
Apo A 1	>120	110-120		<110
Apo B	<90	90-109	>110	

De acordo com a I diretriz brasileira de Hipercolesterolemia familiar (Arq Bras Cardiol: 2012;99(2 Supl. 2):1-28)

As dislipidemias na infância e adolescência podem ser primárias (alterações genéticas) ou secundárias a várias condições e doenças. Tabela 2

Tabela 2: Causas de dislipidemias secundárias na infância e adolescência.

Causas	
a) causas exógenas	**b) causas endócrinas e metabólicas**
Álcool Contraceptivo oral Prednisona Esteroides anabolizantes Ácido 13-cis-retinóico	Porfiria intermitente aguda Diabetes tipo I e II Hipopituitarismo Hipotireoidismo Lipodistrofias Gestação
c) causas renais	**d) causas hepáticas**
Insuficiência renal crônica Síndrome hemolítica urêmica Síndrome nefrótica	Colestase intra-hepática Atresia biliar congênita Síndrome de Alagille
e) doenças de armazenamento	**e) outras causas**
Doença de armazenamento de cistina Doença de Gaucher Glicogenose Doença de Tay-sachs Doença de Niemann-pick	Anorexia nervosa Sobreviventes de câncer Transplante cardíaco Doença de Kawasaki Síndrome de Klinefelter Lúpus eritematoso sistêmico Síndrome de Werner

Adaptado de Peter O. Kwiterovich. Recognition and Management of Dyslipidemia in Children and Adolescents. J Clin Endocrinol Metab, November 2008, 93(11):4200-4209.

DISLIPIDEMIAS PRIMÁRIAS

A síntese, o transporte e o metabolismo das lipoproteínas ocorrem em muitos passos metabólicos e envolvem muitas proteínas especializadas. Diversos defeitos genéticos foram identificados nesses processos e são denominadas dislipidemias primárias. (Tabela 3) A maioria desses defeitos genéticos se apresenta na infância.

Tabela 3: Defeitos genéticos identificados nas dislipidemias primárias

Doença	Alteração da lipoproteina	Concentração plasmática	Defeito genético
Hipercolesterolemia familiar	↑↑LDL	↑↑colesterol	LDLR
Hipercolesterolemia autossômica recessiva	↑↑LDL	↑↑colesterol	LDLRAP
Hipercolesterolemia autossômica dominante	↑↑LDL	↑↑colesterol	PCSK9
Defeito familiar da ApoB	↑↑LDL	↑↑colesterol	Apo B-100
Sistolemia	↑LDL	↑colesterol	ABCG5 ou ABCG8
Hipertrigliceridemia familiar	↑VLDL, ↑LDL, ↓HDL	↑colesterol, ↑TG	Não conhecido
Quilomicremia familiar	↑↑quilomicrons, ↑VLDL	↑↑ TG	LPL, Apo CII, GP!HP1
Hipo alfa lipoproteina	↓HDL	Normal	Apo A-1
Disbetaliproproteina	↑↑ remanscentes de quilomicrons, ↑↑IDL	↑↑colesterol, ↑↑TG	Apo E

↑↑ muito alto, ↑moderadamente alto ↓ reduzido, LDL lipoproteina de baixa densidade, ABCG5 =ATP-binding cassette sub-family G member 5, LDLRAP1=LDLreceptor adaptor protein 1, PSCK-9 = Protein Convertase Subilisi/kexin tipo 9, GHIHBP1 = glycosylphosphatidylinositol-anchored high density lipoprotein binding protein 1

DIAGNÓSTICO CLÍNICO

Anamnese: As dislipidemias são doenças assintomáticas e de evolução lenta na maioria das vezes, porém dada a sua alta prevalência na população geral, em especial a hipercolesterolemia familiar heterozigótica (HFHe), e o seu grande impacto na manifestação da doença cardiovascular e mortalidade, toda a anamnese deve incluir a pesquisa do histórico familiar de dislipidemia, uso de medicamentos hipolipemiantes e de doença aterosclerótica prematura, incluindo o sexo e a idade de acometimento. A possibilidade de HF é sempre reforçada na presença de história familiar de hipercolesterolemia e/ou doença aterosclerótica prematura.

O exame físico - A pesquisa de sinais clínicos da dislipidemia, como os xantomas eruptivos (hipertrigliceridemia); xantomas tuberosos, xantomas tendinosos, xantelasma (HF) deve fazer parte do exame físico rotineiro e poderá ser complementada por exames subsidiários, como o ultrassom de tendão, em casos selecionados. O encontro desses sinais, embora não haja a necessidade de sua presença, sugerem fortemente essas etiologias. Os xantomas tendinosos são mais comumente observados no tendão de Aquiles e nos tendões extensores dos dedos, mas também podem ser encontrados nos tendões patelar e do tríceps. Eles devem ser pesquisados não só pela inspeção visual, mas também pela palpação. Quando encontrados, são praticamente patognomônicos de HF, mas ocorrem em menos de 50% dos casos[6]. Podem ser encontrados também xantomas planares intertriginosos, especialmente na HF forma homozigótica.

Portadores da forma homozigótica da HF podem apresentar também sopro sistólico de ejeção decorrente de estenose da valva aórtica e da região supra-aórtica.

Sob o aspecto clínico, as hipertrigliceridemia graves podem se acompanhar de xantomas eruptivos, lipemia retinalis, pancreatite ou dores abdominais recorrentes.

DIAGNÓSTICO LABORATORIAL

Para determinarmos a acurácia na medida das lipoproteínas plasmáticas devemos levar em consideração alguns aspectos importantes: a fase pré-analítica, relacionada a procedimentos de coleta, preparo da amostra ou a fatores intrínsecos do indivíduo, como estilo de vida, uso de medicações e doenças associadas e a analítica, relacionada aos métodos e procedimentos utilizados pelos laboratórios.

Convém lembrar que as concentrações plasmáticas das lipoproteínas podem sofrer alterações ao longo do tempo, caracterizadas como variação biológica interindividual. Estas variações podem ser expressas pelo Coeficiente de Variação (CV). Para Colesterol Total (CT), HDL-c e LDL-c, é cerca de 10% e, para os TG, cerca de 25%[7].

No preparo do paciente para a realização das determinações do perfil lipídico, recomenda-se manter o estado metabólico estável e a dieta habitual. O jejum não é necessário para realização do CT, HDL-c e Apolipoproteínas (ApoAI e ApoB), pois o estado pós-prandial não interfere na concentração destas partículas[8]. Esta quebra de paradigma traz para a rotina o estado metabólico habitual dos pacientes.

Os laboratórios devem adequar seus procedimentos, incluindo a flexibilização do tempo de jejum, respeitando sempre a orientação do médico solicitante. O laboratório deve informar no laudo as duas diferentes situações: sem jejum e jejum de 12 horas, de acordo com o critério do médico solicitante.

A análise dos valores de TG sem jejum prévio fornece informações importantes sobre lipoproteínas remanescentes associadas com risco aumentado de doença coronária[9].

Devemos lembrar que há uma variação interindividual dos lipídios plasmáticos que é considerável e importante, principalmente nos pacientes que apresentam valores próximos aos limites de tomada de decisão clínica[7].

Quando houver suspeita de uma dislipidemia familiar podemos solicitar a genotipagem do paciente e de seus familiares.

Cada vez mais, os testes com base em DNA estão sendo usados para confirmarem o diagnóstico de HF em pacientes com um membro da família que possui uma mutação ou em um paciente jovem com concentrações elevadas de colesterol LDL, com xantomas de tendão ou doença aterosclerótica.

A HF, uma das doenças monogênicas mais comuns, foi descrita como doença de herança autossômica dominante, sendo caracterizada pela elevação do CT e do LDL-c. O defeito mais frequente na HF é uma mutação no gene específico do receptor para LDL plasmático. Existem mais de 1.800 mutações do gene LDLR documentadas como causadoras de HF até o momento, representando cerca de 85% a 90% dos casos de HF[10].

Além da mutação do LDLR poderemos encontrar mutações com ganho de função da PCSK-9 causando a hipercolesterolemia familiar autossômica dominante[11], mutação da LDLRAP1 causando a hipercolesterolemia autossômica recessiva[12] e mutação da ApoB causando a hipercolesterolemia familiar por defeito da Apo B100[13].

Além destes genes apresentados, outros candidatos a serem causadores de HF são: APOE, IDOL (MYLIP), HCHOLA4 e STAP1[14.]

Os valores plasmáticos dos TG são marcadores das lipoproteínas ricas em TG circulantes e de seus remanescentes. A hipertrigliceridemia secundária é um achado frequente na obesidade, na síndrome metabólica no diabetes, hipotireoidismo, nefropatias crônicas e uso de medicações, mas as formas graves necessitam ser reconhecidas, pois causam risco aumentado de pancreatite. Afastadas as causas secundárias, deve-se considerar etiologia genética e de caráter familiar.

As hipertrigliceridemias primárias leves e moderadas são tipicamente poligênicas e resultam do efeito cumulativo de variantes genéticas comuns ou raras em mais de 30 genes. No entanto, existem formas graves, de apresentação muito rara, com modo de herança autossômico recessivo[15.]

Fenotipicamente, de acordo com a classificação de Fredrickson as hiper-trigliceridemias são classificadas de acordo com a anormalidade lipoproteica primária em hiperlipidemia familiar combinada (tipo 2b), disbetalipoprotei-nemia (tipo 3), hipertrigliceridemia primária simples (tipo 4) e hipertrigliceri-demia primária mista (tipo 5) e que têm uma base genética multigênica ou poligênica, sendo consequentes a efeitos aditivos de múltiplos alelos e de interação com fatores ambientais[16].

A quilomicronemia familiar é uma doença monogênica, que se caracte-riza pela persistência de quilomícrons elevados após jejum de 12 a 14 horas. Os valores dos TG são em geral acima de 1.000 mg/dL, e a condição se manifesta na infância ou na adolescência[16]. Sabe-se que, na forma mono-gênica de hipertrigliceridemia, cinco genes são responsáveis por causar as alterações lipídicas. Três deles afetam a atividade da LPL (gene da LPL, gene da Apo CII e gene da Apo A V)[15], enquanto outros dois afetam a montagem e o transporte da LPL (gene LMF-1 e gene GPIHBP-1). Porém, em cerca de 30% das quilomicronemias, não foram encontradas mutações em nenhum destes genes, sugerindo que outros possam causar este fenótipo[16,17,18].

TRATAMENTO

Os principais argumentos para o diagnóstico e tratamento da HF na infância ou adolescência para impedir ou retardar a doença cardiovascular podem ser resumidos da seguinte forma:

A aterosclerose começa em idade precoce e estudos como PDAY (Determinantes Pathobiológicos da Aterosclerose na Juventude) mostram que as primeiras lesões ocorrem nas primeiras décadas de vida e que seu desenvolvimento pode ser previsto pela concentração infantil de coleste-rol[2]. A concentração do colesterol na infância é um bom preditor de doença vascular na idade adulta[19]. Estudos de randomização mendeliana revelam que reduções na concentração de colesterol LDL que são mantidas desde o nascimento e ao longo da vida têm um benefício muito maior do que reduções mais intensas na idade adulta[20]. A terapia com estatinas em crian-ças com HF previne o espessamento da parede carotídea, que começa a se desenvolver em crianças não tratadas aos 7 anos de idade[21]. Medicamentos seguros e bem tolerados, como estatinas e ezetemiba, podem ser usados para reduzir drasticamente o colesterol LDL em crianças e adolescentes e evidências consideráveis mostram que eles reduzem a doença cardiovascular em adultos[22].

O diagnóstico, o tratamento e a monitoração das dislipidemias na infância tem sofrido grande mudanças nas últimas décadas. O último painel de especialistas publicado em 2011, ainda mantém a dieta e a atividade física como parte importante do tratamento, mas a recomendação da farmocoterapia tem mudado[23]. As recomendações dietéticas desse painel para redução de risco cardiovascular estão resumidas abaixo:

- aleitamento materno exclusivo até o 6ºmês e complementado até, ao menos, 12 meses. O aleitamento materno está associado à melhor saúde cardiovascular no futuro, redução do índice de massa corporal, redução da concentração de colesterol, menor prevalência de DM 2 e menor espessura da carótida em adultos.

- consumo de gordura limitado a 30% do valor calórico total, sendo que a gordura saturada deve ficar entre 7 a 10% e o consumo de colesterol em 300 mg/dia

- os 20% restantes da ingestão de gordura devem compreender uma combinação de gordura mono e poli-insaturada. A ingestão de gordura trans deve ser limitada e desestimulada.

- consumo de proteína deve permanecer entre 15 a 20% do valor calórico total e o de carboidrato entre 50 a 55%.

- estimular o consumo de frutas, legumes e vegetais e a redução da ingestão de bebidas adocicadas.

É importante ressaltar que o plano dietético deve ser individualizado, levando-se em consideração a idade da criança, sua velocidade de crescimento e sua atividade física.

Para crianças com dislipidemia, o consumo de gordura saturada deve ser reduzido para menos de 7% do valor calórico total, o consumo de colesterol < 200mg/dia tem se mostrado segura, porém apresenta modesta redução da concentração de LDL.

O uso de fitosterol pode ajudar a reduzir os valores de LDL a curto prazo, porém os estudos a longo prazo em relação à segurança e eficácia de seu uso ainda não foram completados. Portanto, pode-se utilizar os fitosteróis em crianças que não conseguiram reduzir os valores de LDL apenas com a dieta, na tentativa de se evitar o tratamento medicamentoso. A dose diária de 1,5 a 3g/dia é segura e aceitável pela criança e pode reduzir o LDL em 9 a 19%, mas não melhora a disfunção endotelial, quando esta já estiver presente. Não há estudos de eficácia e segurança em relação ao uso de outros nutracêuticos em crianças e adolescentes[25].

Com relação à atividade física, é recomendada atividade moderada a intensa, ao menos uma hora ao dia, associada à redução de atividades sedentárias (ex: tempo de tela) para menos de quatro horas ao dia.

Os critérios estabelecidos por esse painel de especialistas para iniciar tratamento medicamentoso, após período de orientação de mudança de estilo de vida, são:

- entre 10 a 21 anos: média de duas dosagens de LDL > 190mg/dL; LDL entre 160 a 189 mg/dL na presença de história familiar de doença cardiovascular precoce ou presença de um fator/condição de alto risco ou presença de dois fatores/ condição de risco moderado; LDL de 130 a 159mg/dL associado a dois fatores/condição de alto risco ou um fator/condição de alto risco e dois fatores/condição de risco moderado;

- abaixo de 10 anos: quando houver hiperlipidemia grave ou condições de alto risco associadas a alta morbidade;

- entre 8 e 9 anos: quando o LDL é persistentemente > 190mg/dL além de história familiar ou presença de fatores de risco.

Os fatores considerados de alto risco são: hipertensão que necessita de tratamento medicamentoso; tabagismo; obesidade (IMC > p97); condições de alto risco. Os fatores de risco intermediário são: hipertensão sem necessidade de tratamento medicamentoso; sobrepeso; HDL < 40mg/dL; condições de risco moderado. As condições consideradas como de alto risco incluem DM1 e 2; doença renal crônica; doença renal de estágio avançado; transplante cardíaco; doença de Kawasaki com aneurismas atuais. Já as condições de risco moderado são: doença de Kawasaki com aneurisma pregresso; doença inflamatória crônica; infecção pelo HIV e síndrome nefrótica.

A medicação de escolha para tratar a dislipidemia na infância é a estatina. Exceto a pitavastatina, as outras estatinas têm aprovação para seu uso em crianças com dislipidemia heterozigótica pela agência americana *Food and drug Administration (FDA)*. A rosuvastatina é a que tem maior meia vida e é a mais potente, sendo seguida pela atorvastatina. A sinvastatina é moderadamente potente e bem tolerada em doses de 40 mg/dia. A lovastatina, pravastatina e a fluvastatina são as menos potentes. Os efeitos colaterais são incomuns e efeitos na maturação sexual e crescimento não foram descritos. Discreta elevação de enzimas hepáticas ou da creatinofosfoquinase e mialgia foram descritos em poucos casos. As estatinas podem ser administradas em jejum ou com as refeições, de preferência à noite. Como são metabolizadas pela P450 CYP3A4, podem apresentar interação medicamentosa com outras substâncias, como por exemplo, os macrolídeos e a niacina[24].

Os quelantes de ácido biliar também podem ser utilizados nos casos de dislipidemia grave na infância. A única medicação aprovada pelo FDA na hipercolesterolemia heterozigótica na infância é o colesevelam, embora o colestipol e a colestiramina também sejam frequentemente usados. Os principais efeitos colaterais dessa classe de medicamentos são os gastrointestinais, como diarreia, náuseas, vômitos e dor abdominal e baixa adesão ao tratamento. A concentração da vitamina D pode reduzir durante o tratamento[24].

A niacina, apesar de não estar aprovada pelo FDA, pode ser uma terapêutica complementar em crianças com quadros mais graves e que não atingem os objetivos do tratamento com a estatina[24].

O ezetimiba é uma potente opção terapêutica, tanto isolada quanto conjuntamente ao uso de estatinas. Pode ser usado em qualquer hora do dia, em jejum ou com as refeições. Os estudos com ezetimiba em monoterapia mostraram poucos efeitos colaterais e nenhum efeito no crescimento ou na maturação puberal. O uso concomitante com fenofibrato aumenta o risco de eventos adversos, sendo necessária a monitoração dos pacientes. No entanto, a associação com gemfibrozil deve ser evitada devido ao maior risco de miopatia e colelitíase. O uso concomitante às estatinas também pode aumentar o risco de miopatias e elevação das transaminases hepáticas, porém essa associação é considerada segura[24]. Recomenda-se seu uso como monoterapia por bula e pelo FDA a partir dos 10 anos, porém há trabalhos que mostram segurança de seu uso a partir dos 5 anos e com estatina acima de 8 anos, diminuindo os efeitos colaterais dessas[28].

Os fibratos constituem uma classe de medicamentos de utilidade restrita na pediatria. Atualmente não há nenhum que tenha aprovação pelo FDA para uso na população pediátrica. A associação de fibrato com estatina aumenta o risco de evento adverso, inclusive de rabdomiólise[24].

Na tabela 4 estão resumidos os medicamentos, doses, aprovação pelo FDA e impacto no perfil lipídico em crianças e adolescentes.

Tabela 4: Medicamentos, doses, aprovação pelo FDA e impacto no perfil lipídico em crianças e adolescentes

Medicamento	Aprovação pelo FDA	dose	comentarios	Redução do LDL
Atorvastatina	Sim[a]	10-20mg/d	Pode ser titulada a cada 4 semanas	40%
Fluvastatina	sim[b]	20-80 mg/d	Pode ser titulada a cada 6 semanas	34%
Lovastatina	Sim[a]	10-40mg/d	Pode ser titulada a cada 4 semanas	17 a 36%
Pravastatina	Sim[c]	20-40mg/d	8 a 13 anos: 20mg; > 14anos: 40 mg	23 a 33%

Rosuvastatina	Sim[a]	5-20mg/d	Pode ser titulada a cada 4 semanas	38 a 50%
Sinvastatina	Sim[a]	10-40mg/d	Pode ser titulada a cada 4 semanas	40%
Colesevelam	Sim[a]	1,875 g 2x/d ou 3,75g/d	Monoterapia ou combinada	6 a 13%
Colestipol	não	7 a 12 anos:5g 2x/d ou 125 -500mg/kg/d; > 12anos:10-15g/d		10 a 20%
Colestiramina	não	6-12 anos:240mg/ kg/d, 3x/d; >12 anos: 8g/d, 2x/d	Antes das refeições; Iniciar com 2-4g ao dia, 2x/d	10 a 20%
Niacina	não	100-250mg/d (máximo de 10mg/kg/d); 3x/d, com refeições	Titular semanalmente, 100mg/d ou a cada 2-3 semanas, 250mg/d	17%
Ezetimiba	sim[d]	10mg/d		28-42%

a: 10 a 17 anos, para hipercolesterolemia familiar heterozigótica;
b: 10 a 16 anos, para hipercolesterolemia familiar heterozigótica;
c: 8 a 18 anos, para hipercolesterolemia familiar heterozigótica;
d: > 10anos, para hipercolesterolemia familiar heterozigótica

Anticorpos monoclonais para PCSK9 (alirocumab e evolocumab) reduzem o LDL e já estão sendo usados em adultos. Estudos de seu uso na infância estão atualmente em curso[25].

Mipomersen é oligonucleotídeo antissense que reduz a produção e secreção do VLDL, por inibir o RNAm da ApoB e também reduz as concentrações de LDL. Em ensaios clínicos de pacientes com hipercolesterolemia familiar homozigótica ou heterozigótica grave, o mipomersen reduziu o LDL em 25 e 28%, respectivamente. Seus eventos adversos incluem: mialgia, esteatose hepática, fatiga e lesão no local de aplicação. Embora testado em pacientes acima de 12anos de idade, a aprovação pelo FDA é apenas para pacientes acima de 18 anos com hipercolesterolemia familiar homozigótica[26].

MTP, proteína localizada no retículo endoplasmático de hepatócitos e enterócitos, inicia a incorporação de lipídeos, especialmente triglicérides, em ApoB, como etapa crítica na formação de quilomícrons no enterócito e VLDL no hepatócito. A inibição do MTP levará, portanto, à redução do VLDL e do LDL. O uso do lomitapide, uma pequena molécula que inibe MTP, foi avaliado em adultos com hipercolesterolemia familiar homozigótica, com redução de 50% das concentrações de LDL após 26 semanas de tratamento em associação com outras terapias hipolipemiantes. Atualmente, seu uso tem aprovação pelo FDA e pela agência regulatória europeia (EMA) como terapia adjuvante em adultos com hipercolesterolemia familiar homozigótica, porém estudos em crianças ainda não foram realizados[26].

Portanto, o diagnóstico de dislipidemia na infância tem importância grande na prevenção da doença cardiovascular futura.

Com a epidemia de obesidade atual, a dislipidemia secundária tem alta prevalência em nosso meio, mas também não podemos esquecer da hipercolesterolemia familiar heterozigótica, que apresenta também alta prevalência e, por ser assintomática, muitas vezes deixa de ser diagnosticada. Daí a importância da discussão da triagem universal. Com a triagem, além do diagnóstico das crianças e adolescentes com hipercolesterolemia familiar heterozigótica, muitos familiares que ainda não tinham o diagnóstico também poderão ser avaliados e, quando necessário, tratados para a doença.

Muitas medicações ainda estão em estudos para serem utilizadas na faixa etária pediátrica, assim como ainda são necessários maiores estudos ao longo prazo em relação ao perfil de segurança e eficácia.

REFERÊNCIAS BIBLIOGRÁFICAS

1. Berenson GS, Wattigney WA, Tracy RE et al - Atherosclerosis of the aorta and coronary arteries and cardiovascular risk factors in persons aged 6 to 30 years and studied at necropsy (The Bogalusa Heart Study). Am J Cardiol 1992; 70 : 851-8.

2. McGill HC Jr, McMahan CA, Malcom GT et al - Effects of serum lipoproteins and smoking on atherosclerosis in young men and women. The PDAY Research Group. Pathobiological determinants of atherosclerosis in youth. Arterioscl Thromb Vasc Biol 1997; 17: 95-106.

3. Tracy RE, Newman WP3, Wattigney WA, Berenson GS. Risk factors and atherosclerosis in youth autopsy findings of the Bogalusa Heart Study. Am J Med Sci 1995; 310 Suppl 1:37-41.

4. Raitakari OT, Juonala M, Kahönen M, Taittonen L, Laitinen T, Mäki-Torkko N, et al. Cardiovascular risk factors in childhood and carotid artery intima-media thickness in adulthood: the Cardiovascular Risk in Young Finns Study. JAMA. 2003;290:2277-83

5. Wiegman A, Rodenburg J, de Jongh S, Defesche JC, Bakker HD, Kastelein JJ, et al. Family history and cardiovascular risk in familial hypercholesterolemia: data in more than 1000 children. Circulation. 2003;107:1473-8.

6. Hopkins PN, Toth PP, Ballantyne CM, Rader DJ; National Lipid Association Expert Panel on Familial Hypercholesterolemia. Familial hypercholesterolemias: prevalence, genetics, diagnosis and screening recommendations from the National Lipid Association Expert Panel on Familial Hypercholesterolemia. J Clin Lipidol. 2011;5(3 Suppl):S9-17.

7. Hegsted DM, Nicolosi RJ. Individual variation in serum cholesterol levels. Proc Natl Acad Sci USA. 1987;84(17):6259-61.

8. Xavier HT, Izar MC, Faria Neto JR, Assad MH, Rocha VZ, Sposito AC, et al; Sociedade Brasileira de Cardiologia. [V Brazilian Guidelines on Dyslipidemias and Prevention of Atherosclerosis]. Arq Bras Cardiol. 2013;101(4 Suppl 1):1-20.

9. Nordestgaard BG, Benn M, Schnohr P, Tybjaerg-Hansen A. Nonfasting triglycerides and risk of myocardial infarction, ischemic heart disease, and death in men and women. JAMA. 2007;298(3):299-308.

10. Human Gene Mutation Database. [Internet]. [Accessed in 2018 July 10]. Available from: http://www.hgmd.cf.ac.uk/ac/gene.php? gene5LDLR

11. Mabuchi H, Nohara A, Noguchi T, et al. Genotypic and phenotypic features in homozygous familial hypercholesterolemia caused by proprotein convertase subtilisin/kexin type 9 (PCSK9) gain-of-function mutation. Atherosclerosis 2014 Sep;236(1):54-61.

12. Fellin R, Arca M, Zuliani G Calandra S, Bertolini S. The history of Autosomal Recessive Hypercholesterolemia (ARH). From clinical observations to gene identification. Gene 2015 Jan 15;555(1):23-32

13. Innerarity TL, Mahley RW, Weisqraber KH, Berson TP et al. Familial defective apolipoprotein B-100: a mutation of apolipoprotein B that causes hypercholesterolemia. J Lipid Res. 1990 Aug:31(8):1337-49

14. Brautbar A, Leary E, Rasmussen K, Wilson DP, Steiner RD, Virani S. Genetics of familial hypercholesterolemia. Curr Atheroscler Rep. 2015;17(4):491.

15. D. Fojo SS, Brewer R. Hypertriglyceridaemia due to genetic defects in lipoprotein lipase and apolipoprotein C-II. J.Int Med 1992 ; 231 : 669-677

16. Hegele RA, Ginsberg HN, Chapman MJ, Nordestgaard BG, Kuivenhoven JA, Averna M, et al; European Atherosclerosis Society Consensus Panel. The polygenic nature of hypertriglyceridaemia: implications for definition, diagnosis, and management. Lancet Diabetes Endocrinol. 2014;2(8):655-66.

17. Brahm A, Hegele RA. Hypertriglyceridemia. Nutrients. 2013;5(3):981-1001.

18. Gina P, Fonga LG, Pelletierb C, Mottlerb CD et al. Mutations in lipoprotein lipase that block binding to the endothelial cell transporter GPIHBP1. Proc Natl Acad Sci USA May 10, 2011;108(19):7980-4

19. Li S, Chen W, Srinivasan SR, et al. Childhood cardiovascular risk factors and carotid vascular changes in adulthood: the Bogalusa Heart Study. JAMA. 2003;290:2271–2276.

20. Ference BA. Mendelian randomization studies: using naturally randomized genetic data to fill evidence gaps. Curr Opin Lipidol. 2015;26:566–571.

21. Kusters DM, Avis HJ, De Groot E, et al. Ten-year follow-up after initiation of statin therapy in children withfamilial hypercholesterolemia. JAMA. 2014;312:1055–1057.

22. Wiegman A, Gidding SS, Watts GF, et al. Familial hypercholesterolaemia in children and adolescents: gaining decades of life by optimizing detection and treatment. Eur Heart J. 2015;36:2425–2437.

23. National Heart Lung and Blood Institute (NHLBI): Expert Panel on integrated guidelines for cardiovascular health and risk reduction in children and adolescents: summary report. Pediatrics. 2011;128(S5):S213–S256

24. Miller M, Wright CC, Browne B. Lipid-lowering medications for children and Adolescents. Journal of Clinical Lipidology (2015) 9, S67–S76

25. Martina AC, Gidding SS, Wiegman A, Watts GF. Knowns and unknowns in the care of pediatric familial hypercholesterolemia. J. Lipid Res. 2017. 58: 1765–1776.

26. Wiegman A & Hutten BA. Novel pharmacological treatments for children and adolescents with heterozygous familial hypercholesterolemia. Expert review of clinical pharmacology, 2017,vol. 10, no. 9, 919–921.

27. Benuck I. Point: The rationale for universal lipid screening and treatment in children. Journal of Clinical Lipidology (2015) 9, S93–S100

28. Santos RD, Gagliardi ACM., Xavier HZ, Casella Filho A, Araújo DB et al. I diretriz brasileira de hipercolesterolemia familiar. Arq Bras Cardiol: 2012;99(2 Supl. 2):1-28

13

HIPERCOLESTEROLEMIA FAMILIAR: EPIDEMIOLOGIA, DIAGNÓSTICO E TRATAMENTO FARMACOLÓGICO

Maria Cristina de Oliveira Izar

DESTAQUES

- A Hipercolesterolemia Familiar (HF) é a dislipidemia de base genética mais comum.

- Seu modo de herança é autossômico co-dominante, caracterizada por níveis muito elevados do colesterol da lipoproteína de baixa densidade (LDL-c), xantomas tendíneos e risco aumentado de doença arterial coronariana prematura.

- Associa-se a mutações nos genes *LDLR*, *APOB*, *PCSK9* e *LDLRAP-1.*

- Tem uma prevalência estimada de 1:200 a 1:250 indivíduos, sendo subdiagnosticada (<1% no Brasil) e subtratada (menos de 25% recebem tratamento hipolipemiante).

- É um problema de saúde mundial com mais de 34.000.000 de indivíduos portadores de Hipercolesterolemia Familiar e menos de 10% desses têm diagnóstico conhecido.

- A prevalência estimada no Brasil é de 1:263 indivíduos com Hipercolesterolemia Familiar.

- Na presença de mutações patogênicas o risco de DAC é 4 vezes maior.

- A Hipercolesterolemia Familiar tem impacto econômico no custo das internações por DAC, estimando-se em 52 milhões de reais ao ano.

- O tratamento compreende estatinas potentes e em doses máximas toleradas, combinação de fármacos

- Critérios de gravidade indicam a necessidade de intensificação do tratamento.

- A pesquisa de aterosclerose subclínica e dosagens de lipoproteína (a) (Lp(a)) auxiliam na estratificação de risco em pacientes com Hipercolesterolemia Familiar.

- Diagnóstico genético e o rastreamento de familiares são estratégias custo-efetivas que precisam ser implementadas.

PALAVRAS-CHAVE: Hipercolesterolemia Familiar, diagnóstico, tratamento, rastreamento, genética, aconselhamento.

INTRODUÇÃO

Hipercolesterolemia familiar como situação problema

A Hipercolesterolemia Familiar (HF) é uma das formas mais comuns de dislipidemia de base genética, cujo modo de herança é autossômico co-dominante e que se caracteriza por níveis muito elevados do colesterol da lipoproteína de baixa densidade (LDL-c), e pela presença de sinais clínicos característicos, como xantomas tendíneos e risco aumentado de doença arterial coronariana prematura[1]. Associa-se à maior ocorrência de aterosclerose prematura na forma heterozigótica e em homozigose praticamente todos os pacientes estarão afetados na vida adulta[1]. É identificada por níveis elevados do colesterol da lipoproteína de baixa densidade (LDL- colesterol, LDL-c), em razão de defeitos no gene que codifica o receptor de LDL (*LDLR*), com cerca de 2000 mutações já descritas até o momento[2,3]; pode também ser secundária a defeitos no gene *APOB*, que codifica a apolipoproteína B-100 (Apo B-100), onde a Apo B-100 defeituosa possui menor afinidade pelo LDL-R; ou ainda, quando existe catabolismo acelerado do LDL-R, devido a mutações com ganho de função no gene pró-proteína convertase subutilisina/kexina tipo 9 (*PCSK-9*), que codifica a proteína NARC-1, que participa do catabolismo do LDL-R[2,3]. O fenótipo clínico é muito semelhante entre as três formas mais comuns de Hipercolesterolemia Familiar, porém os defeitos do gene *APOB* são mais comuns entre algumas populações européias (1:300 a 1:700 na Europa central), enquanto mutações do gene *PCSK9* não têm uma freqüência estabelecida (em geral ~1%). A Hipercolesterolemia Familiar apresenta penetrância elevada[2,3] e assim, a maioria dos portadores de mutações causais para Hipercolesterolemia Familiar apresentarão o fenótipo clínico. Pelo seu modo de herança autossômico co-dominante, a metade dos descendentes em primeiro grau de um indivíduo afetado serão portadores do defeito genético e irão apresentar níveis elevados de LDL-c desde o nascimento e ao longo de suas vidas, sendo homens e mulheres igualmente afetados[2,3]. Os heterozigotos possuem metade dos receptores de LDL funcionantes, enquanto nos homozigotos por defeito no *LDLR*, ambos os receptores têm perda de função ou mesmo função nula[4]. A importância do diagnóstico genético reside no fato de que os critérios clínicos/laboratoriais muitas vezes não são conhecidos dos pacientes, dificultando a confirmação diagnóstica.

De acordo com normatização recente[5], a Hipercolesterolemia Familiar inclui múltiplos fenótipos devido a diferentes etiologias moleculares e fatores genéticos adicionais. Os níveis de LDL-c, o número de mutações e fatores adicionais protetores ou patogênicos determinam o risco de doença arterial coronária (DAC). Indivíduos sob risco pela história familiar, bem como aqueles com fenótipo de Hipercolesterolemia Familiar devem ser genotipados. Os resultados desse teste podem resultar em 3 categorias de indivíduos:

1. genótipo positivo, fenótipo negativo;

2. genótipo positivo, fenótipo positivo; e

3. genótipo negativo, fenótipo positivo.

Em alguns casos, outras etiologias moleculares devem ser pesquisadas[5], como mutações no gene apo (a), *LIPA*, que codifica a lipase ácida lisossomal, além da forma poligênica. O risco de DAC é maior em portadores de mutações patogênicas comparado àqueles sem mutações para qualquer valor de

173

LDL-c, e acima de 190 mg/dL, o risco de DAC chega a ser mais de 3 vezes maior para um mesmo nível de LDL-c nos portadores de mutações causais, comparado aos não portadores de mutações, provavelmente, devido à exposição ao longo da vida a níveis muito elevados de LDL-c[6].

EPIDEMIOLOGIA DA HIPERCOLESTEROLEMIA FAMILIAR

A Hipercolesterolemia Familiar é considerada um problema de saúde pública devido à elevada prevalência de doença coronária precoce e à redução da expectativa de vida observada em várias famílias. Aproximadamente 85% dos homens e 50% das mulheres podem ter um evento coronário antes de completar os 65 anos de idade se não tratados adequadamente. Estudos revelam que cerca de 200.000 pessoas no mundo vão a óbito a cada ano por ataques cardíacos precoces devido à Hipercolesterolemia Familiar e que poderiam ser evitados com tratamentos apropriados[1].

A Hipercolesterolemia Familiar tem uma prevalência dita *histórica* de 1:500 na população geral. Sabe-se hoje que com base nos dados do *Copenhagen General Population Study*, a estimativa de prevalência da Hipercolesterolemia Familiar, é de 1:223 por critérios clínicos[7] e de 1:217 utilizando teste genético[8]. Um relato do governo da Dinamarca concluiu que com uma prevalência de 1:200-250, apenas 11-13% dos portadores de HFHe seriam identificados (a falha no diagnóstico é particularmente importante nas crianças). Uma prevalência de HFHe de 1:220 se traduz em uma frequência alélica de 1:440 e 1:193.600 casos de Hipercolesterolemia Familiar homozigótica (HFHo), sendo preditos 28 casos de HFHo na Dinamarca, porém na verdade, muito poucos são reconhecidos[9]. Na maioria dos países a entidade permanece não diagnosticada (<1% no Brasil). Estima-se que no mundo todo existam mais de 34.000.000 de indivíduos portadores de Hipercolesterolemia Familiar. No entanto, menos de 10% desses têm diagnóstico conhecido de Hipercolesterolemia Familiar, e menos de 25% recebem tratamento hipolipemiante[10].

Na forma homozigótica, estimava-se sua prevalência em 1:1.000.000 de indivíduos, mas hoje sabemos que pode acometer 1 em cada 300.000 indivíduos, podendo ser maior (1 em cada 160.000 indivíduos), quando houver um efeito "fundador", ou seja, a Hipercolesterolemia Familiar homozigótica (HFHo) pode ser mais prevalente em algumas populações, como os sul-africanos (1:100.000), libaneses (1:170.000), franco-canadenses (1:270.000) e finlandeses, devido à presença de casamentos consanguíneos[11].

IMPACTO ECONÔMICO DA HIPERCOLESTEROLEMIA FAMILIAR

Embora a Hipercolesterolemia Familiar seja sub-diagnosticada ela é responsável por número significativo de internações hospitalares e perda de produtividade, pela alta incidência de doença cardiovascular aterosclerótica. Dados objetivos não existem em nosso país, mas utilizando-se da prevalência estimada de Hipercolesterolemia Familiar com base nos dados do estudo ELSA-Brasil na população adulta das instituições participantes e adotando-se os critérios do Dutch Lipid Clinic Network (DLCN), temos uma estimativa de 1:263, o que nos leva a uma população afetada de 766.000 indivíduos no Brasil.[12] Essa prevalência ainda varia com o gênero (0,38% em mulheres e 0,30% em homens), raça (0,25% em brancos, 0,47% em etnia mista e 0,67% em negros) e com a idade (0,10% de 35-45 anos, 0,42% de 46-55 anos, 0,60% de 56-65 anos e 0,26% de 66-75 anos).

Já um estudo que analisou o *odds* de doença arterial coronária (DAC) entre os portadores de Hipercolesterolemia Familiar, a prevalência estimada na idade adulta e calculou o número de internações hospitalares por DAC (CID 10: I20-I25), a prevalência de internações atribuíveis à DAC estaria entre 0,4% e 0,73% ao ano. Essas taxas dariam uma estimativa de 7249-12915 pessoas com Hipercolesterolemia Familiar internadas ao ano pelo SUS por DAC levando a um custo estimado em 29-52 milhões de reais ao ano (baseando-se nos anos de 2012-2014). Esse custo não é computado para o programa de diagnóstico precoce, rastreamento familiar e tratamento otimizado da Hipercolesterolemia Familiar[13], evidenciando a necessidade de diagnóstico e prevenção da Hipercolesterolemia Familiar, antes da instalação da DAC.

DIAGNÓSTICO

Critérios clínicos

O ponto de partida para se considerar a possibilidade diagnóstica de Hipercolesterolemia Familiar é a concentração de LDL-c ≥190 mg/dL em adultos, ou o colesterol total ≥ 310 mg/dL em adultos e ≥ 230 mg/dL em crianças e adolescentes até 19 anos[1]. Sinais clínicos, como a presença de algum grau de arco corneal, ocorrem em 50% dos indivíduos com Hipercolesterolemia Familiar entre 31- 35 anos. Já o arco corneal completo está presente em 50% dos portadores de Hipercolesterolemia Familiar aos 50 anos. Não existe, no entanto, correlação entre o grau do arco corneal e as manifestações de DAC.

Espessamento dos tendões ocorre em 63% dos portadores de Hipercolesterolemia Familiar; alterações na ecogenicidade dos tendões estão presentes em 90% dos portadores de Hipercolesterolemia Familiar; xantomas são detectados em 68% dos portadores de Hipercolesterolemia Familiar com mutações do gene *LDLR*.[4,10]

Alguns critérios diagnósticos têm sido utilizados na tentativa de uniformizar e formalizar o diagnóstico de Hipercolesterolemia Familiar, como por exemplo, os da Dutch Lipid Clinic Network (Dutch MEDPED), o US Make Early Diagnosis Prevent Early Death Program (USA MEDPED), e os do Simon Broome Register Group.[1,10]

O Departamento de Aterosclerose da Sociedade Brasileira de Cardiologia publicou a I Diretriz de Hipercolesterolemia Familiar, adotando os critérios do Dutch Lipid Network, acrescidos de um critério de Simon Broome[4], também adotados na Atualização da Diretriz Brasileira de Dislipidemias e Prevenção da Aterosclerose – 2017[14] (Tabela 1) e disponíveis em aplicativo[15]. Estes critérios podem ser empregados para melhor precisão diagnóstica, embora não esteja disponível até o momento uma validação para a população brasileira.

Os sinais clínicos da Hipercolesterolemia Familiar como: xantomas, xantelasmas e arco corneano não são muito sensíveis, mas podem ser bastante específicos. Ou seja, embora não haja necessidade de sua presença para o diagnóstico da Hipercolesterolemia Familiar, esses sinais, quando identificados, sugerem fortemente essa etiologia.

Dessa forma, o teste genético surge como uma ferramenta importante para definição diagnóstica, avaliação do risco de doença ateroscerótica cardiovascular, necessidade de rastreio familiar e aconselhamento, permitindo a criação de um serviço de excelência no tratamento da Hipercolesterolemia Familiar[5].

Tabela 1: Diagnóstico clínico de Hipercolesterolemia Familiar heterozigótica utilizado pelo escore do *Dutch Lipid Clinic Network*

História familiar	Escore
I. Parente de 1º grau com história de DAC ou doença vascular prematura	1
II. Parente de 1º grau com LDL-C > percentil 95, e/ou	1
I. Parente de 1º grau com xantomas tendíneos e /ou arco corneal	2
II. Crianças com < 18 anos com LDL-C > percentil 95	2
História pessoal	
I. DAC	2
II. Doença vascular periférica ou cerebrovascular	1
Sinais físicos	
I. Xantomas	6
II. Arco corneal em < 45 anos	4
Laboratório (para triglicérides < 200 mg/dL)	
I. LDL-C > 330 mg/dL	8
II. LDL-C 250-329 mg/dL	5
III. LDL-C 190-249 mg/dL	3
IV. LDL-C 155-189 mg/dL	1
Análise do DNA	
Presença de mutações funcionais no receptor de LDL	8

Diagnóstico de certeza ou definitivo: > 8 pontos; provável: 6-8 pontos; possível: 3-5 pontos; não é Hipercolesterolemia Familiar: < 3 pontos Adaptado de Atualização da Diretriz Brasileira de Dislipidemias e Prevenção da Aterosclerose – 2017[14]

DIAGNÓSTICO GENÉTICO

o diagnóstico genético da Hipercolesterolemia Familiar é feito por sequenciamento das regiões codificadoras dos genes causais, que são: *LDLR*, *APOB*, *PCSK9* e *LDLRAP-1*, utilizando-se a tecnologia de sequenciamento de nova geração (*Next Generation Sequencing*, NGS). Alguns painéis genéticos incluem ainda mutações da apolipoproteína (a), *LIPA* e forma poligênica[5], além de análise de inserções/deleções de exons pela técnica de MLPA (*Multiplex Ligand Probe Assay*), uma vez que quando estas ocorrem em heterozigose, tais alterações não são, em geral, detectadas.

Benefícios do teste genético[5]:

- Pode estabelecer ou confirmar um diagnóstico definitivo de Hipercolesterolemia Familiar.

- Oferece informação prognóstica e a possibilidade de refinamento da estratificação de risco devido à detecção de variantes patogênicas que indicam um maior risco cardiovascular.

- Um resultado de teste genético positivo se associa a aumento de início de terapia hipolipemiante e à adesão à terapia e reduções maiores nos níveis de LDL-c.

- A detecção precoce permite a oportunidade de tratamento mais precoce e modificações no estilo de vida.

- Quando um teste genético num caso índice é informativo, leva à cascata genética em indivíduos sob risco na mesma família com alta sensibilidade e especificidade.

- Pode excluir Hipercolesterolemia Familiar em membros da família sob risco que não herdaram a variante patogênica.

- teste genético permite discriminar, em nível molecular, entre indivíduos com Hipercolesterolemia Familiar heterozigótica (Hipercolesterolemia FamiliarHe), heterozigotos compostos, duplo heterozigotos, Hipercolesterolemia Familiar homozigóticos (HFHo), formas autossômicas recessivas, e aqueles em quem não se identificou uma variante patogênica, mas com fenótipo de Hipercolesterolemia Familiar.

- risco de eventos recorrentes nos familiares e as implicações para o planejamento familiar diferem nestes cenários.

- teste genético permite a identificação "potencial" de fenocópias que podem requerer terapêuticas específicas e apresentar padrões de herança diferentes da Hipercolesterolemia Familiar.

- Aumenta a utilidade pessoal e pode promover motivação adicional para adesão às medicações prescritas.

- Fornece uma explicação para a falha de resposta à dieta e exercícios físicos na abordagem das dislipidemias.

- Permite uma explicação para a história familiar de doença coronária prematura e da dificuldade de se tratar os níveis de LDL-c.

Implicações familiares do teste genético[5]:

- O teste genético pode afetar a dinâmica familiar e suas relações.

- Cascata genética: casos índice de Hipercolesterolemia Familiar devem receber recomendações para alertar familiares sob risco sobre seu risco de Hipercolesterolemia Familiar.

- Privacidade: indivíduos com Hipercolesterolemia Familiar podem apresentar dificuldades em comunicar seu resultado de teste genético a familiares sob risco e podem sentir que há perda da privacidade quando o fazem.

- Sentimento de culpa dos pais: os pais podem ter sentimentos de culpa por passarem suas variantes patogênicas ao (s) filho (s). Nessa situação, pode ser útil enfatizar os benefícios de ter essa informação em crianças, pois intervenção terapêutica precoce com doses efetivas de hipolipemiantes reduzem efetivamente o risco cardiovascular a níveis semelhantes à população geral.

- Culpa de sobrevivência: indivíduos na família cujo teste genético seja negativo sentem culpa. No entanto, é importante explicar que o tratamento precoce e efetivo em membros da família com a variante patogênica irão ter seu risco de doença cardiovascular reduzido para aquele esperado nos que não possuem variantes patogênicas.

Rastreamento familiar em cascata[5]

A partir de um caso-índice positivo para alguma mutação causal de Hipercolesterolemia Familiar serão recrutados todos os familiares de primeiro grau, em cascata, e nesses o teste realizado direciona-se à mutação encontrada no caso índice, estratégia custo-efetiva no diagnóstico de Hipercolesterolemia Familiar.

Diagnóstico de Hipercolesterolemia Familiar em crianças e adolescentes

A Hipercolesterolemia Familiar heterozigótica apresenta uma prevalência estimada em 1:200-250 indivíduos na população geral, numa estimativa de 34 milhões de casos em todo o mundo. Desses, 20 – 25% são crianças e adolescentes. Sabe-se que ocorrem 255 nascimentos por minuto em todo o mundo, assim, um bebê pode nascer com Hipercolesterolemia Familiar a cada minuto[1,16]. Crianças com HFHe não tratadas apresentam um aumento dramático no risco de DAC prematura após os 20 anos de idade[15]. Na forma homozigótica, crianças não tratadas podem apresentar DAC ou outras formas de doença cardiovascular na infância ou adolescência[17,18].

Se uma criança ou adolescente for diagnosticada como portadora de Hipercolesterolemia Familiar e tratada precocemente, indivíduos com Hipercolesterolemia Familiar podem ter uma expectativa de vida normal. É necessário um diagnóstico e manuseio precoces da Hipercolesterolemia Familiar em crianças. Na criança, a Hipercolesterolemia Familiar é diagnosticada por critério fenotípico, ou seja, níveis elevados e história familiar de LDL-c elevado e/ou DAC prematura, ou ainda por um teste genético positivo para mutações causadoras da Hipercolesterolemia Familiar. A infância é a ocasião ideal para se identificar se um indivíduo possui Hipercolesterolemia Familiar usando-se os níveis de LDL-c. Um LDL-c > 190 mg/dL, ou um LDL-c > 160 mg/dL com história familiar de DAC prematura e/ou níveis basais elevados de LDL-c em um dos pais faz o diagnóstico fenotípico de Hipercolesterolemia Familiar. Se um dos pais possui defeito genético para Hipercolesterolemia Familiar, o valor de corte para o LDL-c na criança é > 130 mg/dL[19].

Recomenda-se que seja feito o rastreamento em cascata de famílias usando estratégias fenotípica e genotípica combinadas[19]. Em crianças, o teste genético é recomendado a partir dos 5 anos de idade, ou até antes, se houver suspeita de Hipercolesterolemia Familiar homozigótica. Um estilo de vida saudável deve ser recomendado e tratamento com estatinas a partir dos 8-10 anos. A meta de LDL-c é < 130 mg/dL, ou reduções > 50% no LDL-c basal, especialmente se o LDL-c basal for muito elevado, se houver Lp(a) elevada, história familiar de DAC precoce, ou outros fatores de risco cardiovasculares. A identificação precoce da Hipercolesterolemia Familiar e o tratamento otimizado ao longo da vida reduzem a carga cumulativa de LDL e oferecem benefícios socioeconômicos e na saúde. O aumento da conscientização sobre a doença, especialmente entre os pediatras, o diagnóstico precoce e o tratamento otimizado na infância podem retardar ou prevenir a instalação da doença cardiovascular aterosclerótica[19].

TRATAMENTO DA HIPERCOLESTEROLEMIA FAMILIAR

O tratamento da Hipercolesterolemia Familiar deve levar em conta os valores iniciais de LDL-c (ou não-HDL-c) e o risco cardiovascular. A Hipercolesterolemia Familiar *per se* é considerada condição de alto risco de eventos cardiovasculares. Não tratada, na forma heterozigótica a Hipercolesterolemia Familiar antecipa o desenvolvimento de aterosclerose clínica para os 35 anos, e na forma homozigótica as manifestações de aterosclerose ocorrem já na adolescência[1].

O tratamento baseia-se na redução de LDL-c com estatinas em pelo menos 50% e alguns autores sugerem metas de LDL-c. Na prevenção primária a Atualização da Diretriz Brasileira de Dislipidemias e Prevenção da Aterosclerose – 2017 recomenda metas de LDL-c < 70 mg/dL e não-HDL-c < 100 mg/dL; na prevenção secundária metas de LDL-c < 50 mg/dL e não-HDL-c < 70 mg/dL[14]. Já pelas recomendações americanas[22] e européias[23], as metas seriam LDL-c < 100 mg/dL na prevenção primária e LDL-c < 70 mg/dL na prevenção secundária. Para obtenção de redução efetiva do LDL-c, as estatinas escolhidas são as de alta potência em doses máximas toleradas, como a atorvastatina 40-80 mg ou rosuvastatina 20-40 mg. A sinvastatina pode ser utilizada na dose de 40 mg mas, como não reduz 50% o LDL-c, deve ser associada à ezetimiba 10 mg[14]. A adição de ezetimiba reduz adicionalmente os níveis de LDL-c em cerca de 20% e seu uso se faz necessário na maioria dos pacientes com Hipercolesterolemia Familiar. Inibidores de PCSK9, como o evolocumabe 140 mg a cada duas semanas por via subcutânea, ou 420 mg a cada 4 semanas, e o alirocumabe 75-150 mg a cada duas semanas reduzem adicionalmente os níveis de LDL-c em 50-60% com segurança e sem acrescentar risco de eventos adversos relevantes.

Critérios de gravidade

Critérios de gravidade indicam metas mais agressivas de LDL-c e a necessidade de intensificação do tratamento. A definição de Hipercolesterolemia Familiar grave e os critérios de gravidade na Hipercolesterolemia Familiar são apresentados na Figura 1 e Quadro 1 (adaptado de Defesche et al)[24]. A presença de doença cardiovascular aterosclerótica manifesta ou subclínica, ou níveis elevados de LDL-c associados a um ou dois critérios do quadro 1 indicam a necessidade de intensificação do tratamento.

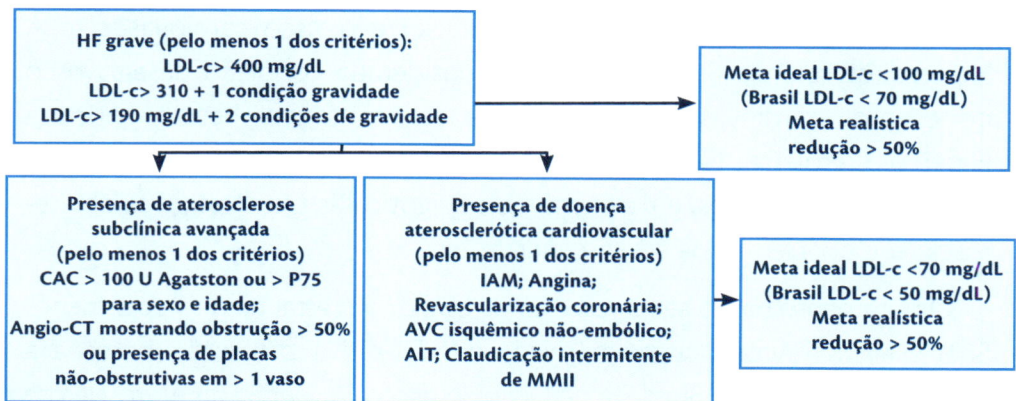

Figura 1: Definição de Hipercolesterolemia Familiar grave (adaptado de Defesche[24])

Quadro 1: Critérios de gravidade na Hipercolesterolemia Familiar

- Idade > 40 anos e sem tratamento;
- Tabagismo;
- Sexo masculino;
- Lipoproteina(a) >50 mg/dL;
- HDL-C < 40 mg/dL;
- Hipertensão;
- Diabetes mellitus;
- História familiar de DAC prematura em parentes de 1o grau (homens < 55 anos e mulheres < 60 anos);
- DRC (TFG <60 ml/min);
- IMC > 30 kg/m2

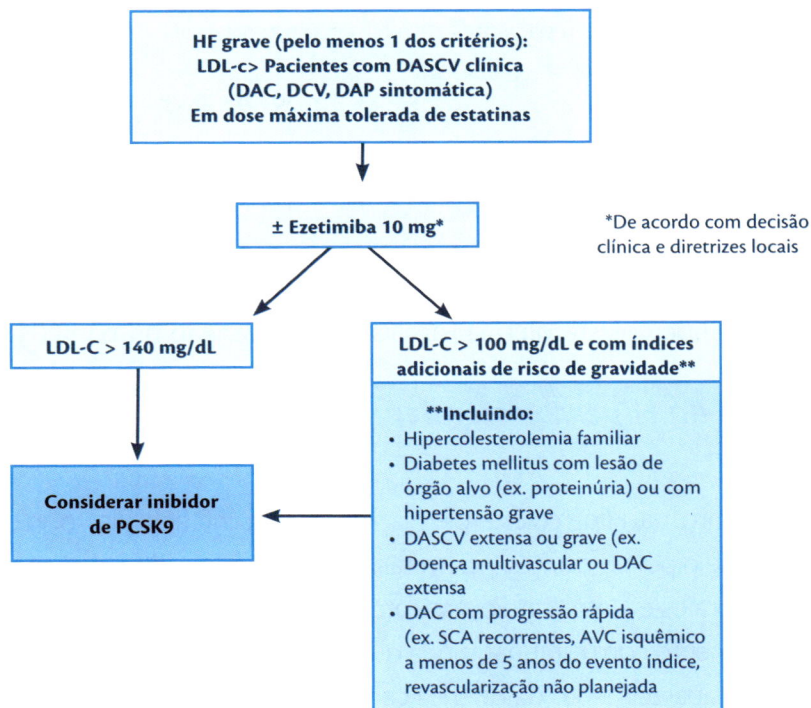

Figura 2: Algoritmo para guiar a decisão clínica quanto ao uso de terapias de adição às estatinas em pacientes com DASCV e Hipercolesterolemia Familiar. Adaptado de Landmesser U, et al.[23]

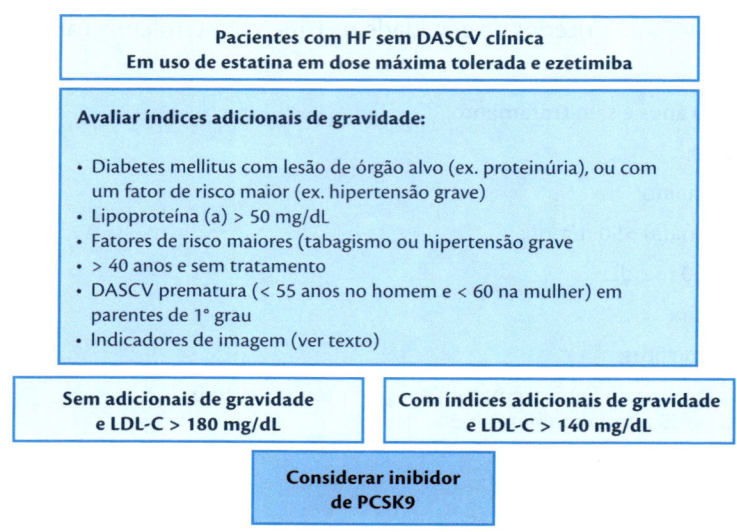

Figura 3: Algoritmo para guiar a decisão clínica quanto ao uso de terapias de adição às estatinas em pacientes com Hipercolesterolemia Familiar em prevenção primária.
Adaptado de Landmesser U, et al.[23]

A ESC/EAS criaram algoritmo para guiar a decisão clínica quanto ao uso de terapias de adição às estatinas em situações de muito alto e alto risco, como os pacientes com DASCV e Hipercolesterolemia Familiar (Figura 2) e aqueles com Hipercolesterolemia Familiar em prevenção primária (Figura 3).

Tratamento da Hipercolesterolemia Familiar na infância e adolescência

O tratamento da Hipercolesterolemia Familiar na infância visa o início precoce do uso de hipolipemiantes, para retardar ou impedir o desenvolvimento da DASCV. Embora os eventos cardiovasculares ocorram na fase adulta, o início precoce do tratamento com estatinas, ainda que em doses moderadas pode retarder em décadas o aparecimento da doença cardiovascular[19]. Além das mudanças de estilo de vida, o uso de fitosteróis tem se mostrado benéfico nessa população de pacientes. Diversos estudos clínicos controlados demonstraram que o consumo de alimentos contendo esteróis ou estanóis (1,5-3,0 g/dia) reduzem os níveis de LDL-c de 9-19% em crianças e adolescentes com Hipercolesterolemia Familiar com idade entre 4-15 anos[20,21]. Em nosso país, o uso de alimentos enriquecidos ou de suplementos contendo fitosteróis pode ser dado a partir dos cinco anos de idade[14]. Estatinas são a primeira opção no tratamento farmacológico, podendo ser prescritas a partir dos 8-10 anos em meninos e meninas[14,19]. As doses recomendadas em crianças e adolescentes são apresentadas na Tabela 2. A meta na infância e adolescência é de LDL-c < 130 mg/dL[19].

Em alguns casos pode ser necessária adição de ezetimiba ou de sequestrantes de ácidos biliares, ambos aprovados para uso a partir dos 10 anos[14,19]. Os sequestrantes de ácidos biliares podem reduzir a absorção de vitaminas lipossolúveis, sendo necessária sua suplementação. O ácido nicotínico raramente é associado, exceto em casos muito graves, por seus efeitos adversos indesejáveis[19].

Tabela 2: Doses de hipolipemiantes utilizadas em crianças e adolescentes (Classe IIa, nível B)[14]

Fármaco	Doses (mg/d)
Lovastatina	10-40
Pravastatina	10-40
Sinvastatina	10-40
Rosuvastatina	5-40
Atorvastatina	10-40
Colestiramina	4.000-16.000
Ezetimibe	10
Fitosteróis	1.200-1.500

Adaptado de Atualização da Diretriz Brasileira de Dislipidemias
e Prevenção da Aterosclerose – 2017[14]

CONCLUSÃO

A Hipercolesterolemia Familiar (HF) é a forma mais comum de dislipidemia herdada, caracterizada por níveis muito elevados do colesterol da lipoproteína de baixa densidade (LDL-c), xantomas tendíneos e risco aumentado de doença arterial coronariana prematura. Mutações nos genes *LDLR*, *APOB*, *PCSK9* e *LDLRAP-1* associam-se à Hipercolesterolemia Familiar, e na presença de uma mutação o risco aumentado de DASCV é muito maior. Doença subdiagnosticada e subtratada, constitui-se em problema de saúde pública mundial. Por seu impacto econômico e morbimortalidade elevada, há necessidade de identificação e tratamento por toda a vida. O uso de estatinas potentes em doses máximas toleradas e associação de fármacos podem mudar a história natural da doença. A presença de critérios de gravidade indica a necessidade de intensificação do tratamento. A pesquisa de aterosclerose subclínica e dosagens de lipoproteína (a) (Lp(a) auxiliam na estratificação de risco em pacientes com Hipercolesterolemia Familiar. Diagnóstico genético e o rastreamento de familiares são estratégias custo-efetivas que precisam ser implementadas.

REFERÊNCIAS

1. Nordestgaard BG, Chapman MJ, Humphries SE, Ginsberg HN, Masana L, Descamps OS, et al. Familial hypercholesterolaemia is underdiagnosed and undertreated in the general population: Guidance for clinicians to prevent coronary heart disease. Eur Heart J. 2013;34(45):3478–90a.

2. Brænne I, Kleinecke M, Reiz B, Graf E, Strom T, Wieland T, et al. Systematic analysis of variants related to familial hypercholesterolemia in families with premature myocardial infarction. Eur J Hum Genet 2016;24: 191–7.

3. Abul-Husn NS, Manickam K, Jones LK, Wright EA, Hartzel DN, Gonzaga-Jauregui C, et al. Genetic identification of familial hypercholesterolemia within a single U.S. health care system. Science 2016;354.

4. Santos RD, Gagliardi AC, Xavier HT, Casella Filho A, Araujo DB, Cesena FY, et al. [First Brazilian Guidelines for Familial Hypercholesterolemia]. Arq Bras Cardiol. 2012;99(2 Suppl 2):1–28.

5. Sturm AC, Knowles JW, Gidding SS, Ahmad ZS, Ahmed CD, Ballantyne CM, et al;

Convened by the Familial Hypercholesterolemia Foundation. Clinical Genetic Testing for Familial Hypercholesterolemia: JACC Scientific Expert Panel. J Am Coll Cardiol. 2018 Aug 7;72(6):662-680.

6. Khera AV, Won HH, Peloso GM, awson KS, Bartz TM, Deng X, et al. Diagnostic yield and clinical utility of sequencing familial hypercholesterolemia genes in patients with severe hypercholesterolemia. J Am Coll Cardiol 2016;67:2578–89.

7. Benn M, Watts GF, Tybjaerg-Hansen A, Nordestgaard BG. Familial hypercholesterolemia in the Danish general population: prevalence, coronary artery disease, and cholesterol-lowering medication. J Clin Endocrinol Metab. 2012;97(11):3956–64.

8. Benn M, Watts GA, Tybjærg-Hansen A, Nordestgaard BG. Mutations causative of familial hypercholesterolaemia: screening of 98 098 individuals from the Copenhagen General Population Study estimated a prevalence of 1 in 217. Eur. Heart J. 2016;37(17):1384–94.

9. EAS Familial Hypercholesterolaemia Studies Collaboration, Vallejo-Vaza AJ, Kastelein JJP, et al. Overview of the current status of familial hypercholesterolaemia care in over 60 countries - The EAS Familial Hypercholesterolaemia Studies Collaboration (FHSC). Atherosclerosis 2018;277:234-55.

10. World Health Organization; Familial hypercholesterolaemia (FH). Report of a second WHO consultation. Geneva: World Health Organization; 1999.

11. Cuchel M, Bruckert E, Ginsberg HN, et al. Homozygous familial hypercholesterolaemia: new insights and guidance for clinicians to improve detection and clinical management. A position paper from the Consensus Panel on Familial Hypercholesterolaemia of the European Athero- sclerosis Society. Eur Heart J 2014;35:2146–57.

12. Harada P, Miname MH, Bensenor IM, Santos RD, Lotufo PA. Familial hypercholesterolemia prevalence in an admixed racial society: Sex T and race matter. The ELSA-Brasil. Atherosclerosis 2018; 277:273-277.

13. Bahia LR, Rosa RS, Santos RD, Araujo DV. Estimated costs of hospitalization due to coronary artery disease attributable to familial hypercholesterolemia in the Brazilian public health system. Arch Endocrinol M

14. Faludi AA, Izar MCO, Saraiva JFK, Chacra APM, Bianco HT, Afiune A Neto, et al. Atualização da Diretriz Brasileira de Dislipidemias e Prevenção da Aterosclerose – 2017. Arq Bras Cardiol. 2017;109(2 Supl 1):1-76.

15. Calculadora para diagnóstico de hipercolesterolemia familiar. Disponível em: http://

187

departamentos.cardiol.br/sbc-da/2015/CALCULADORAHF2017/etapa1.htmlda/2015/
CALCULADORAHF2017/etapa1.html. Acesso em 13 de abril de 2019.

16. Watts GF, Gidding S, Wierzbicki AS, Toth PP, Alonso R, Brown WV, Bruckert E, et al. Integrated guidance on the care of familial hypercholesterolaemia from the International FH Foundation. Int J Cardiol 2014;171:309–325.

17. Stone NJ, Levy RI, Fredrickson DS, Verter J. Coronary artery disease in 116 kindred with familial type II hyperlipoproteinemia. Circulation 1974;49:476–488.

18. Daniels SR, Gidding SS, deFerranti SD. National LipidAssociation Expert Panel on Familial Hypercholesterolemia. Pediatric aspects of familial hypercholesterolemias: recommendations from the National Lipid Association Expert Panel on Familial Hypercholesterolemia. J Clin Lipidol 2011;5(3 Suppl.):S30 – S37.

19. Wiegman A, Gidding SS, Watts GF, Chapman MJ, Ginsberg HN, Cuchel M, et al. Familial hypercholesterolaemia in children and adolescents: gaining decades of life by optimizing detection and treatment. Eur Heart J. 2015;36(36):2425-37.

20. Gylling H, Plat J, Turley S, Ginsberg HN, Ellegard L, Jessup W, et al, European Atherosclerosis Society Consensus Panel on Phytosterols. Plant sterols and plant stanols in the management of dyslipidaemia and prevention of cardiovascular disease. Atherosclerosis 2014;232:346 – 360.

21. Amundsen AL, Ose L, Nenseter MS, Ntanios FY. Plant sterol ester-enriched spread lowers plasma total and LDL cholesterol in children with familial hypercholesterolemia. Am J Clin Nutr 2002;76:338 – 344.

22. Grundy SM, Stone NJ, Bailey AL, Beam C, Birtcher KK, Blumenthal RS, et al. 2018 AHA/ACC/AACVPR/AAPA/ABC/ACPM/ADA/AGS/APhA/ASPC/NLA/PCNA Guideline on the Management of Blood Cholesterol. Circulation. 2018 Nov 10:CIR0000000000000625.

23. Landmesser U, Chapman MJ, Stock JK, Amarenco P, Belch JJF, Borén J, et al. 2017 Update of ESC/EAS Task Force on practical clinical guidance for proprotein convertase subtilisin/kexin type 9 inhibition in patients with atherosclerotic cardiovascular disease or in familial hypercholesterolaemia. Eur Heart J. 2018;39(14):1131-43.

24. Defesche JC, Gidding SS, Harada-Shiba M, Hegele RA, Santos RD, Wierzbicki AS. Familial hypercholesterolaemia. Nat Rev Dis Primers. 2017;3:17093. doi: 10.1038/nrdp.2017.93.

14

DIABETES E DOENÇA CARDIOVASCULAR: IMPLICAÇÕES CLÍNICAS

José Francisco K. Saraiva
Elaine dos Reis Coutinho

INTRODUÇÃO

Diabetes é uma doença complexa e heterogênea em que diversas alterações metabólicas são responsáveis pela hiperglicemia. Dentre elas, estão a resistência dos tecidos periféricos à ação da insulina, aumento da produção hepática de glicose, aumento de lipólise e ácidos graxos livres circulantes, aumento da reabsorção renal de glicose e graus variados de deficiência na síntese e na secreção de insulina pela célula β pancreática.[1] Neste cenário, o metabolismo lipidico também é afetado tanto de forma quantitativa mas também com potencialização da aterogenicidade[2].

A principal causa de mortalidade nos indivíduos diabéticos tipo 2 (DM2) quanto no tipo 1 (DM1) de longa duração é cardiovascular, especialmente coronariana. Framingham em 1979 já apontava que o risco de doença cardiovascular (DCV) é o dobro nos indivíduos diabéticos do sexo masculino e triplicado do sexo feminino[3]. Quando associado a dislipidemia, este risco ainda se eleva em 3 a 4 vezes[4.]

Em um contexto de disfunção endotelial difusa, observa-se nos diabéticos um aumento da mortalidade por acidente vascular cerebral de até 3 vezes e quando sofrem evento coronariano, têm maior risco de morte que aqueles que não são diabéticos[5].

ALTERAÇÕES LIPÍDICAS TÍPICAS RELACIONADAS AO DIABETES MELITUS

O fluxograma abaixo descreve a relação do diabetes associado ao perfil de síndrome metabólica e as alterações lipídicas consequentes.

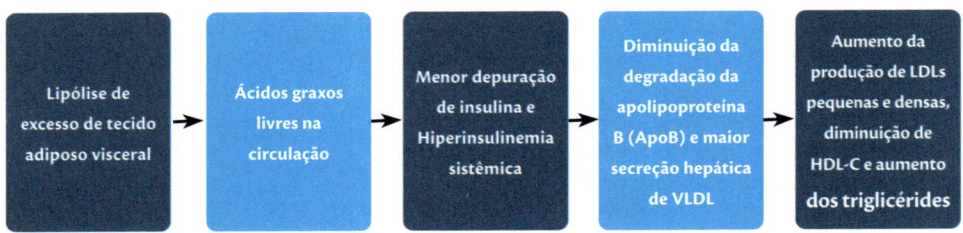

As anormalidades lipídicas qualitativas no DM2 referem-se a alterações no tamanho das lipoproteínas (VLDL grandes, LDL pequenas), e glicação das apolipoproteínas. Em relação ao LDL-C, o processo de glicação modifica a partícula de forma que sua carga elétrica torna-se negativa, o que facilita sua oxidação e consequentemente a torna mais aterogênica. Além disso, a conjugação não-enzimática da ApoB com glicose, resulta em uma partícula que é reconhecida por receptores de macrófagos da parede arterial, induzindo a formação de células espumosas, fundamentais no processo da aterosclerose.

Em relação às anormalidades quantitativas, a alteração mais frequente no DM2 é a hipertrigliceridemia. No Dm1 a elevação de triglicérides e da ApoB e o HDL-C baixo típicas do DM2, ocorrem principalmente nos pacientes descompensados.[6,7]

O aumento de lipoproteínas ricas em triglicérides no plasma está relacionado à maior produção de VLDL pelo fígado e uma diminuição na sua depuração. Além disso, ocorre diminuição do colesterol HDL devido ao aumento do catabolismo principalmente da subfração HDL2[3].

Diante destas alterações, os critérios utilizados para definição de síndrome metabólica segundo a IDF, incluem além da obesidade abdominal, a elevação de pressão arterial, glicemia de jejum e triglicérides (> 150 mg/dL ou tratamento de dislipidemia), além de redução do nível de HDL-c (< 40 mg/dL ou tratamento de dislipidemia).[8]

TRATAMENTO

O tratamento da dislipidemia e diabetes deve incluir: terapia comportamental (mudança nos hábitos de vida), controle da hiperglicemia e resistência a insulina e controle do perfil lipídico.

A avaliação dos níveis lipídicos deve ser realizada nos pacientes diabéticos no momento do diagnóstico, até obtenção dos alvos lipídicos e após, anualmente.

Tratamento medicamentoso

Hipertrigliceridemia

O colesterol não-HDL é um forte preditor de DCV nos indivíduos diabéticos, entretanto, o tratamento para redução do risco cardiovascular deve ser focado no LDL-C devido ao maior potencial aterogênico[7,9]

Dessa forma, o manuseio da hipertrigliceridemia no diabetes deve ser primariamente com estatinas e, quando triglicérides acima de 500 mg/dL, utilizar fibratos pelo risco de pancreatite aguda[10,11]. A utilização destes para redução do risco cardiovascular é incerta e pode ser considerada em associação com estatinas, como verificado no braço Lipid do estudo ACCORD (Action to Control Cardiovascular Risk in Diabetes), em que a associação de fenofibrato à estatina não mostrou benefício em pacientes diabéticos, mas diminuiu a ocorrência de desfechos cardiovasculares no subgrupo de pacientes com TG acima de 204 mg/dL e HDL-c abaixo de 34 mg/dL.[12]

Classificação de Risco Cardiovascular e Metas lipídicas:

Segundo a mais recente diretriz brasileira de dislipidemia[13], os pacientes diabéticos tipos 1 e 2 são classificados e têm suas metas lipídicas da seguinte forma:

Muito Alto Risco: Aqueles com doença aterosclerótica manifesta coronária, cerebrovascular, vascular periférica com ou sem eventos clínicos, ou obstrução ≥ 50% em qualquer território arterial. Meta lipídica: Redução de LDL −C >50% nos indivíduos sem uso de estatina, e para aqueles já em tratamento, alvo de LDL-C< 50 mg/dL e não HDL < 80 mg/dL.

Alto Risco: Individuos com LDL-c entre 70 e 189 mg/dL e presença de Estratificadores de Risco (ER) ou Doença Aterosclerótica Subclínica (DASC). Definem-se ER e DASC no diabetes como:

ER: idade ≥ 48 anos no homem e ≥ 54 anos na mulher; tempo de diagnóstico do diabetes > 10 anos; história familiar de parente de primeiro grau com DCV prematura (< 55 anos para homem e < 65 anos para mulher); tabagismo (pelo menos um cigarro no último mês); hipertensão arterial sistêmica; síndrome metabólica, de acordo com a International Diabetes Federation; presença de albuminúria > 30 mg/g de creatinina e/ou retinopatia; TFG < 60 mL/min.

DASC: ultrassonografia de carótidas com presença de placa > 1,5 mm; ITB < 0,9; escore de CAC > 10; presença de placas ateroscleróticas na angio--CT de coronárias. O alvo lipídico é LDL-C menor que 70 mg/dL e não HDL menor que 100 mg/dL para pacientes em uso de estatina, sem estatina redução superior a 50%.

Risco Intermediário: Pacientes diabéticos sem os critérios de DASC ou ER listados acima. Meta de LDL-C < 100 mg/dL e não HDL menor que 130 mg/dL para indivíduos em uso de estatina e redução de 30-50% para aqueles sem uso.

Se, em pacientes com risco muito alto, após 3 meses, os alvos não forem alcançados, o tratamento deve ser intensificado[13].

Tratamento não medicamentoso

A mudança comportamental dos indivíduos diabéticos e dislipidêmicos incluem atividade física, perda de peso e dieta adequada.

Segundo a Diretriz de Terapia Nutricional nas Dislipidemias[14] no plano alimentar, a ingesta de gorduras deve ser de 20 a 30% das calorias totais, sendo os ácidos graxos saturados e poliinsaturados menos de 7% e 10% respectivamente das calorias totais. Exemplos de ácidos graxos saturados são manteiga, óleos de dendê, leites e derivados integrais, bacon, torresmo e embutidos (linguiça, salame, presunto, salsicha e mortadela). Gordura hidrogenada vegetal, frituras, tortas industrializadas, bolos, fast-foods, pipoca de micro-ondas, sorvete de massa, além de biscoitos salgados, recheados e do tipo wafer, são fontes de gordura trans[13,14].

A recomendação da quantidade total de lipídios para diabéticos ainda é inconclusiva, e desta forma, como para todos os indivíduos, deve ser baseada em maior oferta de ácidos graxos monoinsaturados e poliinsaturados[15]. Estudos clínicos randomizados, de coorte e revisões sistemáticas mostram que uma dieta rica em ácido graxo monoinsaturado promove o controle glicêmico e reduz marcadores de risco cardiovascular[16] e portanto uma alternativa seria a substituição das dietas ricas em carboidratos e pobres em lipídios pela dieta mediterrânea.

Além disso, a quantidade de ácidos graxos saturados deve ser < 6% do total de calorias e ingesta inferior a 300 mg de colesterol alimentar/dia, evitando-se ao máximo o consumo de gordura trans.[17]

A dieta alimentar para perda de, em média, 7% do peso inicial ao longo de 6 meses, ao ritmo de 0,5 a 1,0 kg/mês.[18]

A Atividade física deve ser aeróbica moderada por 150 minutos/semana, distribuída em pelo menos três sessões com no mínimo 10 minutos e máximo de 75 minutos, com o objetivo de aumento do HDL-C e redução dos triglicérides.[19,20]

Em virtude da hipertrigliceridemia, a quantidade de carboidratos deve ser reduzida[21], assim como a ingesta de bebidas alcoólicas. O consumo de álcool diário deve limitar-se a uma dose ou menos para mulheres e a duas doses ou menos para homens.

MENSAGENS PRINCIPAIS

- A associação entre diabetes e dislipidemia é comum e capaz de aumentar o risco cardiovascular.

- Em indivíduos diabéticos, as alterações lipídicas mais frequentes são: elevação de triglicérides e baixo HDL-C. O LDL-C mantém seus valores iguais ou discretamente elevados, porém, suas moléculas são menores e mais densas com elevado potencial aterogênico.

- O tratamento da dislipidemia e diabetes deve incluir: terapia comportamental (mudança nos hábitos de vida), controle da hiperglicemia e resistência a insulina e controle do perfil lipídico.

- O paciente deve ter seu risco cardiovascular estimado e sofrer adequação dos níveis de LDL-C com estatinas para redução do risco cardiovascular.

- A introdução de fibratos é indicada quando triglicérides superiores a 500 mg/dL pelo risco de pancreatite aguda. Até este valor, a indicação é do tratamento com estatinas para redução de risco cardiovascular. O benefício de sua associação das duas classes drogas em indivíduos de alto risco cardiovascular é discutível.

BIBLIOGRAFIA

1. Diretrizes da Sociedade Brasileira de Diabetes: 2017-2018/Sociedade Brasileira de Diabetes ; [organização José Egidio Paulo de Oliveira, Sérgio Vencio]. – São Paulo: Editora Clannad, 2017. Disponível em: http://www.diabetes.org.br/profissionais/images/2017/diretrizes/diretrizes-sbd-2017-2018.pdf

2. Vergès B. Pathophysiology of diabetic dyslipidaemia: where are we?. Diabetologia. 2015;58(5):886–899. doi:10.1007/s00125-015-3525-8

3. Kannel WB, McGee DL. Diabetes and cardiovascular risk factors: the Framingham Study. Circulation 1979;59:8-13.

4. Wingard DL, Barrett-Connor E. Family history of diabetes and cardiovascular disease risk factors and mortality among euglycemic, borderline hyperglycemic, and diabetic adults. Am J Epidemiol. 1987 Jun; 125(6):948-58. PMID: 3578253

5. Selvin E, Marinopoulos S, Berkenblit G, Rami T, Brancati FL, Powe NR, et al. Meta-analysis: glycosylated hemoglobin and cardiovascular disease in diabetes mellitus. Ann Int Med 2004;141(6):421-31.

6. Stamler J, Vaccaro O, Neaton JD, Wentworth D. Diabetes, other risk factors, and 12-year cardiovascular mortality for men screened in the Multiple Risk Factor Intervention Trial (MRFIT). Diabetes Care 1993;16:434-44

7. Purnell JQ, Hokanson JE, Marcovina SM, Steffes MW, Cleary PA, Brunzell JD. Effect of excessive weight-gain with intensive therapy of type 1 diabetes on lipid levels and blood pressure: results from DCCT. Diabetes control and complications trial. JAMA. 1998;280:140-6.

8. L emos MCC. Dieta e dislipidemias. In: Francisco Bandeira, Endocrinologia e diabetes. 1ª ed. Rio de Janeiro: MEDSI; 2003;p. 1067.

9. Cercato C, Mancini MC, Arguello AM, Passos VQ, Villares SM, Halpern A. Systemic hypertension, diabetes mellitus, and dyslipidemia in relation to body mass index: evaluation of a Brazilian population.

10. Tratamento da dislipidemia associada ao diabetes. Diretrizes da Sociedade Brasileira de Diabetes: 2014-2015/Sociedade Brasileira de Diabetes – São Paulo: Editora Clannad, 2015, pag 127.

11. Sacks FM, Carey VJ, Fruchart JC. Combination lipid therapy in type 2 diabetes. N Engl J Med. 2010;363(7):692-4.

12. Faludi AA, Izar MCO, Saraiva JFK, Chacra APM, Bianco HT, Afiune Neto A et al. Atualização da Diretriz Brasileira de Dislipidemias e Prevenção da Aterosclerose – 2017. Arq Bras Cardiol 2017; 109(2Supl.1):1-76

13. Faludi AA, Izar MCO, Saraiva JFK, Bianco HT, Chacra APM, Bertoluci MC et al. Diretriz brasileira baseada em evidências sobre prevenção de doenças cardiovasculares em pacientes com diabetes: posicionamento da Sociedade Brasileira de Diabetes (SBD), da

Sociedade Brasileira de Cardiologia (SBC) e da Sociedade Brasileira de Endocrinologia e Metabologia (SBEM). Arq Bras Cardiol 2017; 109(6Supl.1):1-31

14. American Diabetes Association. 2. Classification and diagnosis of diabetes: *Standards of Medical Care in Diabetes—2019*. Diabetes Care 2019;42(Suppl. 1):S13–S28

15. Evert AB, Boucher JL, Cypress M, Dunbar SA, Franz MJ, MayerDavis EJ et al. Nutrition therapy recommendations for the management of adults with diabetes. Diabetes Care. 2014;37(Suppl 1):S120-43.

16. Khazrai YM, Defeudis G, Pozzilli P. Effect of diet on type 2 diabetes mellitus: a review. Diabetes Metab Res Rev. 2014;30(Suppl 1):24-33

17. Sacks FM, Lichtenstein AH, Wu JHY, et al.; American Heart Association. Dietary fats and cardiovascular disease: a presidential advisory from the American Heart Association. Circulation 2017;136:e1–e23

18. Jelleyman C, Yates T, O'Donovan G, et al. The effects of high-intensity interval training on glucose regulation and insulin resistance: a metaanalysis. Obes Rev 2015;16:942–961 147.

19. Little JP, Gillen JB, Percival ME, et al. Lowvolume high-intensity interval training reduces hyperglycemia and increases muscle mitochondrial capacity in patients with type 2 diabetes. J Appl Physiol (1985) 2011;111:1554–1560

20. Hamman RF, Wing RR, Edelstein SL, Lachin JM, Bray GA, Delahanty L et al. Effect of weight loss with lifestyle intervention on the risk of diabetes. Diabetes Care. 2006;29(9):2102-7

21. Brehm BJ, Lattin BL, Summer SS, Boback JA, Gilchrist GM, Jandacek RJ et al. One-year comparison of a high-monounsaturated fat diet with a high-carbohydrate diet in type 2 diabetes. Diabetes Care. 2009;32(2):215-20.

15

DISLIPIDEMIAS
DE CAUSAS SECUNDÁRIAS

João Eduardo N. Salles
Natália Amaral Cançado
Vanessa Cherniauskas Morikawa

INTRODUÇÃO

De maneira didática, as dislipidemias podem ser divididas em dois grupos de acordo com sua etiologia: as primárias, quando relacionadas às alterações genéticas, e as secundárias, quando acontecem em decorrência de uma doença primária (de base) ou de um tratamento medicamentoso. Neste capítulo, abordaremos as principais dislipidemias secundárias decorrentes de patologias endócrinas ou tratamentos associados, além de outras causas relevantes.

CAUSAS ENDOCRINOLÓGICAS DE DISLIPIDEMIAS SECUNDÁRIAS

Obesidade, Diabetes Mellitus, Síndrome Metabólica e Doença Hepática Gordurosa não alcoólica

Sabe-se que, a depender do tempo de desenvolvimento e da quantidade de excesso de peso adquirido, a obesidade pode causar e/ou exacerbar progressivamente um amplo espectro de comorbidades, como: dislipidemia, síndrome metabólica e diabetes mellitus. Indivíduos com obesidade central (visceral) apresentam maior predisposição a complicações metabólicas e cardiovasculares e isso se dá devido ao perfil de dislipidemia altamente aterogênica que tal fenótipo apresenta.

A vascularização e a atividade metabólica do tecido adiposo visceral estão envolvidas com a predisposição de tais complicações. Isso porque, fisiologicamente, o armazenamento de calorias extras no tecido adiposo ocorre quando o excesso de calorias excede o gasto de energia. Assim, o tecido adiposo pode se expandir de uma das seguintes formas: diferenciando precursores de tecido residentes para formar novos adipócitos (hiperplasia) ou aumentando os adipócitos já existentes (hipertrofia). A hiperplasia do tecido adiposo é considerada saudável e adaptável uma vez que o adipócito é capaz de manter uma boa vascularização e níveis adequados de adiponectina, hormônio anti-inflamatório sensibilizador da insulina bem como de outras adipocinas moduladoras do metabolismo. Por outro lado, a hipertrofia dos adipócitos está associada à ocorrência de hipóxia devido ao seu tamanho excessivamente expandido, o qual gera uma resposta insuficiente para induzir vascularização. Desse modo, o tecido adiposo sob hipóxia induz a maior expressão de genes pró-fibróticos, levando à fibrose do tecido ou até à sua necrose, e, consequentemente, à infiltração de células imunes e a inflamação dos tecidos.[1] Esses fatores combinados reduzem a função do tecido adiposo, levando a níveis persistentemente altos de nutrientes (açúcares e lipídios) no sangue e contribuindo para o início precoce da doença metabólica, causando deposição lipídica tóxica em outros tecidos, como músculo e fígado, correspondendo, então, ao fenótipo de obesidade metabolicamente não saudável.[2]

Assim, pode-se dizer que na obesidade visceral ocorre:[3,4]

1. Aumento da atividade lipolítica em relação a outros locais de tecido adiposo, que está relacionada com a maior expressão de receptores betaadrenérgicos, principalmente β3, associado a menor expressão de adrenorreceptores α2. Isto gera maior mobilização de ácidos graxos livres (AGL) para o sistema porta hepático, levando a redução do clearance hepático de insulina por

degradação e inibição de sua ligação, provocando hiperinsulinemia sistêmica, assim como inibição da supressão da produção hepática de glicose pela insulina.

2. Aumento da gliconeogênese devido ao excesso de AGL, responsáveis por fornecer fonte contínua de energia (trifosfato de adenosina [ATP]) e de substratos, levando, assim à maior síntese e secreção de VLDLcolesterol pelo aumento da esterificação de ácidos graxos livres e menor degradação de apolipoproteína B.

3. Redução da sensibilidade à insulina periférica no tecido muscular esquelético induzida pela elevação de ácidos graxos circulantes o que leva à menor captação de glicose por tal órgão.

4. No tecido muscular esquelético, a elevação de AGL induz à redução da sensibilidade periférica à insulina e à menor disponibilidade de glicose celular. Essa alteração, associada à menor extração hepática de insulina, ocasiona hiperinsulinemia periférica, inibição da lipólise do tecido adiposo subcutâneo e, consequentemente, o aumento do tecido visceral (omento e mesentérico), fator este que contribui para que o ciclo perpetue. O tecido adiposo é profundamente influenciado pela insulina. O efeito total da insulina consiste em melhorar o armazenamento e bloquear a oxidação dos AGL. O armazenamento de gordura é estimulado pela insulina de várias maneiras, cuja mais importante, é a de inibir profundamente a atividade da lipase hormônio-sensível no tecido adiposo e promover a deposição de gordura circulante em tecido adiposo, que ativa a enzima lipoproteína lipase (LPL), catalisando a hidrólise de lipoproteínas de densidade muito baixa (VLDL) e dos triglicerídeos (TG) presentes nos quilomícrons em AGL. A ação desta enzima torna os AGLs disponíveis para transferência para as células adiposas.

Tais alterações resultam em hiperinsulinemia, resistência à insulina, intolerância à glicose e dislipidemia. Em indivíduos obesos com predisposição genética ao diabetes mellitus, a exposição crônica a altas concentrações de AGL contribui para maior resistência insulínica muscular e para falência de células β pancreáticas, que se tornam incapazes de aumentar a secreção de insulina para vencer a resistência periférica à insulina, e também reduzem sua resposta à hiperglicemia pósprandial (secreção de insulina estimulada pela glicose), desencadeando o diabetes. Além disso, esse acúmulo de gotículas lipídicas nos hepatócitos é reconhecido como uma das principais causas de doença hepática gordurosa não alcoólica (DHGNA), considerada uma manifestação comum da síndrome metabólica, que ocorre em até 50% dos pacientes com diabetes mellitus tipo 2. É sabido que até 25% dos pacientes com dislipidemia têm elevação de transaminases. A doença hepática gordurosa não alcoólica tem alta prevalência (75 a 100%) em populações com alterações metabólicas secundárias à resistência insulínica, tais como obesidade abdominal, síndrome metabólica e diabetes mellitus tipo 2.[5]

Algumas alterações endócrinas são mais pronunciadas na obesidade visceral do que nos demais fenótipos. É característico o aumento da secreção de cortisol que resulta de eixo hipotalâmicohipofisário hiperativado e/ou hipersensível, o que representa em parte uma resposta alterada ao estresse agudo e/ou crônico. O hipercortisolismo, juntamente com hiperinsulinemia (HI), leva à redução da LPL e da atividade lipolítica, que resulta em acúmulo de gordura semelhante à síndrome de Cushing. Já a testosterona, que parece atuar na redução da gordura visceral por aumentar a lipólise nos adipócitos viscerais e reduzir a ação da LPL, muitas vezes está reduzida na obesidade devido ao hipogonadismo hipogonadotrófico. Desse modo, a dislipidemia típica da obesidade consiste em uma tríade aterogênica[6]:

1. Aumento do TG em jejum e pós-prandial e de AGL
2. Redução dos níveis de HDL colesterol
3. Aumento ou manutenção dos níveis de LDL colesterol com predominância de LDL denso e pequeno.

Com relação à síndrome metabólica ela difere quanto valores de referência apresentados pelas diversas diretrizes (OMS: Organização Mundial de Saúde, IDF: Internacional Diabetes Federation, NCEP: National Cholesterol Education Program) para estabelecimentos dos diversos critérios diagnósticos envolvidos.

Todos eles levam em consideração os seguintes parâmetros: cintura abdominal, glicose plasmática, TG, HDL colesterol e pressão arterial, variando apenas os pontos de corte entre cada um eles. No entanto, quanto ao perfil lipídico todos consideram a redução do HDL colesterol associada ou não ao aumento dos TG como fatores importantes para a composição da síndrome metabólica dada a fisiopatologia dessas alterações anteriormente citada.

Em relação ao risco cardiovascular nesses pacientes várias são as evidências clínicas e epidemiológicas que sustentam o conceito de que indivíduos com diabetes mellitus tipo 2 apresentam risco cardiovascular aumentado.[7,8] Além disso, Estudos de seguimento de longo prazo observaram que a presença de doença hepática gordurosa não alcoólica confere risco elevado de eventos cardiovasculares, e que este risco é proporcional ao grau de inflamação e fibrose hepática, independente de outros fatores associados.[5,9] Tais doenças apresentam fatores independentes para o aumento do risco cardiovascular, no entanto, contam com o agravante de que os pacientes com alterações metabólicas normalmente apresentam duas ou mais destas comorbidades associadas dentre outras o que reforça tanto o ciclo da fisiopatologia para a doença aterosclerótica como o incremento do risco de desenvolvimento de doença cardiovascular.

Hipotireoidismo e Hipertireoidismo

As dislipidemias secundárias às tireoidopatias acontecem devido ao importante papel do hormônio tireoidiano no metabolismo dos lipídeos, regulando a expressão e a atividade de várias enzimas e receptores importantes que influenciam nos níveis de lipídios e lipoproteínas.

De maneira geral, o hormônio tireoidiano desempenha os seguintes papéis[10,11]:

1. Estimula a expressão dos receptores LDL;
2. Estimula a conversão de colesterol em ácidos biliares, aumentando a colesterol-7-alfa-hidroxilase, enzima inicial na síntese de ácidos biliares;

201

3. Estimula a expressão de ABCG5 e ABCG8, transportadores do colesterol do hepatócito para a bile;

4. Estimula a atividade da LPL;

5. Diminui a produção de Apolipoproteína B;

6. Aumenta a absorção intestinal de colesterol devido ao aumento do NPC1L1;

Hipotireoidismo

Um paciente com hipotireoidismo caracteristicamente apresenta:

1. Aumento nos níveis de colesterol total e LDL colesterol [11,12]. Os níveis de LDL colesterol podem estar notavelmente elevados, podendo, inclusive, levar a suspeita de hipercolesterolemia familiar. Isso ocorre devido à diminuição dos níveis de receptores de LDL no fígado[10,11]. O hormônio tireoidiano estimula a expressão dos receptores LDL e, no hipotireoidismo, o número de receptores hepáticos de LDL é reduzido, levando à diminuição da depuração do LDL circulante e, assim, ao aumento dos níveis plasmáticos de LDL. Somando-se a isso, os níveis de PCSK9 são aumentados, o que contribui ainda mais para uma diminuição nos níveis de receptores hepáticos de LDL, acelerando o catabolismo dos receptores de LDL[10]. Além disso, há redução da conversão de colesterol em ácidos biliares, pela falta de estímulo sobre a colesterol 7-alfa-hidroxilase, enzima inicial na síntese de ácidos biliares, e que estimula a expressão de ABCG5 e ABCG8, transportadores do colesterol do hepatócito para a bile. Dessa forma, em pacientes com hipotireoidismo, ocorre uma diminuição na síntese e no transporte de ácidos biliares, contribuindo para um aumento nos níveis de colesterol LDL. Somando-se a isso, sabe-se que o hipotireoidismo está associado ao aumento da absorção intestinal de colesterol devido ao aumento do NPC1L1[13].

2. Aumento modesto nos níveis de HDL colesterol e de triglicerídeos[11] devido a menor ação da atividade da lipoproteína lipase que leva à diminuição da depuração de lipoproteínas ricas em TG, levando ao aumento dos níveis plasmáticos de TG no hipotireoidismo. Além disso, há maior secreção hepática de VLDL, o que também pode contribuir para elevações dos níveis plasmáticos de TG[14].

3. Os níveis de Lp (a) são aumentados, contudo o mecanismo permanece desconhecido.

Dito isso, concluímos que, deve ser prática clínica de rotina determinar a função tireoidiana em pacientes com elevações significativas no colesterol. Além disso, em geral, as alterações nos lipídios e lipoproteínas induzidas pelo hipotireoidismo são pró-aterogênicas e são mais graves com hipotireoidismo grave. A restauração da função da tireoide tende a normalizar as anormalidades lipídicas[15].

Hipotireoidismo subclínico

Ainda não se sabe se o hipotireoidismo subclínico também leva a alterações nos níveis de lipídios e lipoproteínas. Isso porque os resultados das avaliações de pacientes com esse perfil têm sido altamente variáveis na literatura, com alguns estudos mostrando alterações semelhantes às observadas em pacientes com hipotireoidismo manifesto e outros estudos mostrando nenhuma diferença em pacientes com hipotireoidismo subclínico em comparação aos controles. Contudo, sabe-se que uma variável importante é o grau de disfunção tireoidiana, pois em estudos que incluíram pacientes com níveis mais altos de TSH (> 10mIU/L) houve maior associação entre hipotireoidismo subclínico e anormalidades nos níveis de lipídios e lipoproteínas.[12]

Hipertireoidismo

No hipertireoidismo, temos as seguintes alterações:

1. Os níveis de colesterol total, LDL e Lipoproteína (a) são reduzidos. A diminuição dos níveis de colesterol LDL é principalmente devida a um aumento nos receptores hepáticos de LDL, resultando na eliminação acelerada do LDL circulante[11,16]. Além disso, o hipertireoidismo leva a uma diminuição na PCSK9, o que levará a uma diminuição na degradação dos receptores LDL, contribuindo para o seu aumento. Em vigência do aumento do hormônio tireoidiano, há ainda outros mecanismos já explanados anteriormente, dentre eles: aumento da conversão do colesterol em ácidos biliares, aumento da secreção biliar (eliminando ácidos biliares e colesterol), redução da absorção intestinal de colesterol na dieta, redução da produção da apolipoproteína B[2].

2. Os níveis de colesterol HDL são reduzidos. Especificamente, CETP, lipase hepática, LCAT e SR-B1 são aumentadas pelo hormônio tireoidiano, resultando em uma diminuição do colesterol HDL e um aumento no transporte reverso de colesterol.

3. O efeito nos níveis de triglicerídeos é variável.

Assim como no hipotireoidismo, quando a disfunção tireoidiana é a causa isolada, a restauração do eutireoidismo resulta na normalização dos níveis de lipídios e lipoproteínas.[11]

Tabela 1: Efeito do hormônio tireoidiano nos níveis de lipídios e lipoproteínas

	Hipotireoidismo	Hipotireoidismo subclínico	Hipertireoidismo
Colesterol total	↑	Normal ou ↑	↓
LDL-C	↑	Normal ou ↑	↓
HDL-C	Normal ou ↑	Sem alteração	↓
Triglicerídeos	Normal ou ↑	Normal ou ↑	Variável
Lp (a)	↑	Sem alteração	↓
Apo B	↑	↑	↓
Apo AI	↑	Sem alteração	↓

Doença de Cushing

A dislipidemia é uma característica comum da síndrome de Cushing, notando-se correlação direta com a gravidade do quadro. Apresenta-se classicamente com uma elevação dos triglicerídeos plasmáticos e do colesterol total devido ao aumento do VLDL e LDL circulantes[17]. A obesidade central, característica da síndrome, contribui para a dislipidemia, assim como sua associação ao diabetes, que altera ainda mais os níveis de lipídios e lipoproteínas. Com relação ao colesterol HDL, o efeito da síndrome de Cushing é mais variável, havendo relatos de aumento e de diminuição em diferentes estudos. Tais alterações no perfil lipídico tendem a melhorar após o tratamento e a diminuição dos níveis elevados de cortisol, embora uma normalização completa dos parâmetros lipídicos frequentemente não seja alcançada.

Os mecanismos pelos quais o excesso de glicocorticóides induzem alterações no metabolismo lipídico e lipoproteico não foram elucidados com precisão e a literatura é muitas vezes contraditória sobre esse tópico. A seguir, revisaremos alguns dos mecanismos potenciais que poderiam explicar as mudanças observadas:

1. O aumento sérico de glicocorticóides estimula a síntese de ácidos graxos hepáticos, aumentando a atividade da acetilCoA carboxilase, além de estimular as enzimas necessárias para a síntese de triglicerídeos no fígado. O aumento nos níveis de triglicerídeos hepáticos leva à diminuição da degradação da Apo B e a um aumento na formação e secreção de VLDL. Apesar do aumento das taxas de produção de VLDL, a sua depuração não é alterada, havendo aumento dos níveis séricos de triglicerídeos e contribuindo para o aumento dos níveis de colesterol LDL. Somando-se a isso, os glicocorticóides também aumentam a lipólise do tecido adiposo, resultando em um aumento nos níveis de AGL circulantes.[2]

2. Com relação ao colesterol HDL, estudos demonstraram que os glicocorticóides aumentam a síntese e secreção de Apo AI por efeitos diretos no promotor de Apo AI, que são mediados pelo

receptor de glicocorticóides. O aumento da produção de Apo AI pode levar a um aumento no colesterol HDL. Além disso, os glicocorticóides diminuem a atividade da lipase hepática e aumentam a atividade da LCAT, o que também pode contribuir para um aumento nos níveis de colesterol HDL. [17]

Independentemente do mecanismo que leve a dislipidemia, é bastante claro que a síndrome de Cushing aumenta o risco e a ocorrência de doença cardiovascular aterosclerótica. É provável que a dislipidemia contribua para o aumento da doença cardiovascular aterosclerótica, mas deve-se reconhecer que a síndrome de Cushing também induz outras anormalidades altamente associadas a um risco aumentado de doença cardiovascular aterosclerótica, como obesidade central, diabetes, resistência à insulina, hipercoagulabilidade e hipertensão. Portanto, é provável que o aumento da doença cardiovascular aterosclerótica observado em pacientes com síndrome de Cushing seja multifatorial, não se podendo culpar exclusivamente a circunstancia de hipercortisolismo. [17]

Tabela 2: Efeito da síndrome de Cushing nos níveis de lipídios e lipoproteínas

	Síndrome de Cushing
Colesterol total	↑
LDL-C	↑
HDL-C	Variável
Triglicerídeos	↑
Lp (a)	Nenhuma alteração ou ↑
Apo B	↑
Apo AI	Variável

Acromegalia

Em pacientes com acromegalia, ocorre as seguintes alterações:

1. Aumento nos níveis plasmáticos de triglicerídeos associado a um aumento na sua taxa de produção. O tratamento com hormônio do crescimento (GH) estimula a secreção de VLDL, o que provavelmente é facilitado pela capacidade do GH de estimular a lipólise, a qual fornece ácidos graxos para a síntese de triglicerídeos no fígado, aumentando assim a produção de VLDL. Além disso, vários estudos demonstraram que a atividade da lipoproteína lipase é diminuída em pacientes com acromegalia, o que pode diminuir a depuração de lipoproteínas ricas em triglicerídeos. Somando-se a isso, é provável que a resistência à insulina e o metabolismo anormal da glicose também contribuam para as anormalidades no metabolismo dos triglicerídeos. [18]

2. Diminuição nos níveis de colesterol HDL.[19] Foi relatado que LCAT, CETP, lipase hepática e proteína de transferência de fosfolipídios diminuíram em pacientes com acromegalia, podendo resultar em uma diminuição no transporte reverso de colesterol, e levando a redução de colesterol HDL.[20]

3. O efeito nos níveis de colesterol total e de colesterol LDL tem sido variável. Sabe-se, no entanto, que há um aumento nos níveis LDL muito pequenas e densas e nos níveis de apolipoproteína B.[21]

É importante ainda lembrar que a acromegalia contribui para a resistência insulínica, havendo, portanto, duas causas de dislipidemia secundária associadas que favorecem o aumento do risco cardiovascular[19].

O tratamento da acromegalia que normaliza os níveis de hormônio do crescimento e IGF-1 geralmente resulta em uma diminuição dos níveis plasmáticos de triglicerídeos e um aumento nos níveis de colesterol HDL. Além disso, LDL e Lp (a) também podem diminuir.[22]

Deficiência de Hormônio de Crescimento (GH)

Dislipidemia é comumente observada em adultos com deficiência de hormônio do crescimento com as seguintes alterações:

1. Os níveis plasmáticos de colesterol total, colesterol LDL e triglicerídeos estão elevados. O hormônio do crescimento aumenta a expressão dos receptores hepáticos de LDL. Na sua deficiência, há, portanto, uma redução na expressão desses receptores, levando ao aumento dos níveis de colesterol total e colesterol LDL. Com a administração do GH, durante o tratamento, o número de receptores de LDL aumenta, levando então a uma diminuição dos níveis plasmáticos de LDL.[23]

2. Os níveis plasmáticos de triglicerídeos estão elevados pois há um aumento na produção hepática de VLDL e uma redução na depuração de VLDL, que juntos podem levar a um aumento nos níveis plasmáticos de triglicerídeos. A terapia com hormônio de crescimento estimula a secreção de VLDL e aumenta a depuração de VLDL, o que provavelmente é devido a seus efeitos na regulação positiva dos receptores de lipoproteínas de baixa densidade, levando a um efeito neutro nos níveis plasmáticos de triglicerídeos.[24,25]

3. Os níveis de colesterol HDL estão diminuídos.

Deve-se reconhecer ainda que a deficiência de hormônio do crescimento leva ao aumento da adiposidade, o que pode ser um importante contribuinte para a dislipidemia. Porém, mesmo no controle do IMC, a dislipidemia ainda está presente em pacientes com deficiência de hormônio do crescimento[26]. Sabe-se que pacientes com deficiência de GH apresentam risco cardiovascular aumentado e é provável que a dislipidemia tenha sim um papel importante. No entanto, vale lembrar que tais pacientes também apresentam aumento da adiposidade visceral, resistência insulínica e aumento da prevalência da síndrome metabólica, podendo-se dizer então que o aumento de risco tem provável etiologia multifatorial.

Testosterona

Os níveis séricos de testosterona estão diretamente correlacionados com os níveis de colesterol HDL e apolipoproteína AI. Indivíduos com baixos níveis séricos de testosterona apresentam[27,28]:

1. Níveis mais baixos de colesterol HDL e apolipoproteína AI.

2. Níveis mais elevados de colesterol total, LDL, apolipoproteína B e triglicerídeos.

3. Como consequência dos baixos níveis de colesterol HDL e altos níveis de triglicerídeos, indivíduos com baixos níveis séricos de testosterona têm maior probabilidade de ter síndrome metabólica.

Os estudos sobre terapia de privação de andrógenos demonstraram um aumento nos níveis plasmáticos de colesterol HDL e apolipoproteína AI associada a uma elevação do colesterol LDL, colesterol não HDL, Lp (a) e de triglicerídeos. Assim, evidenciou-se que os pacientes com deficiência de andrógeno tratados com a terapia usual de testosterona, apresentaram alterações modestas ou inexistentes nos níveis plasmáticos de lipídios e lipoproteínas.[29,30] Já o uso de esteróides androgênicos em altas doses em homens jovens com o objetivo de aumentar a massa e a força muscular pode ter efeitos importantes quanto aos níveis de colesterol HDL, que ficam marcadamente reduzidos, e de colesterol LDL que apresentam-se mais altos.[31] Desse modo, em um homem atlético com níveis inesperadamente baixos de colesterol HDL, deve-se suspeitar do uso de andrógenos e/ou esteróides anabolizantes. As explicações devem-se ao fato de que as doses usadas pelos atletas são muito maiores do que as usadas na reposição típica de testosterona e os esteróides androgênicos usados são frequentemente mais potentes (por exemplo, nandrolona-decanoato e oxandrolona), os quais não são convertidos em estrogênio pela aromatase e, portanto, seus efeitos nos níveis lipídicos séricos não serão contrabalançados pela formação de estrogênio.

O mecanismo fisiopatológico para tais alterações lipídicas sob ação da administração de testosterona são[31,32]:

1. Aumento da expressão de SR-B1 no fígado o que facilita a transferência de colesterol das partículas de HDL para o hepatócito, diminuindo os níveis plasmáticos de colesterol HDL

2. Aumento na atividade da lipase hepática plasmática que aumenta a hidrólise de triglicerídeos e fosfolipase no HDL, resultando na formação de partículas menores de HDL, a liberação de Apo AI e aumento da degradação de Apo AI, levando a uma diminuição nos níveis plasmáticos de HDL

3. Antagonizar a capacidade dos estrogênios de estimular a expressão do receptor de LDL no fígado, o que leva a uma diminuição de tais receptores e, assim, aumenta os níveis plasmáticos de colesterol LDL

Hormônios Esteróides do Sexo Feminino

Mulheres na Pré-Menopausa

O perfil lipídico plasmático das mulheres na pré-menopausa é menos pró-aterogênico do que o perfil lipídico nos homens, pois[34]:

1. os níveis de colesterol HDL são aumentados (aproximadamente 10 mg/dL mais alto em mulheres)

2. os níveis de colesterol LDL, colesterol não HDL e triglicerídeos são levemente mais baixos em comparação aos valores masculinos, sendo o tamanho médio das partículas de LDL aumentado em mulheres na pré-menopausa em comparação aos homens.

Essas diferenças surgem durante a puberdade, quando os níveis de colesterol HDL diminuem e de triglicerídeos aumentam nos meninos, enquanto nas meninas permanecem os mesmos. Os níveis de colesterol LDL são semelhantes em meninos e meninas antes e durante a puberdade, mas após os 20 anos ocorre elevação do colesterol LDL tanto nos homens como nas mulheres, sendo esse aumento maior no sexo masculino.

Há muitos anos se reconhece que o risco de doença cardiovascular em mulheres na pré-menopausa é muito baixo e substancialmente inferior ao dos homens de idade semelhante, havendo um atraso de aproximadamente 10 anos para o desenvolvimento de doenças cardiovasculares em mulheres em comparação aos homens. Acredita-se que tal fato possa ser decorrente do perfil lipídico menos pró-aterogênico das mulheres nesta fase de vida.[35]

Gestação

As principais alterações lipídicas decorrentes da gestação são as elevações das concentrações de TG e VLDL, que ocorrem de forma progressiva, chegando a quadruplicar até o último trimestre devido aos seguintes mecanismos[36]:

1. Primeiro trimestre: estado anabólico com maior sensibilidade à insulina, aumento da lipogênese e redução da lipólise. Por isso, nessa fase devido a influência da progesterona ocorre:

- Redução de triglicerídeos
- Redução de LDL colesterol
- Redução de HDL colesterol
- Redução de Apo B

2. Terceiro trimestre: ocorre resistência à insulina e síntese hepática de glucose responsáveis pelas seguintes alterações:

- Aumento de LDL colesterol
- Aumento de Apo B
- Aumento de triglicerídeos
- Aumento de HDL colesterol

O aumento de triglicérides gestacional ocorre para suprir demandas aumentadas de energia da mãe, como precursor de hormônios para a placenta, além de fornecer colesterol e ácidos graxos essenciais ao feto. O valor de triglicerídeos ao final da gestação está mais relacionado ao peso fetal do que à glicemia, pois nesse momento ocorre grande transferência de ácidos graxos da mãe para o feto para a formação vascular e neural. Após o parto, ocorre normalização.

Tabela 4: Comparação dos níveis de lipídios e lipoproteínas em mulheres na pré-menopausa em comparação com homens

Lipídios / Lipoproteína	Mulheres na pré-menopausa comparadas aos homens
LDL-C	↓
HDL-C	↑
Triglicerídeos	↓
Não HDL-C	↓

Mulheres Pós-Menopausa

As alterações nos lipídios e lipoproteínas que ocorrem durante a menopausa são relativamente pequenas sendo relatados aumentos no colesterol LDL e na sua composição para partículas de LDL pequenas e densas. Já os níveis de colesterol HDL tendem a permanecer estáveis. Após a menopausa cirúrgica, essas alterações tendem a ser mais rápidas e robustas e, nesse cenário, foi relatado que os níveis de Lp (a) aumentam. Além disso, a menopausa está associada a aumentos da gordura corporal total e central e a uma diminuição da sensibilidade à insulina, fatos que também afetam o metabolismo lipídico e lipoproteíco.[37]

Após a menopausa, é bem estabelecido que o risco de doença cardiovascular aumenta nas mulheres, inclusive nos casos de menopausa prematura, o que reforça o fato de que a idade não é o único fator que contribui para esse risco aumentado.

Tabela 5: Efeitos da menopausa nos lipídios e lipoproteínas

Lipídios / Lipoproteínas	Pós-menopausa vs pré-menopausa
LDL-C	↑
HDL-C	Nenhuma ou pouco ↓
Lp (a)	Nenhuma ou ↑

Lipodistrofia

As lipodistrofias caracterizam-se por quadros graves de resistência à insulina com as seguintes consequências[38]:

1. Aumento de triglicerídeos
2. Redução de HDL colesterol
3. Aumento de LDL colesterol cujas partículas são pequenas e densas

As lipodistrofias podem ser classificadas de acordo com suas causas: genéticas ou adquiridas. Dentre as causas genéticas existem temos:

1. **Síndrome de Dunningan ou Koberling-Dunningan:** é uma lipodistrofia parcial familiar e manifesta-se por lipodistrofia com acúmulo de gordura na face. Sua herança é autossômica dominante devido a mutação no gene lamin A/C (LMNA).

2. **Síndrome de Seip-Berardinelli:** é uma lipodistrofia generalizada congênita decorrente das mutações nos genes BSCL2 ou AGPAT2, transmitida de modo autossômico resecivo. Suas manifestações clínicas incluem os seguintes achados: acantose nigricans, esteatose hepática e hepatomegalia (com ou sem esplenomegalia associada), alta estatura, aspectos acromegalóides, hipertensão, retardo mental

Nas mulheres com lipodistrofia pode haver ainda clitoromegalia, hirsutismo, ovários policísticos, fertilidade reduzida e tecido mamário bem desenvolvido, mas com pouco tecido subcutâneo ao seu redor.

Glicogenose tipo 1

Doença em que ocorre deficiência da glicose-6-fosfatase para a quebra do glicogênio hepático em glicose gerando seu acúmulo no fígado. Por isso ela também pode ser chamada de doença do armazenamento do glicogênio tipo 1, a qual faz parte do grupo de doenças metabólicas hereditárias, e que leva às seguintes manifestações[39]:

1. o acúmulo de glicogênio, que por não ser convertido em glicose, leva ao desvio dessa via metabólica para outra via gerando o acúmulo de acetilcoenzima A, que é utilizada para a síntese de VLDL.

2. Hipertrigliceridemia: a insulina baixa leva à lipólise e, assim, aumento de ácidos graxos livres na circulação e redução de tecido adiposo, escasso nessas crianças.

3. O acúmulo de acetilcoenzima A leva à maior produção de VLDL e redução do seu catabolismo pela diminuição da ação da lipase lipoproteica devido a hipoinsulinemia.

4. Hipoglicemia hipoinsulinêmica desde o nascimento

Além disso esses pacientes apresentam baixa estatura, facies características e hepatomegalia, podendo ainda haver déficit cognitivo pelas hipoglicemias frequentes.

OUTRAS CAUSAS DE DISLIPIDEMIAS SECUNDÁRIAS

Causas Renais

Síndrome Nefrótica

Na síndrome nefrótica ocorre perda de diversas proteínas pelos rins, o que leva ao estímulo compensatório para maior produção hepática de proteínas e, assim, evitar a hipoproteinemia. Desse modo esses pacientes apresentam as seguintes manifestações[39,40,41]:

1. Aumento de VLDL e LDL colesterol devido à maior produção de ApoB;

2. Menor turnover de LDL colesterol, que por ficar circulante por mais tempo apresenta-se mais rica em colesterol;

3. Aumento de triglicerídeos e redução do HDL colesterol nos casos mais graves.

Doença renal crônica (DRC)

Os pacientes com doença renal crônica apresentam tanto alterações qualitativas como quantitativas do perfil lipídico. Com a redução da função e do clearance renal há uma remoção anormal das lipoproteínas, mecanismo que contribui para as seguintes alterações lipídicas[42]:

1. hipertrigliceridemia devido a redução da lipase lipoprotéica, o que leva ao aumento do VLDL colesterol e redução do HDL colesterol;

2. redução da lecitina-colesterol aciltransferase (LCAT) o que corrobora para redução do HDL colesterol.

3. redução da lipólise, atribuída a aumentos da concentração de ApoC-III e à redução da atividade da lipase lipoprotéica.

Na população adulta, a diminuição da Taxa de Filtarção Glomerular está associada ao aumento do risco de DCV, independentemente de outros fatores de risco CV. Há um risco aumentado de doença vascular aterosclerótica e cardíaca estrutural o que eleva a mortalidade em tais comorbidades associadas a DRC. Assim, os pacientes com DRC são considerados de risco alto (estágio 3 da DRC) ou muito alto (estágio 4 ou 5 da DRC ou em diálise) de DCV, e não há necessidade usar modelos de estimativa de risco nesses pacientes. Tais anormalidades adquiridas podem ser revertidas pelo transplante renal ou remissão da nefropatia.[43]

Infecção pelo virus da imunodeficiência humana (HIV)

Como houve um aumento importante da expectativa de vida dos indivíduos infectados pelo HIV após a introdução do Tratamento Antirretroviral (TARV) ocorreu também uma mudança importante do perfil desta população uma vez que ficaram expostos por mais tempo aos fatores de risco cardiovascular mais prevalentes neste grupo, como tabagismo, alcoolismo, dieta não saudável e sedentarismo associado ao fato da persistência da infecção pelo HIV manter um estado crônico de agressão inflamatória comumente associado à gênese e à progressão da aterosclerose. Assim, houve nesta população um aumento relativo das mortes por causas não diretamente relacionadas à infecção, como diabetes e doença isquêmica do coração. O próprio virus parece ter uma ação direta sobre o sistema circulatório, sobretudo na vasculatura arterial sistêmica, pulmonar e no miocárdio. O perfil aterogênico destas condições foi ainda mais exacerbado pelos efeitos da TARV, muitas vezes responsável pela modificação do perfil metabólico, da seguinte forma[44]:

1. Grande elevação de Triglicérides
2. Redução de HDL-colesterol
3. Resistência à insulina
4. Diabetes

Os mecanismos envolvidos no desenvolvimento deste intenso desequilíbrio metabólico devem-se a interferência no processo de diferenciação dos adipócitos e no funcionamento de proteínas envolvidas no metabolismo lipídico. O primeiro passo na prevenção da aterosclerose neste grupo populacional está na avaliação do risco por meio do escore de Framingham, antes mesmo da instituição do TARV. Paralelamente, tendo em vista a importância de seu efeito no perfil inflamatório e metabólico, é fundamental buscar o controle da infecção por meio da redução da carga viral.

O risco cardiovascular deve ser recalculado 1 mês após a introdução da TARV e, depois disto, a cada 6 meses, ou a cada vez que o esquema da TARV for modificado, uma vez que cada medicamento influencia no perfil lipídico de maneira específica e em grau diferente. Algumas diretrizes, especifica-mente da infectologia, recomendam que a escolha do TARV seja guiada pelo risco cardiovascular do paciente. De maneira semelhante, alguns auto-res advogam que seja realizada a troca dos medicamentos componentes da TARV (*switching*) toda vez que for detectado risco cardiovascular elevado com base nos níveis lipídicos.[45]

Doenças Autoimunes

As doenças autoimunes reumáticas ou sistêmicas envolvem uma resposta imunológica dirigida a antígenos próprios, levando a processo inflamatório sistêmico que acabam por também serem responsáveis pela fisiopatologia da ateromatose somada ao fato dos fármacos utilizados em tais tratamentos terem potencial aterogênico e trombogênico. São abordadas aqui, principal-mente, duas doenças autoimunes reumáticas: o Lúpus Eritematoso Sistêmico (LES) e a artrite reumatoide, no entanto, nesse mesmo espectro de doenças temos também a síndrome antifosfolipídio, a esclerose sistêmica progressiva, a síndrome de Sjogren, a vasculite sistêmica primária e a psoríase.

Apesar do maior risco cardiovascular em tais doenças não está indicada terapia farmacológica para prevenção primária com base exclusivamente devido a doença autoimune.[46]

Lúpus eritematoso sistêmico (LES)

O perfil lipídico típico do LES é caracterizado pelas seguintes manifestações[39,47]:

1. elevados níveis de VLDL colesterol e TG;

2. baixos níveis de HDL cholesterol sendo seu papel antiaterogênico comprometido pelo microambiente inflamatório originando HDL disfuncional, pró-inflamatório, que contribui para o risco aumen-tado de doença aterosclerótica;

3. presença de anticorpos anti-LDL oxidado, que participam da for-mação inicial da placa aterogênica;

4. presença de anticorpos anticardiolipina e anti-β2GP1, assim como citocinas inflamatórias, como o TNF-α e IL-6, também parecem estar envolvidos na dislipidemia do LES, com elevados níveis de TG e baixos níveis de HDL-c;

5. presença de nefrite, que ocorre em cerca de metade dos pacientes com LES, também está associada a maior frequência de distúrbios do metabolismo lipídico;

6. menor atividade da lipase lipoproteica devido a anticorpos anti-lipase lipoproteica .

A dislipidemia é uma comorbidade importante para pacientes com lúpus, portanto, o tratamento precoce e adequado da dislipidemia deve ser estabelecido a fim de reduzir os indices de hospitalização e morbimortalidade em geral. Desse modo, a dislipidemia deve ser tratada agressivamente, para minimizar o risco cardiovascular e proteger os órgãos de danos permanentes.

Artrite Reumatoide

Embora não haja estudos controlados randomizados para orientar guias para pacientes com doenças reumáticas sistêmicas, pode-se concluir que pacientes com LES e artrite reumatoide devem ser considerados com risco aumentado de DCV. Desse modo, é essencial se alcançar a supressão do processo inflamatório e das alterações imunológicas de tais patologias, além do controle adequado dos fatores de risco tradicionais, utilizando-se a menor dose possível de corticosteroide.[48]

Hábitos e Vícios

Etilismo Crônico

O consumo de álcool leva há varias disfunções do metabolismo das lipoproteínas. Dentre tais alterações estão [39]:

1. Aumento de VLDL: o álcool é uma fonte energética e, por isso, inibe a oxidação de ácidos graxos no fígado, os quais se acumulam. Além disso, seu metabolismo leva a formação de acetil-CoA. Ambos são substratos e favorecem a formação de VLDL.

2. Redução da atividade da LPL e da lipoproteína lipase hepática (LLH), levando, consequentemente a elevação de triglicerídeos e HDL.

Sabe-se que o consumo de álcool pode aumentar HDL-c em aproximadamente 2 mg/dL por dose diária de álcool. Além disso, como também leva ao aumento de triglicérides, o consumo de álcool deve ser evitado se houver hipertrigliceridemia.[46] Dessa forma, a recomendação atual colocada do ultimo Guideline publicado em Dislipidemias em 2019 pela Sociedade Européia de Cardiologia, é de que o consumo moderado de álcool (igual ou menor que 10g /dia (1 unidade) para homens e mulheres) é aceitável, se os níveis de triglicérides não estiverem elevados.[49]

Tabagismo

O tabagismo leva a uma circunstância de estresse oxidativo e inflamação que levam à diminuição tanto da quantidade quanto da qualidade da HDL. Por esse motivo, fumantes tendem a ter níveis de HDL-c 5% a 10% menores do que controles. É importante ressaltar que a cessação do tabagismo leva ao aumento do HDL-c de aproximadamente 4 mg/dL com um impacto mínimo sobre outros lipídeos[39]. Portanto, a recomendação é que haja a cessação do tabagismo devido ao benefício cardiovascular.[46,51,52]

REFERÊNCIAS

1. Ghaben, A. L., & Scherer, P. E. et al. Adipogenesis and metabolic health. Nature Reviews Molecular Cell Biology. 2019

2. Goossens GH. et al. The Metabolic Phenotype in Obesity: Fat Mass, Body Fat Distribution, and Adipose Tissue Function. Obes Facts 2017;10:207–215

3. Luo L., Liu M. *et al*. Adipose tissue in control of metabolism. *Journal of Endocrinology* (2016) 231, R77–R99

4. Kelley DE *et al*. Fatty liver in type 2 diabetes mellitus: relation to regional adiposity, fatty acids and insulin resistance. Am J Physiol Endocrinol Metab. 2003; 285:E906-16

5. Athyros VG, Tziomalos K, Gossios TD, Griva T, Anagnostis P, Kargiotis K, et al; GREACE Study Collaborative Group. Safety and efficacy of long-term statin treatment for cardiovascular events in patients with coronary heart disease and abnormal liver tests in the Greek Atorvastatin and Coronary Heart Disease Evaluation (GREACE) Study: a post-hoc analysis. Lancet. 2010;376(9756):1916-22.

6. Adiels M et al. Diabetic Dyslipidaemia. Curr Opin Lipidol. 2006;17:238-46

7. Taskinen MR, Boren J. New insights into the pathophysiology of dyslipidemia in type 2 diabetes. Atherosclerosis 2015;239:483 495.

8. American Diabetes Association. Cardiovascular disease and risk management: standards of medical care in diabetes-2018. Diabetes Care 2018;41:S86 S104.

9. Targher G, Day CP, Bonora E. Risk of cardiovascular disease in patients with nonalcoholic fatty liver disease. N Engl J Med. 2010;363(14):1341-50. Duntas, L.H. and G. Brenta, The effect of thyroid disorders on lipid levels and metabolism. Med Clin North Am, 2012. 96(2): p. 269-81.

10. de Bruin, T.W., et al., Lipoprotein(a) and apolipoprotein B plasma concentrations in hypothyroid, euthyroid, and hyperthyroid subjects. J Clin Endocrinol Metab, 1993. 76(1): p. 121-6.

11. Tzotzas, T., et al., Changes in lipoprotein(a) levels in overt and subclinical hypothyroidism before and during treatment. Thyroid, 2000. 10(9): p. 803-8.

12. Galman, C., et al., Dramatically increased intestinal absorption of cholesterol following hypophysectomy is normalized by thyroid hormone. Gastroenterology, 2008. 134(4): p. 1127-36.

13. Fabbrini, E., et al., Subclinical hypothyroidism and hyperthyroidism have opposite effects on hepatic very-low-density lipoprotein-triglyceride kinetics. J Clin Endocrinol Metab, 2012. 97(3): p. E414-8.

14. Duntas, L.H. and G. Brenta, The effect of thyroid disorders on lipid levels and metabolism. Med Clin North Am, 2012. 96(2): p. 269-81.

15. Neves C et al. Thyroid diseases, dyslipidemia and cardiovascular pathology. Rev Port Cardiol. 2008;27:1211-36

16. Arnaldi, G., et al., Pathophysiology of dyslipidemia in Cushing's syndrome. Neuroendocrinology, 2010. 92 Suppl 1: p. 86-90

17. Takeda, R., et al., The incidence and pathogenesis of hyperlipidaemia in 16 consecutive acromegalic patients. Acta Endocrinol (Copenh), 1982. 100(3): p. 358-62.

18. Hulley S, Grady D, Bush T, Furberg C, Herrington D, Riggs B, et al. Randomized trial of estrogen plus progestin for secondary prevention of coronary heart disease in postmenopausal women. Heart and Estrogen/progestin Replacement Study (HERS) Research Group. JAMA. 1998;280(7):605-13.

19. Feingold, K.R. and C. Grunfeld, Introduction to Lipids and Lipoproteins, in Endotext, L.J. De Groot, et al., Editors. 2015: South Dartmouth (MA).

20. Maldonado Castro, G.F., et al., Effects of normalization of GH hypersecretion on lipoprotein(a) and other lipoprotein serum levels in acromegaly. Clin Endocrinol (Oxf), 2000. 53(3): p. 313-9.

21. Arosio, M., et al., LDL physical properties, lipoprotein and Lp(a) levels in acromegalic patients. Effects of octreotide therapy. Italian Multicenter Octreotide Study Group. Atherosclerosis, 2000. 151(2): p. 551-7.

22. Lind, S., et al., Growth hormone induces low-density lipoprotein clearance but not bile acid synthesis in humans. Arterioscler Thromb Vasc Biol, 2004. 24(2): p. 349-56.

23. Cummings, M.H., et al., Abnormalities of very low density lipoprotein apolipoprotein B-100 metabolism contribute to the dyslipidaemia of adult growth hormone deficiency. J Clin Endocrinol Metab, 1997. 82(6): p. 2010-3.

24. Tao, R., et al., Human growth hormone increases apo(a) expression in transgenic mice. Arterioscler Thromb Vasc Biol, 1999. 19(10): p. 2439-47.

25. Mach F., Baigent C, Catapano AL, Koskinas KC, Casula M, Badimon L, Chapman MJ, De Backer GG, Delgado V, Ference BA, Graham IM, Halliday A, Landmesser U, Mihaylova B, Pedersen TR, Riccardi G, Richter DJ, Sabatine MS, Taskinen M-R, Tokgozoglu L, Wiklund O. 2019 ESC/EAS Guidelines for the management of

dyslipidaemias: lipid modification to reduce cardiovascular risk. European Heart Journal (2019) 00, 1-78.

26. Haffner, S.M., et al., Relationship of sex hormones to lipids and lipoproteins in nondiabetic men. J Clin Endocrinol Metab, 1993. 77(6): p. 1610-5.

27. Gyllenborg, J., et al., Cardiovascular risk factors in men: The role of gonadal steroids and sex hormone-binding globulin. Metabolism, 2001. 50(8): p. 882-8.

28. Carneiro, A., et al., Cardiovascular events associated with androgen deprivation therapy in patients with prostate cancer: a systematic review and meta-analysis. World J Urol, 2015. 33(9): p. 1281-9.

29. Bosco, C., et al., Quantifying observational evidence for risk of fatal and nonfatal cardiovascular disease following androgen deprivation therapy for prostate cancer: a meta-analysis. Eur Urol, 2015. 68(3): p. 386-96.

30. Layton, J.B., et al., Comparative Safety of Testosterone Dosage Forms. JAMA Intern Med, 2015. 175(7): p. 1187-96.

31. Srinivas-Shankar, U., et al., Effects of testosterone on muscle strength, physical function, body composition, and quality of life in intermediate-frail and frail elderly men: a randomized, double-blind, placebo-controlled study. J Clin Endocrinol Metab, 2010. 95(2): p. 639-50.

32. Dixit, K.C.S., et al., Androgens and Coronary Artery Disease, in *Endotext*, L.J. De Groot, et al., Editors. 2015: South Dartmouth (MA).

33. Phan, B.A. and P.P. Toth, Dyslipidemia in women: etiology and management. Int J Womens Health, 2014. 6: p. 185-94.

34. Murpy et al. Estrogen signaling and cardiovascular disease. Circulation research. 2011;109:687-96

35. Karalis DG, Hill AN, Clifton S, Wild RA. The risks of statin use in pregnancy: a systematic review. J Clin Lipidol 2016;10:1081 1090.

36. Lip, G.Y., et al., Effects of hormone-replacement therapy on hemostatic factors, lipid factors, and endothelial function in women undergoing surgical menopause: implications for prevention of atherosclerosis. Am Heart J, 1997. 134(4): p. 764-71.

37. Greg A et al. Acquired and inherited lipodystrophies. N Eng J Med. 2004;350:1220-34

38. Sales, P, et al. O essencial em endocrinologia. 1ª Edição. Rio de Janeiro. Roca, 2017.

39. Kronenberg F *et. Al.* Dyslipidemia and Nephrotic Syndrome: Recent Advances. *Journal of Renal Nutrition*, Vol 15, No 2 (April), 2005: pp 195-203

40. Baigent C, Landray MJ, Reith C, Emberson J, Wheeler DC, Tomson C, et al. The effects of lowering LDL cholesterol with simvastatin plus ezetimibe in patients with chronic kidney disease (Study of Heart and Renal Protection): a randomised placebo-controlled trial. Lancet. 2011;377(9784):2181-92.

41. Hou W, Lv J, Perkovic V, Yang L, Zhao N, Jardine MJ, et al. Effect of statin therapy on cardiovascular and renal outcomes in patients with chronic kidney disease: a systematic review and meta-analysis. Eur Heart J. 2013;34(24):1807-17.

42. Hackam DG, Wu F, Li P, Austin PC, Tobe SW, Mamdani MM, Garg AX. Statins and renovascular disease in the elderly: a population-based cohort study. Eur Heart J 2011;32:598 610.

43. Grunfeld C, Pang M, Doerrler W, Shigenaga JK, Jensen P, Feingold KR. Lipids, lipoproteins, triglyceride clearance, and cytokines in human immunodeficiency virus infection and the acquired immunodeficiency syndrome. J Clin Endocrinol Metab. 1992;74(5):1045-52.

44. Hajjar LA, Calderaro D, Yu PC, Giuliano I, Lima EM, Barbaro G, et al. [Cardiovascular manifestations in patients infected with the human immunodeficiency virus]. Arq Bras Cardiol. 2005;85(5):363-77.

45. Faludi AA, Izar MCO, Saraiva JFK, Chacra APM, Bianco HT, Afiune Neto A et al. Atualização da Diretriz Brasileira de Dislipidemias e Prevenção da Aterosclerose – 2017. Arq Bras Cardiol 2017; 109(2Supl.1):1-76

46. Schoenfeld SR, Kasturi S, Costenbader KH. The epidemiology of atherosclerotic cardiovascular disease among patients with SLE: a systematic review. Semin Arthritis Rheum. 2013;43(1):77-95.

47. Peters MJ, Symmons DP, McCarey D, Dijkmans BA, Nicola P, Kvien TK, et al. EULAR evidence-based recommendations for cardiovascular risk management in patients with rheumatoid arthritis and other forms of inflammatory arthritis. Ann Rheum Dis. 2010;69(2):325-31.

48. Mach F., Baigent C, Catapano AL, Koskinas KC, Casula M, Badimon L, Chapman MJ, De

Backer GG, Delgado V, Ference BA, Graham IM, Halliday A, Landmesser U, Mihaylova B, Pedersen TR, Riccardi G, Richter DJ, Sabatine MS, Taskinen M-R, Tokgozoglu L, Wiklund O. 2019 ESC/EAS Guidelines for the management of dyslipidaemias: lipid modification to reduce cardiovascular risk. European Heart Journal (2019) 00, 1-78.

49. Godsland, I.F., Effects of postmenopausal hormone replacement therapy on lipid, lipoprotein, and apolipoprotein (a) concentrations: analysis of studies published from 1974-2000. Fertil Steril, 2001. 75(5): p. 898-915.

50. Grady, D., et al., Cardiovascular disease outcomes during 6.8 years of hormone therapy: Heart and Estrogen/progestin Replacement Study follow-up (HERS II). JAMA, 2002. 288(1): p. 49-57.

51. Mills EJ, Thorlund K, Eapen S, Wu P, Prochaska JJ. Cardiovascular events associated with smoking cessation pharmacotherapies: a network metaanalysis. Circulation. 2014;129(1):28-41.

16

DISLIPIDEMIAS EM GRUPOS ESPECIAIS

Ana Paula Cornado Marte

Larissa Brailowski Pellegrino

Renato Jorge Alves

INTRODUÇÃO

Este capítulo refere-se às Dislipidemias encontradas em grupos especiais, que é um subgrupo das causas secundárias de dislipidemias. Dentre os indivíduos classificados nesse grupo, podemos citar: crianças, idosos, gestantes, renais crônicos, pacientes com síndrome coronária aguda, doenças inflamatórias crônicas, doenças autoimunes, transplantados, insuficiência cardíaca, doenças hepáticas. Se presente, a dislipidemia favorece o desenvolvimento de aterosclerose nessas populações. Reconhecer as dislipidemias em grupos especiais é fator decisivo pelas implicações diagnósticas e terapêuticas, devendo-se considerar o risco cardiovascular e de interações medicamentosas que esses grupos representam.

DOENÇAS INFLAMATÓRIAS

Várias doenças inflamatórias crônicas, incluindo artrite reumatoide (AR), lúpus eritematoso sistêmico (LES) e psoríase, dentre outras, se associam a maior risco eventos cardiovasculares.[1-4]

Em metanálise de vinte e quatro estudos que incluíram 111.758 pacientes com 22.927 eventos cardiovasculares, observou-se um risco de 50% maior de morte por doença cardiovascular (DCV) em pacientes com artrite reumatóide[5], semelhante a diabéticos.[6] Da mesma forma, mulheres com lúpus eritematoso sistêmico, na faixa etária de 35 a 44 anos, tiveram 50 vezes mais chances de apresentar infarto do miocárdio do que mulheres com idade semelhante, quando comparadas ao Framingham Offspring Study.[7] Em outra metanálise de 14 estudos em indivíduos portadores de psoríase grave, o risco de mortalidade cardiovascular foi de 1,37, de infarto do miocárdio de 3,04 e de acidente vascular cerebral de 1,59, quando comparados à população geral.[8]

Estudos demonstram aumento da calcificação coronária e da espessura médio-intimal de carótidas em pacientes com LES, AR e psoríase.[9-13]

Crianças e adolescentes com lúpus eritematoso sistêmico apresentam aumento da espessura médio intimal da carótida.[14]

As doenças inflamatórias crônicas apresentam risco aumentado de complicações cardiovasculares ateroscleróticas. As razões para essas diferenças são pouco conhecidas. Fatores de risco coronarianos tradicionais, como hipercolesterolemia, tabagismo e hipertensão têm sido implicados, mas não explicam a presença de extensa doença aterosclerótica e incipiente nessas populações.[6] A inflamação cronica e/ou medicamentos usados para tratá-las, como corticosteróides têm papel crucial na patogênese da aterosclerosese.

Alterações Lipídicas nas Doenças Inflamatórias

A inflamação induz a uma variedade de alterações no metabolismo lipídico, que podem contribuir para o aumento do risco cardiovascular nessa população.

A alteração mais consistente em pacientes com AR é a redução do HDL-c e apolipoproteína A-I.[15-18] Existe correlação inversa entre niveis de proteína c reativa e níveis de HDL-c. Os valores de colesterol total e LDL-c são variados, com estudos demonstrando redução, outros sem alteração e outros com aumento.[19]

Valores de triglicérides tendem a aumentar em pacientes com AR acompanhados de partículas de LDL pequenas e densas.[20] Os níveis de lipoproteína (a) são caracteristicamente elevados em pacientes com artrite reumatóide e se correlacionam com os níveis de proteína c reativa.[21]

As alterações lipídicas em pacientes com LES são semelhantes às observadas na AR com redução do HDL-c e aumento de triglicérides, com elevação das partículas de LDL pequenas e densas.[22,23] A lipoproteína (a) está aumentada.[24] Pacientes portadores de psoríase apresentam aumento dos triglicérides, LDL-c e lipoproteína (a) e redução no HDL-c.[25-28]

Estratificação de Risco

Os pacientes com doenças inflamatórias como LES, AR e Psoríase devem ser considerados como risco cardiovascular equivalente ao diabetes; no entanto, diretrizes usadas para avaliação de risco e tratamento não consideram esses pacientes como risco elevado.[29] As calculadoras de risco padrão para predizer doenças cardiovasculares (ACC / AHA e Framingham) subestimam o risco nessa população. Mesmo o Reynolds Risk Calculator, que utiliza os níveis de proteína c reativa ultra-sensível (marcador de inflamação), subestima o risco de eventos cardiovasculares em pacientes com doenças inflamatórias.[30-33]

Uma abordagem razoável é, ao usar os escores de risco e as calculadoras padrão, aumentar o risco calculado em aproximadamente 50% em pacientes com distúrbios inflamatórios graves. Por exemplo, se um paciente com artrite reumatóide apresenta um risco de 5% em dez anos e 40% ao longo da vida, pode-se aumentar o risco de dez anos para 7,5% e o risco ao longo da vida para 60%. Essa abordagem foi recomendada por um comitê de especialistas que defendia a introdução de um fator de multiplicação de 1,5 (ou seja, aumento de 50%) em pacientes com artrite reumatóide.[34] Como alternativa, estudos de imagem como escore de cálcio na artéria coronária, podem auxiliar na melhor definição do risco.

Tratamento

Poucos ensaios clínicos randomizados avaliaram o impacto da terapêutica com estatinas na redução de eventos em pacientes com doenças inflamatórias. A exemplo, o estudo ALERT foi um estudo randomizado, controlado por placebo, que examinou o efeito da fluvastatina 40-80mg em eventos cardiovasculares após o transplante renal. Neste estudo, a terapia com fluvastatina reduziu o risco de eventos cardiovasculares em 74% nos pacientes com lúpus eritematoso sistêmico.[35]

Análise post hoc de pacientes com artrite inflamatória no estudo IDEAL e TNT observou que o grupo tratado com estatinas em doses elevadas apresentou redução de 20% de risco quando comparados ao grupo com estainas em doses moderadas.[36]

O estudo TRACE RA (atorvastatina para prevenção primária de eventos cardiovasculares em pacientes com artrite reumatóide) randomizou 2.986 pacientes com AR para atorvastatina 40mg / dia vs. placebo. A redução do LDL-c foi significativamente maior no grupo atorvastatina em comparação ao placebo (-42mg / dL vs. -5mg / dL, p <0,001). Houve redução de 34% (não ajustada) no risco de eventos cardiovasculares no grupo atorvastatina em comparação ao placebo. O nível de proteína C reativa também foi significativamente menor no grupo atorvastatina do que no grupo placebo (mediana 2,59 mg / litro [IQR 0,94, 6,08] versus 3,60 mg / litro [IQR 1,47, 7,49]; P <0,0001). A redução do risco de eventos cardiovasculares por mmol / litro de redução do LDL-c foi de 42% (IC 95% -14%, 70%). As taxas de eventos adversos no grupo atorvastatina (n = 298 [19,8%]) e no grupo placebo (n = 292 [19,5%]) foram semelhantes.[37]

Os resultados desse estudo são consistentes com os dados de meta-análises do "Cholesterol Treatment Trialists Collaboration" sobre o efeito das estatinas na redução de risco cardiovascular em outras populações.

As estatinas são os medicamentos de primeira escolha em pacientes com doenças inflmatórias crônicas, na redução dos níveis de LDL-c e de eventos cardiovasculares.

A escolha da estatina dependerá de alguns fatores: a) magnitude de redução do colesterol LDL-c para redução do risco cardiovascular; b) medicamentos que alteram o metabolismo das estatinas, aumentando o risco de toxicidade pelas mesmas. Por exemplo, a ciclosporina afeta o metabolismo de muitas estatinas e a associação mais segura parece ser ciclosporina/ fluvastatina.

Na presença de intolerância às estatinas, ou se as mesmas não são suficientes para reduzir o LDL-c para valores desejáveis, pode-se associar o ezetimibe.

Nos pacientes fora da meta de LDL-c, é preconizada a associação dos inibidores da PCSK9 a qualquer estatina e/ou ezetimibe. Os inibidores da PCSK9 reduzem os níveis de colesterol LDL em 50-60%, quando adicionados a uma estatina.

SÍNDROME DA IMUNODEFICIÊNCIA ADQUIRIDA

A prevalência de dislipidemia é particularmente elevada em pacientes portadores da síndrome da imunodeficiência adquirida de acordo com estudo que avaliou 3.166 pacientes infectados, onde 67,3% de mulheres e 81,2% de homens apresentavam algum grau de alteração lipídica.[38]

As causas das alterações lipídicas nesses pacientes são complexas e dependem de vários fatores. Na infecção pelo HIV (vírus da imunodeficiência humana) não tratada, particularmente naqueles com doença avançada, observa-se elevação dos triglicerídios, LDL-c com valores mais baixos e redução do HDL-c, caracterizando um perfil lipídico aterogênico.[39] Estudos demonstram que mesmo após a supressão da replicação viral, a soroconversão reverteu algumas alterações lipídicas em determinados pacientes, mas em outros essas permaneceram.[40]

Mecanismos variados têm sido identificados como fatores causais na dislipidemia pelo HIV: alterações mitocondriais, impacto da dieta, redução na função de transporte reverso de colesterol, além de uma miríade de alterações induzidas por inflamação na composição e tamanho das partículas lipídicas.[41,42]

Influências poligênicas caracterizadas por variações genéticas raras e comuns podem contribuir para a dislipidemia. De fato, polimorfismos de nucleotídeo único (SNPs) associados à dislipidemia foram documentados por meio de estudos de associação em todo o genoma, nas fases pré e pós-início da TARV (terapia anti-retroviral).[43]

Além dos fatores já relacionados, várias classes de medicamentos usados para tratar a infecção pelo HIV afetam o metabolismo lipídico, causando dislipidemia. Muitos desses medicamentos têm efeitos de classe, mas dentro de cada classe há diferentes impactos no metabolismo lipídico. Os inibidores do receptor CCR5, os inibidores de fusão e os inibidores da integrase quase não afetam o perfil lipídico. [44-46] Em contraste, os inibidores não nucleosídeos da transcriptase reversa (INNTR), os inibidores nucleosídeos da transcriptase reversa (INTR) reversa e os inibidores de proteases (IP) causam profundas alterações no metabolismo lipídico. [47]

Dentre as alterações lipídicas, a lipodistrofia é hoje considerada um dos principais efeitos adversos da terapia antirretroviral. Essa condição é caracterizada por perda de gordura (lipoatrofia) na face, braços, pernas e nádegas e por ganho de gordura (lipo-hipertrofia) abdominal e região posterior do pescoço ("corcova de búfalo").[48] As alterações metabólicas incluem resistência à insulina, aumento dos níveis de colesterol total, LDL-c, triglicérides, efeitos variáveis no HDL-colesterol e aumento do risco cardiovascular.[49,50] A patogênese da lipodistrofia do portador de HIV é multifatorial e ainda não está totalmente esclarecida, mas provavelmente é resultado da interação entre a TARV, a infecção pelo vírus, fatores genéticos e o estilo de vida.[51]

Entre os mecanismos propostos para explicar a lipodistrofia do HIV estão o uso de inibidores da transcriptase reversa que inativam os fatores de transcrição adipogênica, disfunção mitocondrial e apoptose de células adiposas, com acumulo de gordura visceral e perda de gordura subcutânea. A influência de citocinas pró-inflamatórias como o fator alfa de necrose tumoral, na lipogênese e na lipólise corporal resultam em aumento dos níveis glicêmicos e resistência à insulina (mais associada ao uso de inibidores de protease).[52,53]

O tratamento dos pacientes com HIV geralmente requer combinação de classes de antirretrovirais, causando efeitos variados no perfil lipídico.[54,55]

Entre a classe dos INTR, a zidovudina (AZT) e análogos da timidina induzem alterações modestas no perfil lipídico.[56] O tenofovir disprovoxil fumarato tende a diminuir o colesterol total, LDL-c e HDL-c, enquanto o tenofovir alafenamida não tem efeitos claros no metabolismo lipídico.[57,58]

A entricitabina e lamivudina apesar de serem os dois NRTIs mais utilizados, existem poucos estudos sobre o impacto no perfil lipídico. Finalmente o abacavir, um análogo da guanosina, apresenta pouco efeito no perfil lipídico, mas pode aumentar o risco cardiovascular por alterações na coagulação.[59] Dentre os NNRTI, o efavirenz possui acentuado impacto no perfil lipídico, com aumento do colesterol total, LDL-c, TG e HDL-c.[60,61]

A maioria dos inibidores de protease altera o metabolismo lipídico, particularmente aqueles que requerem reforço farmacológico com ritonavir ou cobicistate.[62]

Estratificação de risco

Estudos observacionais demonstram que pacientes com HIV apresentam risco de 1,5 a 2,0 vezes maior de eventos cardiovasculares em comparação aos controles não infectados.[63-65] Esses pacientes também tiveram maior prevalência de placas em artérias coronárias quando comparados aos controles. Estudos observaram associação significativa de placas calcificadas ou não calcificadas em artérias coronárias, em pacientes infectados com HIV, mesmo após o ajuste para outros fatores de risco conhecidos.[66]

Numerosos estudos identificaram maior prevalência de dislipidemia, intolerância à glicose e tabagismo.[67]

A maioria das diretrizes para HIV geralmente recomenda a avaliação de fatores de risco e do perfil lipídico antes do início da terapia anti-retroviral[30] e anualmente, alem da reavaliação anual do risco de doença cardiovascular após o inicio da terapia antirretroviral.[68]

Tratamento da dislipidemia

O tratamento farmacológico do paciente portador do vírus HIV requer a associação de uma série de medicamentos para tratamento do vírus, das infecções oportunistas em decorrência do vírus e das alterações metabólicas causadas pelos medicamentos que combatem o vírus. Todos esses aspectos devem ser considerados no tratamento da dislipidemia nessa população.

Estatinas

Em geral, a eficácia das estatinas nos pacientes com HIV tem sido consistente com a observada na população. Estatinas de moderada potência como a pravastatina e pitavastatina, geralmente reduzem de 15 a 20% os níveis de LDL-c, enquanto estatinas de alta potência como a atorvastatina e rosuvastatina diminuem o LDL-c em media de 20 a 40%. Podem haver diferenças pela presença ou não de infecção pelo HIV. Meta-análise dos efeitos da estatina em pacientes portadores do HIV observou menor redução do colesterol total de 3 a 15% e do LDL-c de 5 a 18% do LDL-c. Tais achados se justificam pelas interações medicamentosas que diminuem a eficácia dos hipolipemiantes nesses pacientes. Entretanto, vários estudos com estatinas demonstram eficácia na redução dos lípides,[69-71] e dos marcadores substitutos de aterosclerose subclínica, com clara demosntração de menor progressão da placa aterosclerótica, nessa população. No entanto, não há estudos demonstrando redução de desfechos clínicos (MACE) com uso de estatina nesses pacientes. O estudo REPRIEVE, em curso, randomizado para pitavastatina versus placebo[72], avaliará o impacto da pitavastatina, em pacientes HIV e de prevenção primária, nos desfechos cardiovasculares.

Interação Medicamentosa

A introdução de IPs além de aumentar a sobrevida dos indivíduos infectados pelo HIV inaugurou as preocupações com dislipidemia e doença cardiovascular nessa população. Como as estatinas são os hipolipemiantes mais utilizados para o controle da dislipidemia no paciente com HIV, e apresentam metabolização hepática pelas mesmas vias que os IP, o cuidado na escolha dessas medicações se faz necessário.

A interação medicamentosa surgiu como questão importante no tratamento de pacientes com HIV, pois a terapia antirretroviral e as estatinas geralmente apresentam as mesmas vias de metabolização hepática. Estudos iniciais de interação medicamentosa demonstraram um aumento de 30 vezes nas concentrações de sinvastatina com o uso de saquinavir e ritonavir.[73] No mesmo estudo, o uso diário de saquinavir e ritonavir aumentaram a concentração efetiva de atorvastatina em 75%, enquanto com a pravastatina, as concentrações diminuíram em 50%.

Esses primeiros estudos demonstraram que a sinvastatina e a lovastatina devem ser evitadas em pacientes com HIV recebendo inibidores de proteases.

As integrases e os INTR não afetam significativamente o metabolismo dos agentes hipolipemiantes. Antirretrovirais como a enfuvirtida não afetam o metabolismo dos hipolipemiantes.

Embora o inibidor da CCR5 (maraviroc) seja metabolizado pela via citocromal CYP3A4 / 5, o mesmo não tem efeito sobre as estatinas. Os INNTR são metabolizados pela via citocromal CYP3A4 / 5 e reduzem as comcentraçoes séricas de algumas estatinas. Estudos demosnstram que o efavirenz, um INNRT, reduziu as concentrações de sinvastatina em 58%, de atorvastatina em 34% de pravastatina em 40% reduzindo a pode reduzir a eficácia de algumas estatinas.[74]

Tabela 1: Interação medicamentosa entre estatinas e inibidores de protease

Estatinas	Inibidores de proteases	Recomendação
Atorvastatina	Tipranavir + ritonavir Telaprevir	Evitar Atorvastatina
	Lopinavir + ritonavir	Usar com cuidado dose mais baixa possível de atorvastatina
	darunavir + ritonavir	Não exceder 20 mg ao dia de atorvastatina
	fosamprenavir fosamprenavir + ritonavir saquinavir + ritonavir	Não exceder 20 mg ao dia de atorvastatina
	Nelfinavir	Não exceder 40 mg ao dia de atorvastatina
Fluvastatina		Não testada
Lovastatina	inibidores de protease HIV boceprevir telaprevir	contraindicada

Pitavastatina	atazanavir ± ritonavir darunavir + ritonavir lopinavir + ritonavir	Usar sem limitação de dose
Pravastatina	darunavir + ritonavir lopinavir + ritonavir	Usar sem limitação de dose
Rosuvastatina	atazanavir ± ritonavir lopinavir + ritonavir	Usar até 10mg ao dia
Sinvastatina	inibidores de protease boceprevir, telaprevir	Contraindicada

Adaptado de FDA http://www.fda.gov/Drugs/Drugsafety/ucm293877.htm

Os inibidores da PCSK-9 são a terapia emergente para redução do LDL-c e do risco cardiovascular. Esses agentes demonstram redução do LDL-C em 45-70%, ssociados à estatina e/ou ezetimiba, em vários estudos.[75,76]

O evolocumab está sendo comparado ao placebo em pacientes infectados pelo HIV no impacto da redução do ldl-c e dos desfechos cardiovasculares.[77]

Fibratos e os ácidos graxos ômega-3

Os fibratos e os ácidos graxos ômega-3 podem ser utilizados na hipertrigliceridemia. Os fibratos de terceira geração (fenofibrato micronizado e ciprofibrato) são os mais recomendados, embora estudos com bezafibrato ou genfibrozila isolada, mostram eficácia e segurança comparáveis. No caso da genfibrozila, a dose deve ser diminuída quando utilizada com TARV. A combinação estatinas e fibratos é recomendada para dislipidemias mistas graves, entretanto, deve ser evitada a associação de genfibrozila e estatina.[78]

SÍNDROME CORONÁRIA AGUDA

A síndrome coronária aguda inclui infarto agudo do miocárdio com ou sem supradesnivelamento do segmento ST e angina instável. Nessa situação, o perfil lipídico deverá ser dosado nas primeiras 24h do evento, pois após esse período, haverá redução da colesterolemia.

O tratamento hipolipemiante deve ser iniciado de preferência até 72 horas e não deve ser descontinuado no paciente já em uso de estatina. A não prescrição ou descontinuidade do uso da estatina nas primeiras 24 horas do evento, pode impactar no aumento do risco de mortalidade. [79,80]

O uso precoce de estatinas de alta potência e em dose alta, diminui marcadores de lesão miocárdica em intervenções percutâneas de síndrome coronariana aguda, e poderá reduzir a nefropatia induzida pelo uso de contraste.[81-86] A combinação de estatina com ezetimiba também se mostrou benéfica e reduziu desfechos cardiovasculares a longo prazo, nesse cenário.[87]

A diminuição de marcadores de inflamação também estaria relacionada com melhor sobrevida livre de desfechos cardiovasculares.[88,89]

DOENÇA RENAL CRÔNICA

As doenças cardiovasculares permanecem como a principal causa de morte dentre pacientes renais crônicos.[90]

Por outro lado, pode haver um paradoxo do colesterol nesse grupo. Estudos observacionais demonstraram que, dentre os pacientes em tratamento dialítico, aqueles que apresentavam índice de massa corporal mais elevado, obesidade e hipercolesterolemia evoluíam com maior sobrevida. Esse fenômeno foi denominado "reverso epidemiológico", no qual a hipercolesterolemia e a obesidade foram marcadores de maior sobrevida em dialíticos. Entretanto, subnutrição e inflamação impactam em redução importante na sobrevida desta população.[91]

Embora estudos tenham demonstrado que reduzir o colesterol, em pacientes em diálise, esteja associado a aumento na mortalidade, outros demonstraram que, nesta população de dialíticos sem desnutrição e/ou inflamação, a hipercolesterolemia ainda é associada ao aumento da mortalidade cardiovascular.[92,93]

Com o declínio da função renal e da taxa de filtração glomerular (TFG), a remoção anormal das lipoproteínas contribui para as alterações lipídicas. Inicialmente observa-se o aumento dos níveis de triglicerídeos e redução de

HDL-c. A redução da lipólise estaria relacionada à redução da atividade da lipase lipoproteica (LPL), com consequente hipertrigliceridemia, que contribuiria para a redução da fração HDL. Esta redução poderia também ser provocada pelo estado inflamatório crônico.[94]

Doença renal crônica (DRC) não dialítica

De acordo com a *Kidney Disease Improving Global Outcomes* (KDIGO) 2013, para pacientes entre 18 e 49 anos, recomenda-se terapia com estatina na presença de doença coronária, diabetes, antecedentes de AVC isquêmico e se o risco acumulado em 10 anos de morte coronária ou infarto não fatal for maior que 10%.

Estatinas são habitualmente bem toleradas, sendo os principais efeitos colaterais a hepatotoxicidade e a toxicidade muscular, incluindo miopatia, mialgia e rabdomiólise. A incidência destes efeitos colaterais não é maior na população com doença renal crônica em comparação à população geral. Para pacientes com TFG ≥ 60 mL/minuto por 1,73 m2, não é necessário ajuste de dose. Deve-se usar doses utilizadas nos ensaios clínicos randomizados com estatinas, para pacientes com TFG abaixo de 60 mL/min por 1,73 m2.[95]

Os fibratos, usados para redução dos níveis de triglicerídeos, em pacientes com doença renal crônica, não mostram redução de risco cardiovascular.[95] Para paciente com hipertrigliceridemia, a KDIGO 2013 recomenda mudanças no estilo de vida, embora as evidências sejam fracas. Recomenda-se porém, que os fibratos devam ser considerados em pacientes com TG > 1.000 mg/dL.[95]

Pacientes com doença renal crônica (DRC) dialítica

Dentre os estudos nessa população, os estudos 4D e AURORA, com a utilização de atorvastatina e rosuvastatina, respectivamente, não demonstraram benefício em dialíticos.[96,97] Contudo, o estudo SHARP (*Study of Heart and Renal Protection*), que utilizou a combinação sinvastatina/ezetimiba 20/10 mg/dia e incluiu pacientes com DRC avançada, estágios 4 e 5, dialíticos e pré dialíticos, mostrou redução do desfecho composto primário.

Entretanto, este benefício se deu apenas em pré-dialíticos. Interessante considerar que não houve diferença estatística entre os grupos tratamento ativo e placebo, com relação a eventos adversos. [98]

Recomenda-se não iniciar estatina na população dialítica, pois não existem dados conclusivos disponíveis na literatura que favoreçam esta terapêutica.[95]

INSUFICIÊNCIA CARDÍACA

Há dois estudos randomizados em pacientes com insuficiência cardíaca que receberam estatina (rosuvastatina 10 mg), estudos CORONA e GISSI-HF. Nos dois estudos não houve impacto na redução de mortalidade em pacientes com classe funcional II a IV. Da mesma forma, ambos concluíram que pacientes com insuficiência cardíaca que não faziam uso prévio de estatinas, não se beneficiaram com a introdução de rosuvastatina no tratamento da insuficiência cardíaca. Porém, nos pacientes com insuficiência cardíaca de origem isquêmica, o tratamento com rosuvastatina mostrou-se eficaz na prevenção de infarto agudo do miocárdio.[99,100]

PÓS-TRANSPLANTADOS

As anormalidades lipídicas são frequentes nos pacientes pós-transplante cardíaco, acometendo cerca de 60 a 83% dos pacientes e estão associadas à maior incidência de doença vascular do enxerto.[101,102]

As causas mais comuns de dislipidemia deste grupo estão relacionadas com diabete melito, síndrome metabólica, obesidade e disfunção renal. As medicações imunossupressoras têm importante atuação, pois levariam ao aumento de peso corporal, exacerbação da resistência à insulina e alterações importantes do metabolismo lipídico, com elevação da colesterolemia, trigliceridemia e de LDL-c.

Em pacientes pós-transplante cardíaco, o tratamento da hiperlipidemia tem a finalidade de prevenir a progressão da aterosclerose nos vasos nativos e reduzir a velocidade do desenvolvimento de vasculopatia de transplante. O tratamento farmacológico deste grupo de pacientes é igual ao dos pacientes não transplantados, exceto pelo cuidado com as interações medicamentosas. Desta forma, o tratamento de escolha para os indivíduos pós-transplante cardíaco e portadores de dislipidemia é o uso de estatina, devendo-se iniciar a medicação com doses baixas.[103,104] Devido à interação das estatinas com a ciclosporina, principalmente as que utilizam a via CYP3A4, deve-se monitorar o risco de toxicidade muscular.[105,106] Este grupo de pacientes se beneficia do uso de estatina pela melhora do perfil lipídico e, possivelmente, dos efeitos pleiotrópicos das estatinas (inibição da atividade próinflamatória, melhora da função endotelial e diminuição do estado de hipercoagulabilidade).[107]

Nos pacientes que evoluem com hipertrigliceridemia grave no pós-transplante, indica-se o uso de fibratos, principalmente em situações com risco de pancreatite aguda.[107]

A ezetimiba não é recomendada no pós-transplante, por sua interação com a ciclosporina, que pode induzir um aumento de duas a 12 vezes nas concentrações séricas da ezetimiba.[108]

HEPATOPATIAS

O uso de estatinas ainda provoca receio devido ao possível aumento das transaminases hepáticas, pois a elevação destas enzimas acima de três vezes o valor de base seria um indicativo de lesão hepática. Na prática clínica, estatinas têm demonstrado grande impacto na redução de eventos cardiovasculares, com risco de hepatotoxicidade aguda de 1:1 milhão.[107]

Naqueles pacientes que cursam com elevação das transaminases hepáticas, geralmente ocorre normalização dos valores séricos com a suspensão da estatina a redução da dose utilizada.[107]

Doença hepática gordurosa não alcoólica

A doença hepática gordurosa não alcoólica tem alta prevalência em populações com alterações metabólicas consequentes à resistência insulínica, tais como obesidade, síndrome metabólica e diabetes tipo 2. A doença hepática gordurosa não alcoólica confere risco elevado de eventos cardiovasculares, sendo este risco proporcional ao grau de inflamação e fibrose hepáticas. [109]

Estatina tem efeito hepatoprotetor nestes indivíduos, mostrando redução das enzimas hepáticas e melhora histológica.[110,111] Apesar disso, ainda não há comprovação do efeito das estatinas na redução de risco cardiovascular nesta população. Entretanto, baixas doses de estatinas, tituladas até doses mais elevadas, de acordo com as transaminases hepáticas, parecem ser seguras nos pacientes com doença hepática gordurosa não alcoólica e esteato-hepatite não alcoólica, podendo contribuir para a normalização da função hepática e redução do risco de morbimortalidade cardiovascular.[111]

Infecção pelo vírus da hepatite C

A infecção pelo vírus da hepatite C (HCV) está associada à prevalência elevada de síndrome metabólica, que se sobrepõe ao observado na doença hepática gordurosa não alcoólica. Estudos longitudinais em pacientes com infecção crônica pelo HCV e síndrome metabólica, comparados a pacientes não infectados, sugerem risco elevado de desenvolver aterosclerose precoce e doença cardiovascular.[112]

As estatinas poderiam contribuir na terapêutica de pacientes com hepatite C crônica.[113,114] Porém, pacientes com infecção pelo HCV apresentariam transaminases duas a três vezes mais elevadas que o índice normal. Após 10 anos de seguimento, o uso de estatinas foi significativamente associado à redução da replicação viral, redução da progressão para cirrose e carcinoma hepatocelular.[115]

REFERÊNCIAS BIBLIOGRÁFICAS

1. Coumbe AG, Pritzker MR, Duprez DA. Cardiovascular risk and psoriasis: beyond the traditional risk factors. Am J Med. 2014;127:12–18.

2. Haque S, Mirjafari H, Bruce IN. Atherosclerosis in rheumatoid arthritis and systemic lupus erythematosus. Curr Opin Lipidol. 2008;19:338–3433.John H, Toms TE, Kitas

GD. Rheumatoid arthritis: is it a coronary heart disease equivalent? Curr Opin Cardiol. 2011;26:327–333.

3. John H, Toms TE, Kitas GD. Rheumatoid arthritis: is it a coronary heart disease equivalent? Curr Opin Cardiol. 2011;26:327–333.

4. Ogdie A, Yu Y, Haynes K, Love TJ, Maliha S, Jiang Y, Troxel AB, Hennessy S, Kimmel SE, Margolis DJ, Choi H, Mehta NN, Gelfand JM. Risk of major cardiovascular events in patients with psoriatic arthritis, psoriasis and rheumatoid arthritis: a population-based cohort study. Ann Rheum Dis. 2015;74:326–332.

5. Avina-Zubieta JA, Choi HK, Sadatsafavi M, Etminan M, Esdaile JM, Lacaille D. Risk of cardiovascular mortality in patients with rheumatoid arthritis: a meta-analysis of observational studies. Arthritis Rheum. 2008;59:1690–1697.

6. Lindhardsen J, Ahlehoff O, Gislason GH, Madsen OR, Olesen JB, Torp-Pedersen C, Hansen PR. The risk of myocardial infarction in rheumatoid arthritis and diabetes mellitus: a Danish nationwide cohort study. Ann Rheum Dis. 2011;70:929–93412.

7. Manzi S, Meilahn EN, Rairie JE, Conte CG, Medsger TA Jr, Jansen-McWilliams L, D'Agostino RB, Kuller LH. Age-specific incidence rates of myocardial infarction and angina in women with systemic lupus erythematosus: comparison with the Framingham Study. Am J Epidemiol. 1997;145:408–415.

8. Samarasekera EJ, Neilson JM, Warren RB, Parnham J, Smith CH. Incidence of cardiovascular disease in individuals with psoriasis: a systematic review and meta-analysis. J Invest Dermatol. 2013;133:2340–2346.

9. Giles JT, Szklo M, Post W, Petri M, Blumenthal RS, Lam G, Gelber AC, Detrano R, Scott WW Jr, Kronmal RA, Bathon JM. Coronary arterial calcification in rheumatoid arthritis: comparison with the Multi-Ethnic Study of Atherosclerosis. Arthritis Res Ther. 2009;11:R36.

10. Ludwig RJ, Herzog C, Rostock A, Ochsendorf FR, Zollner TM, Thaci D, Kaufmann R, Vogl TJ, Boehncke WH. Psoriasis: a possible risk factor for development of coronary artery calcification. Br J Dermatol. 2007;156:271–276.

11. Roman MJ, Shanker BA, Davis A, Lockshin MD, Sammaritano L, Simantov R, Crow MK, Schwartz JE, Paget SA, Devereux RB, Salmon JE. Prevalence and correlates of accelerated atherosclerosis in systemic lupus erythematosus. N Engl J Med. 2003;349:2399–2406.

12. Wang S, Yiu KH, Mok MY, Ooi GC, Khong PL, Mak KF, Lau CP, Lam KF, Lau CS, Tse HF. Prevalence and extent of calcification over aorta, coronary and carotid arteries in patients with rheumatoid arthritis. J Intern Med. 2009;266:445–452.

13. Yiu KH, Yeung CK, Zhao CT, Chan JC, Siu CW, Tam S, Wong CS, Yan GH, Yue WS, Khong PL, Chan HH, Tse HF. Prevalence and extent of subclinical atherosclerosis in patients with psoriasis. J Intern Med. 2013;273:273–282.

14. Schanberg LE, Sandborg C, Barnhart HX, Ardoin SP, Yow E, Evans GW, Mieszkalski KL, Ilowite NT, Eberhard A, Levy DM, Kimura Y, von Scheven E, Silverman E, Bowyer SL, Punaro L, Singer NG, Sherry DD, McCurdy D, Klein-Gitelman M, Wallace C, Silver R, Wagner-Weiner L, Higgins GC, Brunner HI, Jung L, Soep JB, Reed A. Atherosclerosis Prevention in Pediatric Lupus Erythematosus I. Premature atherosclerosis in pediatric systemic lupus erythematosus: risk factors for increased carotid intima-media thickness in the atherosclerosis prevention in pediatric lupus erythematosus cohort. Arthritis Rheum. 2009;60:1496–1507.

15. Choi HK, Seeger JD. Lipid profiles among US elderly with untreated rheumatoid arthritis--the Third National Health and Nutrition Examination Survey. J Rheumatol. 2005;32:2311–2316.

16. Georgiadis AN, Papavasiliou EC, Lourida ES, Alamanos Y, Kostara C, Tselepis AD, Drosos AA. Atherogenic lipid profile is a feature characteristic of patients with early rheumatoid arthritis: effect of early treatment--a prospective, controlled study. Arthritis Res Ther. 2006;8:R82.

17. Lazarevic MB, Vitic J, Mladenovic V, Myones BL, Skosey JL, Swedler WI. Dyslipoproteinemia in the course of active rheumatoid arthritis. Semin Arthritis Rheum. 1992;22:172–178.

18. Steiner G, Urowitz MB. Lipid profiles in patients with rheumatoid arthritis: mechanisms and the impact of treatment. Semin Arthritis Rheum. 2009;38:372–381.

19. Chung CP, Oeser A, Raggi P, Sokka T, Pincus T, Solus JF, Linton MF, Fazio S, Stein CM. Lipoprotein subclasses determined by nuclear magnetic resonance spectroscopy and coronary atherosclerosis in patients with rheumatoid arthritis. J Rheumatol. 2010;37:1633–1638.

20. Schulte DM, Paulsen K, Turk K, Brandt B, Freitag-Wolf S, Hagen I, Zeuner R, Schroder JO, Lieb W, Franke A, Nikolaus S, Mrowietz U, Gerdes S, Schreiber S, Laudes M.

Small dense LDL cholesterol in human subjects with different chronic inflammatory diseases. Nutr Metab Cardiovasc Dis. 2018;28:1100–1105.

21. Dursunoglu D, Evrengul H, Polat B, Tanriverdi H, Cobankara V, Kaftan A, Kilic M. Lp(a) lipoprotein and lipids in patients with rheumatoid arthritis: serum levels and relationship to inflammation. Rheumatol Int. 2005;25:241–245.

22. Borba EF, Bonfa E. Dyslipoproteinemias in systemic lupus erythematosus: influence of disease, activity, and anticardiolipin antibodies. Lupus. 1997;6:533–539.

23. Bruce IN, Urowitz MB, Gladman DD, Ibanez D, Steiner G. Risk factors for coronary heart disease in women with systemic lupus erythematosus: the Toronto Risk Factor Study. Arthritis Rheum. 2003;48:3159–3167.

24. Borba EF, Santos RD, Bonfa E, Vinagre CG, Pileggi FJ, Cossermelli W, Maranhao RC. Lipoprotein(a) levels in systemic lupus erythematosus. J Rheumatol. 1994;21:220–223.

25. Friedewald VE, Cather JC, Gelfand JM, Gordon KB, Gibbons GH, Grundy SM, Jarratt MT, Krueger JG, Ridker PM, Stone N, Roberts WC. AJC editor's consensus: psoriasis and coronary artery disease. Am J Cardiol. 2008;102:1631–1643.

26. Gottlieb AB, Dann F. Comorbidities in patients with psoriasis. Am J Med 2009; 122:1150 e1151-1159.

27. Langan SM, Seminara NM, Shin DB, Troxel AB, Kimmel SE, Mehta NN, Margolis DJ, Gelfand JM. Prevalence of metabolic syndrome in patients with psoriasis: a population-based study in the United Kingdom. J Invest Dermatol. 2012;132:556–562.

28. Tobin AM, Veale DJ, Fitzgerald O, Rogers S, Collins P, O'Shea D, Kirby B. Cardiovascular disease and risk factors in patients with psoriasis and psoriatic arthritis. J Rheumatol. 2010;37:1386–1394.

29. Peters MJ, van Halm VP, Voskuyl AE, Smulders YM, Boers M, Lems WF, Visser M, Stehouwer CD, Dekker JM, Nijpels G, Heine R, Dijkmans BA, Nurmohamed MT. Does rheumatoid arthritis equal diabetes mellitus as an independent risk factor for cardiovascular disease? A prospective study. Arthritis Rheum. 2009;61:1571–1579.

30. Arts EE, Popa C, Den Broeder AA, Semb AG, Toms T, Kitas GD, van Riel PL, Fransen J. Performance of four current risk algorithms in predicting cardiovascular events in patients with early rheumatoid arthritis. Ann Rheum Dis. 2015;74:668–674.

31. Crowson CS, Matteson EL, Roger VL, Therneau TM, Gabriel SE. Usefulness of risk scores to estimate the risk of cardiovascular disease in patients with rheumatoid arthritis. Am J Cardiol. 2012;110:420–424.

32. Kawai VK, Chung CP, Solus JF, Oeser A, Raggi P, Stein CM. The ability of the 2013 American College of Cardiology/American Heart Association cardiovascular risk score to identify rheumatoid arthritis patients with high coronary artery calcification scores. Arthritis Rheumatol. 2015;67:381–385.

33. Kawai VK, Solus JF, Oeser A, Rho YH, Raggi P, Bian A, Gebretsadik T, Shintani A, Stein CM. Novel cardiovascular risk prediction models in patients with systemic lupus erythematosus. Lupus. 2011;20:1526–1534.

34. Agca R, Heslinga SC, Rollefstad S, Heslinga M, McInnes IB, Peters MJ, Kvien TK, Dougados M, Radner H, Atzeni F, Primdahl J, Sodergren A, Wallberg Jonsson S, van Rompay J, Zabalan C, Pedersen TR, Jacobsson L, de Vlam K, Gonzalez-Gay MA, Semb AG, Kitas GD, Smulders YM, Szekanecz Z, Sattar N, Symmons DP, Nurmohamed MT. EULAR recommendations for cardiovascular disease risk management in patients with rheumatoid arthritis and other forms of inflammatory joint disorders: 2015/2016 update. Ann Rheum Dis. 2017;76:17–28.

35. Norby GE, Holme I, Fellstrom B, Jardine A, Cole E, Abedini S, Holdaas H. Assessment of Lescol in Renal Transplantation Study G. Effect of fluvastatin on cardiac outcomes in kidney transplant patients with systemic lupus erythematosus: a randomized placebo-controlled study. Arthritis Rheum. 2009;60:1060–1064.

36. Semb AG, Kvien TK, DeMicco DA, Fayyad R, Wun CC, LaRosa JC, Betteridge J, Pedersen TR, Holme I. Effect of intensive lipid-lowering therapy on cardiovascular outcome in patients with and those without inflammatory joint disease. Arthritis Rheum. 2012;64:2836–2846.

37. Kitas GD[1], Nightingale P[2], Armitage J[3], Sattar N[4], Belch JJF[5], Symmons DPM[6]; TRACE RA Consortium. Arthritis Rheumatol. A Multicenter, Randomized, Placebo-Controlled Trial of Atorvastatin for the Primary Prevention of Cardiovascular Events in Patients With Rheumatoid Arthritis. 2019 Sep;71(9):1437-1449.

38. Buchacz K, Baker RK, Palella FJ Jr, et al. HIV outpatient study investigators. Disparities in prevalence of key chronic diseases by gender and race/ethnicity among antiretroviral-treated HIVinfected adults in the US. Antivir Ther. 2013;18(1):65–75.

39. Grunfeld C. Dyslipidemia and its Treatment in HIV Infection. Top HIV Med 2010, 18(3):112–8.

40. Riddler SA, Smit E, Cole SR, et al. Impact of HIV infection and HAART on serum lipids in men. JAMA. 2003;289:2978–2982.

41. Mujawar Z, Rose H, Morrow MP, et al. Human immunodeficiency virus impairs reverse cholesterol transport from macrophages. PLoS Biol. 2006;4(11):e365.

42. Sekhar RV, Jahoor F, White AC, et al. Metabolic basis of HIV-lipodystrophy syndrome. Am J Physiol Endocrinol Metab. 2002;283:E332–E337.

43. Dron JS, Hegele RA. Polygenic influences on dyslipidemias. Curr Opin Lipidol. 2018;29:133–143.

44. MacInnes A, Lazzarin A, Di Perri G, et al. Maraviroc can improve lipid profiles in dyslipidemic patients with HIV: results from the MERIT trial. HIV Clin Trials. 2011;12(1):24–36.

45. Fung HB, Guo Y. Enfuvirtide: a fusion inhibitor for the treatment of HIV infection. Clin Ther. 2004;26(3):352–378.

46. Quercia R, Roberts J, Martin-Carpenter L, et al. Comparative changes of lipid levels in treatment-naive, HIV-1-infected adults treated with dolutegravir vs. efavirenz, raltegravir, and ritonavirboosted darunavir-based regimens over 48 weeks. Clin Drug Investig. 2015;35(3):211–219.

47. Anastos K, Lu D, Shi Q, et al. Association of serum lipid levels with HIV serostatus. Specific antiretroviral agents, and treatment Regimens. J Acquir Immune Defic Syndr. 2007;45:34–42.

48. Baril JG, Junod P, Leblanc R, et al. HIV-associated lipodystrophy syndrome: A review of clinical aspects. Can J Infect Dis Med Microbiol.2005;16(4):233-43.

49. Hadigan C, Meigs JB, Corcoran C, et al. Metabolic abnormalities an cardiovascular disease risk factors in adults with human immunodeficiency virus infection and lipodystrophy. Clin Infect Dis. 2001; 32(1):130-9.

50. Carr A, Samaras K, Burton S, et al. A syndrome of peripheral lipodystrophy, hyperlipidaemia and insulin resistance in patients receiving HIV protease inhibitors. AIDS. 1998;12(7):F51-8.

51. Lichtenstein KA, Ward DJ, Moorman AC, et al. Clinical assessment of HIV-associated lipodystrophy in an ambulatory population. AIDS. 2001;15(11):1389-98.

52. Grunfeld C. Understanding the complications of antiretroviral drugs. Clin Infect Dis. 2008;47(4):575-6.

53. Teixeira Junior MG, Issa A, Soares VE. Dislipidemia Associada à Terapia Antirretroviral em Pacientes com AIDS. Rev SOCERJ. 2005;18(6):542-6.

54. Quercia R, Roberts J, Martin-Carpenter L, et al. Comparative changes of lipid levels in treatment-naive, HIV-1-infected adults treated with dolutegravir vs. efavirenz, raltegravir, and ritonavirboosted darunavir-based regimens over 48 weeks. Clin Drug Investig. 2015;35(3):211–219.

55. Anastos K, Lu D, Shi Q, et al. Association of serum lipid levels with HIV serostatus. Specific antiretroviral agents, and treatment Regimens. J Acquir Immune Defic Syndr. 2007;45:34–42.

56. Sax PE, Wohl D, Yin MT, et al. Tenofovir alafenamide versus tenofovir disoproxil fumarate, coformulated with elvitegravir, cobicistat, and emtricitabine, for initial treatment of HIV-1 infection: two randomized, double-blind, phase 3, non-inferiority trials. Lancet. 2015;385(9987):2606–2615.

57. Tungsiripat M, Kitch D, Glesby MJ, et al. A pilot study to determine the impact on dyslipidemia of adding tenofovir to stable background antiretroviral therapy: ACTG 5206. AIDS. 2010;24:1781–178.

58. Wohl D, Arnoczy G, Fichtenbaum CJ, et al. Cardiovascular disease (CVD) risk markers in patients receiving abacavir, tenofovir, and zidovudine: the nucleoside inflammation, coagulation and endothelial function (NICE) study. Antivir Ther. 2014;19(2):141–147.

59. Molina JM, Cahn P, Grinsztejn B, et al. Rilpivirine versus efavirenz with tenofovir and emtricitabine in treatment-naive adults infected with HIV-1 (ECHO): a phase 3 randomized double-blind activecontrolled trial. Lancet. 2011;378:238–246.

60. Periard D, Telenti A, Sudre P, et al. Atherogenic dyslipidemia in HIVinfected individuals treated with protease inhibitors. Circulation. 1999;100:700–705.

61. Triant VA, Lee H, Hadigan C, et al. Increased acute myocardial infarction rates and cardiovascular risk factors among patients with human immunodeficiency virus disease. J Clin Endocrinol Metab. 2007;92:2506–2512.

62. Freiberg MS, Chang CH, Kuller LH, et al. HIV infection and the risk of acute myocardial infarction. JAMA Intern Med. 2013;173(8):614–622.

63. Anoop SV, Shah ASV, Stelzle D, et al. Global burden of atherosclerotic cardiovascular disease in people living with HIV. Circulation. 2018;138:1100–1112.

64. Post WS, Budoff M, Kingsley L, et al. Associations between HIV infection and subclinical coronary atherosclerosis. Ann Intern Med. 2014;160(7):458–467.

65. Martin-Iguacel R, Llibre JM, Friis-Moller N. Risk of cardiovascular disease in an aging HIV population: where are we now? Curr HIV/ AIDS Rep. 2015;12(4):375–387.

66. Panel on Antiretroviral Guidelines for Adults and Adolescents. Guidelines for the use of antiretroviral agents in adults and adolescents living with HIV. Department of Health and Human Services. [cited 2019 Jun 25]. Available from: http://www.aidsinfo.nih.gov/ContentFiles/AdultandAdolescentGL.pdf

67. Nixon DE, Bosch RJ, Chan ES, et al. Effects of atorvastatin on biomarkers of immune activation, inflammation, and lipids in virologically suppressed, human immunodeficiency virus-1-infected individuals with low-density lipoprotein cholesterol <130 mg/dL. J Clin Lipidol. 2017; 11(1):61–69.

68. Lo J, Lu MT, Ihenachor EJ, et al. Effects of statin therapy on coronary artery plaque volume and high-risk plaque morphology in HIVinfected patients with subclinical atherosclerosis: a randomized, double- blind, placebo-controlled trial. Lancet HIV. 2015;2(2):e52–e63.

69. Longenecker CT, Sattar A, Gilkeson R, et al. Rosuvastatin slows progression of subclinical atherosclerosis in patients with treated HIV infection. AIDS. 2016;30(14):2195–2203.

70. Grinspoon SK, Fitch KV, Overton ET, et al. Rationale and design of the randomized trial to prevent cardiovascular events in HIV (REPRIEVE). Am Heart J. 2019;212:23–35.

71. Fichtenbaum CJ, Gerber JG, Rosenkranz SL, et al. Pharmacokinetic interactions between protease inhibitors and statins in HIV seronegative volunteers: ACTG study A5047. AIDS. 2002;16(4):569–577.

72. Gerber JG, Rosenkranz SL, Fichtenbaum CJ, et al. Effect of efavirenz on the pharmacokinetics of simvastatin, atorvastatin, and pravastatin: results of AIDS clinical trials group 5108 study. J Acquir Immune Defic Syndr. 2005;39(3):307–312.

73. O'Keefe JH, DiNicolantonio JJ, Lavie CJ. Statins, ezetimibe, and proprotein convertase subtilisin-kexin type 9 inhibitors to reduce low-density lipoprotein cholesterol and cardiovascular events. Am J Cardiol. 2017;119(4):565–571.

74. Ference BA, Cannon CP, Landmesser U, et al. Reduction of low density lipoprotein-cholesterol and cardiovascular events with proprotein convertase subtilisin-kexin type 9 (PCSK9) inhibitors and statins: an analysis of FOURIER, SPIRE, and the cholesterol treatment trialists collaboration. Eur Heart J. 2018;39(27):2540–2545.

75. ClinicalTrials.gov [Internet]. Bethesda (MD): National Library of Medicine (US). 2000 Feb 29. Identifier NCT02833844, safety, tolerability & efficacy on LDL-C of evolocumab in subjects with HIV & hyperlipidemia/mixed dyslipidemia. 2016 Jul 14. [cited 2019 Jun 25]. Available from:https://clinicaltrials.gov/ct2/show/NCT02833844?term=NCT02833844&rank=1.

76. Marcelo Grandi Teixeira Júnior, Aurora Issa, Vinício Elia Soares. Dislipidemia Associada à Terapia Anti-Retroviral em Pacientes com AIDSRevista da SOCERJ - Nov/Dez 2005 Vol 18 No 6.

77. Spencer FA, Fonarow GC, Frederick PD, Wright RS, Every N, Goldberg RJ, et al; National Registry of Myocardial Infarction. Early withdrawal of statin therapy in patients with non-ST-segment elevation myocardial infarction: national registry of myocardial infarction. Arch Intern Med. 2004;164(19):2162-8.

78. Fonarow GC, Wright RS, Spencer FA, Fredrick PD, Dong W, Every N, et al; National Registry of Myocardial Infarction 4 Investigators. Effect of statin use within the first 24 hours of admission for acute myocardial infarction on early morbidity and mortality. Am J Cardiol. 2005;96(5):611-6.

79. Di Sciascio G, Patti G, Pasceri V, Gaspardone A, Colonna G, Montinaro A. Efficacy of atorvastatin reload in patients on chronic statin therapy undergoing percutaneous coronary intervention: results of the ARMYDA-RECAPTURE (Atorvastatin for Reduction of Myocardial Damage During Angioplasty) Randomized Trial. J Am Coll Cardiol. 2009;54(6):558-65.

80. Toso A, Leoncini M, Maioli M, Tropeano F, Di Vincenzo E, Villani S, et al. Relationship between inflammation and benefits of early high-dose rosuvastatin on contrast-induced nephropathy in patients with acute coronary syndrome: the pathophysiological link in the PRATO-ACS study (Protective Effect of Rosuvastatin and Antiplatelet Therapy on ContrastInduced Nephropathy and Myocardial Damage in Patients With Acute Coronary Syndrome Undergoing Coronary Intervention). JACC Cardiovasc Interv. 2014;7(12):1421-9.

81. Leoncini M, Toso A, Maioli M, Tropeano F, Villani S, Bellandi F. Early high-dose rosuvastatin for contrast-induced nephropathy prevention in acute coronary syndrome: Results from the PRATO-ACS Study (Protective Effect of Rosuvastatin and Antiplatelet Therapy On contrast-induced acute kidney injury and myocardial damage in patients with Acute Coronary Syndrome). J Am Coll Cardiol. 2014;63(1):71-9.

82. Schwartz GG, Olsson AG, Ezekowitz MD, Ganz P, Oliver MF, Waters D, et al; Myocardial Ischemia Reduction with Aggressive Cholesterol Lowering (MIRACL) Study Investigators. Effects of atorvastatin on early recurrent ischemic events in acute coronary syndromes: the MIRACL study: a randomized controlled trial. JAMA. 2001;285(13):1711-8.

83. Cannon CP, Braunwald E, McCabe CH, Rader DJ, Rouleau JL, Belder R, et al; Pravastatin or Atorvastatin Evaluation and Infection TherapyThrombolysis in Myocardial Infarction 22 Investigators. Intensive versus moderate lipid lowering with statins after acute coronary syndromes. N Engl J Med. 2004;350(15):1495-504. Erratum in: N Engl J Med. 2006;354(7):778.

84. Nagashima M, Koyanagi R, Kasanuki H, Hagiwara N, Yamaguchi J, Atsuchi N, et al; Heart Institute of Japan, Department of Cardiology (HIJC) Investigators. Effect of early statin treatment at standard doses on long-term clinical outcomes in patients with acute myocardial infarction (the Heart Institute of Japan, Department of Cardiology Statin Evaluation Program). Am J Cardiol. 2007;99(11):1523-8.

85. Cannon CP, Blazing MA, Giugliano RP, McCagg A, White JA, Theroux P, et al; IMPROVE-IT Investigators. Ezetimibe added to statin therapy after acute coronary syndromes. N Engl J Med. 2015;372(25):2387-97.

86. Ridker PM, Cannon CP, Morrow D, Rifai N, Rose LM, McCabe CH, et al; Pravastatin or Atorvastatin Evaluation and Infection TherapyThrombolysis in Myocardial Infarction 22 (PROVE IT-TIMI 22) Investigators. C-reactive protein levels and outcomes after statin therapy. N Engl J Med. 2005;352(1):20-8.

87. Bohula EA, Giugliano RP, Cannon CP, Zhou J, Murphy SA, White JA, et al. Achievement of dual low-density lipoprotein cholesterol and highsensitivity C-reactive protein targets more frequent with the addition of ezetimibe to simvastatin and associated with better outcomes in IMPROVE-IT. Circulation. 2015;132(13):1224-33.

88. US Renal Data System. USRDS 2013 Annual Data Report: Atlas of Chronic Kidney Disease and End-Stage Renal Disease in the United States, National Institutes of Health, National Institute of Diabetes and Digestive and Kidney Diseases, Bethesda (MD): 2013.

89. Kalantar-Zadeh K, Block G, Humphreys MH, Kopple JD. Reverse epidemiology of cardiovascular risk factors in maintenance dialysis patients. Kidney Int. 2003;63(3):793-808.

90. Iseki K, Yamazato M, Tozawa M, Takishita S. Hypocholesterolemia is a significant predictor of death in a cohort of chronic hemodialysis patients. Kidney Int. 2002;61(5):1887-93.

91. Keane WF, Tomassini JE, Neff DR. Lipid abnormalities in patients with chronic kidney disease: implications for the pathophysiology of atherosclerosis. J Atheroscler Thromb. 2013;20(2):123-33.

92. Arnadottir M, Thysell H, Dallongeville J, Fruchart JC, Nilsson-Ehle P. Evidence that reduced lipoprotein lipase activity is not a primary pathogenetic factor for hypertriglyceridemia in renal failure. Kidney Int. 1995;48(3):779-84.

93. Tonelli M, Wanner C, Kidney Disease: Improving Global Outcomes Lipid Guideline Development Work Group Members. Lipid management in chronic kidney disease: synopsis of the Kidney Disease: Improving Global Outcomes 2013 clinical practice guideline. Ann Intern Med. 2014;160(3):182.

94. Fellstrom BC, Jardine AG, Schmieder RE, Holdaas H, Bannister K, Beutler J, et al; AURORA Study Group. Rosuvastatin and cardiovascular events in patients undergoing hemodialysis. N Engl J Med. 2009;360(14):1395-407. Erratum in: N Engl J Med. 2010;362(15):1450.

95. Wanner C, Krane V, Marz W, Olschewski M, Mann JF, Ruf G, et al; German Diabetes and Dialysis Study Investigators. Atorvastatin in patients with type 2 diabetes mellitus undergoing hemodialysis. N Engl J Med. 2005;353(3):238-48. Erratum in: N Engl J Med. 2005;353(15):1640.

96. Baigent C, Landray MJ, Reith C, Emberson J, Wheeler DC, Tomson C, et al. The effects of lowering LDL cholesterol with simvastatin plus ezetimibe in patients with chronic kidney disease (Study of Heart and Renal Protection): a randomised placebo-controlled trial. Lancet 2011; 377: 2181-2192.

97. Kjekshus J, Apetrei E, Barrios V, Bohm M, Cleland JG, Cornel JH, et al; CORONA Group. Rosuvastatin in older patients with systolic heart failure. N Engl J Med. 2007;357(22):2248-61.

98. Tavazzi L, Maggioni AP, Marchioli R, Barlera S, Franzosi MG, Latini R, et al; Gissi-HF Investigators. Effect of rosuvastatin in patients with chronic heart failure (the GISSI-HF trial): a randomised, double-blind, placebocontrolled trial. Lancet. 2008;372(9645):1231-9.

99. Ballantyne CM, Radovancevic B, Farmer JA, Frazier OH, Chandler L, Payton-Ross C, et al. Hyperlipidemia after heart transplantation: report of a 6-year experience, with treatment recommendations. J Am Coll Cardiol. 1992;19(6):1315-21.

100. Becker DM, Markakis M, Sension M, Vitalis S, Baughman K, Swank R, et al. Prevalence of hyperlipidemia in heart transplant recipients. Transplantation. 1987;44(2):323-5.

101. Kobashigawa JA, Katznelson S, Laks H, Johnson JA, Yeatman L, Wang XM, et al. Effect of pravastatin on outcomes after cardiac transplantation. N Engl J Med. 1995;333(10):621-7.

102. Wenke K, Meiser B, Thiery J, Nagel D, von Scheidt W, Steinbeck G, et al. Simvastatin reduces graft vessel disease and mortality after heart transplantation: a four-year randomized trial. Circulation. 1997;96(5):1398-402.

103. Page RL 2nd, Miller GG, Lindenfeld J. Drug therapy in the heart transplant recipient: part IV: drug-drug interactions. Circulation. 2005;111(2):230-9.

104. Navaneethan SD, Nigwekar SU, Perkovic V, Johnson DW, Craig JC, Strippoli GF. HMG CoA reductase inhibitors (statins) for dialysis patients. Cochrane Database Syst Rev. 2013 Sep 11;(9):CD004289.

105. Faludi AA, Izar MCO, Saraiva JFK, Chacra APM et al. Atualização da Diretriz Brasileira de Dislipidemias e Prevenção da Aterosclerose. Arq Bras Cardiol 2017; 109(2Supl.1):1-76.

106. Bilchick KC, Henrikson CA, Skojec D, Kasper EK, Blumenthal RS. Treatment of hyperlipidemia in cardiac transplant recipients. Am Heart J. 2004;148(2):200-10.

107. Targher G, Day CP, Bonora E. Risk of cardiovascular disease in patients with nonalcoholic fatty liver disease. N Engl J Med. 2010;363(14):1341-50.

108. Athyros VG, Tziomalos K, Gossios TD, Griva T, Anagnostis P, Kargiotis K, et al;

GREACE Study Collaborative Group. Safety and efficacy of long-term statin treatment for cardiovascular events in patients with coronary heart disease and abnormal liver tests in the Greek Atorvastatin and Coronary Heart Disease Evaluation (GREACE) Study: a post-hoc analysis. Lancet. 2010;376(9756):1916-22.

109. Calderon RM, Cubeddu LX, Goldberg RB, Schiff ER. Statins in the treatment of dyslipidemia in the presence of elevated liver aminotransferase levels: a therapeutic dilemma. Mayo Clin Proc. 2010;85(4):349-56.

110. Bansal S, Buring JE, Rifai N, Mora S, Sacks FM, Ridker PM. Fasting compared with nonfasting triglycerides and risk of cardiovascular events in women. JAMA. 2007;298(3):309-16.

111. Calderon RM, Cubeddu LX, Goldberg RB, Schiff ER. Statins in the treatment of dyslipidemia in the presence of elevated liver aminotransferase levels: a therapeutic dilemma. Mayo Clin Proc. 2010;85(4):349-56.

112. Georgescu E, Catu D, Stoica RM, Ionescu RI. Fluvastatin as out-of-label enhancer for early and sustained virological response in chronic hepatitis C treated with peginterferon and ribavirin. J Hepatol. 2010;52(Suppl 1):5-110.

113. Butt AA, Yan P, Bonilla H, Abou-Samra AB, Shaikh OS, Simon TG, et al; ERCHIVES (Electronically Retrieved Cohort of HCV Infected Veterans) Study Team. Effect of addition of statins to antiviral therapy in hepatitis C virus-infected persons: Results from ERCHIVES. Hepatology. 2015;62(2):365-74.

17

TRATAMENTO NUTRICIONAL DAS DISLIPIDEMIAS

Ana Maria Pita Lottenberg
Roberta Marcondes Machado
Maria Silvia Ferrari Lavrador

INTRODUÇÃO

O seguimento de padrões alimentares saudáveis fundamenta as principais diretrizes internacionais e nacionais para o tratamento das dislipidemias [1-4]. Assim, as orientações não se baseiam exclusivamente no percentual de gorduras da dieta, mas priorizam a matriz alimentar, representada por carnes magras, leite desnatado e consumo mínimo de carnes processadas, inclusão de alimentos ricos em fibras, como grãos integrais, frutas, legumes e hortaliças. Recente estudo revelou que o baixo consumo desses alimentos, juntamente com o alto consumo de sódio, são as principais causas de mortalidade cardiovascular atribuídas a dieta.[5]

Os padrões alimentares que embasaram as recomendação preconizadas pelo American College of Cardiology e American Heart Association (AHA)[6] são a dieta do Mediterrâneo e a dieta DASH (Dietary Approach to Stop Hypertension), os quais contemplam alto teor de fibras, menor quantidade de ácidos graxos saturados e maior percentual de poli e monoinsaturados. Essas Diretrizes[7] juntamente com o Guia Alimentar Americano também recomendam evitar o consumo de óleos tropicais, como côco e palma. Estas recomendações são indicadas para prevenção primária[8] e secundária[9] da doença cardiovascular aterosclerótica na população em geral e em portadores de DM.

Já se demonstrou os diferentes ácidos graxos influenciam diferentemente o risco cardiovascular. De fato, os ácidos graxos saturados são capazes de elevar a concentração plasmática de LDL-c, fator que contribui fortemente com a elevação do risco cardiovascular.[10] Por outro lado, os insaturados (série ômega-9, ômega-6 quando usados em substituição aos saturados, exercem ação protetora[10]. Já os ácidos graxos TRANS são reconhecidamente aqueles que mais elevam o risco cardiovascular, conforme demonstrado tanto em estudos que avaliaram o seu consumo[11], como sua concentração no plasma.[12]

Os ácidos graxos saturados apresentam estrutura molecular simples e são caracterizados pela ausência de duplas ligações em suas cadeias carbônicas, as quais são retilíneas. Classificam-se em função do comprimento das cadeias de carbono, sendo os de cadeia curta: acetato (C2:0); propionato (C3:0) e butirato (C4:0); cadeia média: capróico (C6:0), caprílico (C8:0) e cáprico (C10:0); cadeia longa: láurico (C12:0), mirístico (C14:0); palmítico (C16:0) e esteárico (C18:0).[13] Os saturados estão naturalmente presentes na dieta, principalmente em gorduras animais, mas também em óleos tropicais como palma e coco. Dentre eles, o mais abundante é o ácido palmítico (16:0), seguido do esteárico (18:0), mirístico (14:0) e, em pequena quantidade o ácido láurico (12:0)·O principal ácido graxo saturado da dieta é o palmítico, encontrado abundantemente nas carnes vermelhas o óleo de palma. O mirístico é o principal ácido graxo de leite e derivados, enquanto que o esteárico é encontrado principalmente no cacau e em pequenas quantidades nos demais alimentos. Já o láurico está presente em pequena quantidade nos alimentos, sendo o coco sua principal fonte[14].

ÁCIDOS GRAXOS INSATURADOS

Os ácidos graxos insaturados classificam-se em função do número de duplas ligações, podendo ser identificados como monoinsaturados ou poli-insaturados. O ácido graxo monoinsaturado mais abundante da dieta é o oleico (18:1), o qual é principalmente encontrado nos óleos de oliva e canola, além de de estar presente no abacate e oleaginosas (nozes, macadâmia e amendoim). Os poli-insaturados podem pertencer a série ômega-6 ou ômega-3, dependendo da localização da primeira dupla ligação na cadeia carbônica a partir do terminal metila.   Os ácidos graxos da série n-6, classificam-se em linoleico (18:2), cujas principais fontes são óleos (girassol, milho e soja), nozes e castanha do Pará e ácido araquidônico (20:4), obtido a partir da conversão endógena do ácido linoleico.[15]

Os principais ácidos graxos da série ômega-3 são o ácido alfalinolênico (ALA [C18:3]), de origem vegetal, cujas fontes principais são a soja, canola, linhaça, e chia, e os ácidos eicosapentaenóico (EPA [C20:5]) e docosaexaenóico (DHA [C22:6]), cujas fontes são peixes e crustáceos encontrados de águas muito frias. A concentração desses ácidos graxos nos peixes depende da composição do fitoplâncton presente em mares e oceanos.[16] Os ácidos EPA e DHA podem ser sintetizados no organismo humano por ação das enzimas dessaturases e elongases à partir do ácido alfa-linolênico[17]. Entretanto, esta conversão é limitada em humanos, razão pela qual as concentrações teciduais e plasmáticas de EPA e DHA refletem o consumo alimentar[19]. Tanto os ácidos graxos linoleico quanto linolênico são considerados essenciais, em razão de não serem sintetizados pelo ser humano.[18]

ÁCIDOS GRAXOS TRANS

O principal ácido graxo *TRANS* é o elaídico (18:1, n-9*t*), presente nas gorduras vegetais preparadas a partir da hidrogenação parcial de óleos vegetais, as quais são utilizadas no preparo de alimentos industrializados (Wolff, 2001). São também encontrados sob a forma de ácido vacênico (18:1, n-11*t*) em carnes e leite, o qual se origina por meio da bio-hidrogenação de gorduras por ação microbiana em animais ruminantes[20].

PAPEL DOS ÁCIDOS GRAXOS SOBRE A COLESTEROLEMIA

Os diferentes ácidos graxos modulam de forma distinta mecanismos envolvidos na homeostase do colesterol. Neste sentido, comparado a gordura poli-insaturada o consumo elevado de saturados pode aumentar as concentrações plasmáticas de colesterol.

Já se demonstrou que os saturados, em razão de sua cadeia retilínea de carbono, são capazes de empacotar-se linearmente no núcleo das partículas de lipoproteínas e assim permitindo que maior quantidade de colesterol éster seja transportada[21]. Além disso, quando ingerido em associação com colesterol, reduzem expressão, atividade e síntese do receptor de LDL (LDLr)[22-24] e com isso diminuem o *clearance* plasmático das partículas de LDL, por reduzir a captação hepática e extra hepática destas partículas[25]. Ainda, podem reduzir a expressão do receptor LRP-1, o qual também é capaz de reconhecer partículas de LDL.[26] Por fim, no fígado, os saturados amentam a secreção de partículas contendo apolipoproteína B (ApoB)[27] e ativam a enzima ACAT, responsável pela esterificação do colesterol a ser incorporado nestas partículas que serão secretadas no plasma[21], onde sofrerão ação da lipoproteína lipase originando IDL e LDL. *É importante salientar que* a capacidade dos saturados em elevar as concentrações de CT e LDLc varia de acordo com sua cadeia carbônica. Comparado ao carboidrato, o mirístico (C14:0) é o saturado que mais aumenta a colesterolemia, seguido do palmítico (C16:0) e ácido láurico (C12:0)[29]. Por outro lado, o ácido esteárico exerce efeito neutro sobre as concentrações plasmáticas de colesterol, pois é rapidamente dessaturado pela ação da estearoil-CoA dessaturase 1 (SCD1) e convertido, principalmente, à ácido oleico.[30,31] Todavia sua ação sobre o risco cardiovascular não foi ainda avaliada.

Por outro lado, os poli-insaturados são capazes de promover ações opostas na modulação da colesterolemia. As angulações na cadeia carbônica destes ácidos graxos fazem com que ocupem maior espaço no centro das LDL, reduzindo a capacidade da partícula de transportar colesterol.[21] No fígado, os poli-insaturados reduzem a síntese de Apo B e aumentam a atividade do LDLr, promovendo maior *clearance* das partículas de LDL[25]. Além disso, diminuem a transferência de colesterol éster, mediada pela CETP (*cholesterol ester transfer protein*), das HDL para partículas que contêm ApoB.[28] Desta forma, os poli-insaturados quando usados em substituição aos ácidos graxos saturados, reduzem as concentrações plasmáticas de CT, LDLc e ApoB[29], e com isso reduzindo o risco de doença cardio vascular (DCV)[35]. Em relação ao desfecho cardiovascular, demonstrou-se que a substituição de 5% das calorias provenientes dos saturados por poli-insaturados reduz o risco de DAC em 10%,[33] já a substituição de isocalórica de 10% de saturados por poli-insaturados reduz em 27% o risco de eventos cardiovasculares[32].

Já se demonstrou que o ácido oleico exerce efeito neutro sobre a colesterol do plasma. Estudos com a dieta do Mediterrâneo, como PREDIMED (*Prevención con Dieta Mediterránea*) demonstraram efeito benéfico do consumo de ácido oleico sobre eventos cardiovasculares[36,37]. Deve-se ressaltar que, além do consumo de azeite, este padrão de dieta é baseado no consumo de hortaliças, frutas e grãos integrais[39]. O ácido oleico é o principal substrato para enzima ACAT (acil-CoA: colesterol aciltransferase), responsável pela esterificação do colesterol livre, reduzindo com isso as concentrações intracelulares de colesterol livre, o que contribui para o aumento da atividade dos receptores hepáticos de LDL[34]. Além disso, o oleico inibe a maturação proteolítica e a translocação nuclear do fator de transcrição SREBP-2 (*Sterol regulatory element-binding protein-2*), associado à transcrição do LDLr e da HMG CoA redutase, enzima envolvida na síntese hepática de colesterol[38].

Devido ao fato de os ácidos graxos *trans* possuírem o maior potencial aterogênico as diretrizes nacionais e internacionais recomendam sua exclusão da dieta (*Dietary Guidelines for Americans*; Guia alimentar para a população brasileira 2014)[40]. Diversos estudos já demonstraram as ações deletérias desses ácidos graxos, que além de elevarem as concentrações de CT, LDL-c e VLDL-c, também reduzem as concentrações de HDL-c quando comparado aos saturados[49-52]. Isto porque os ácidos graxos *trans* são capazes de aumentar o catabolismo de apolipoproteína A-I (Apo A-I), reduzindo assim a formação de HDL.[51,52] Além disso, aumentam a atividade da CETP, e com isso promovem a transferência de colesterol éster (CE) e TG entre as partículas de HDL e lipoproteínas contendo Apo B, como VLDL e LDL, enriquecendo as HDL com TG e as VLDL e LDL com CE. As HDL quando enriquecidas em TG são removidas pelo fígado mais rapidamente, reduzindo suas concentrações.[53] Além disso, o ácido graxo *trans* reduz o *clearance* das partículas contendo Apo B100, desta forma, por não serem removidas, suas concentrações plasmáticas se elevam[52], propiciando ainda a formação de partículas de LDLs pequenas e densas que são mais aterogênicas.[54]

PAPEL DOS ÁCIDOS GRAXOS SOBRE A TRIGLICERIDEMIA

Sabe-se que os ácidos graxos saturados elevam a lipemia pós-prandial, favorecendo a síntese de remanescentes de quilomícrons, estas partículas são enriquecidas de colesterol e por possuírem menor tamanho são facilmente captadas por células endoteliais[56]. Além disso, os saturados modulam genes relacionados a síntese hepática de ácidos graxos, favorecendo maior produção de TG. Isso porque são capazes de induzir ativação de PGC-1β (peroxisome proliferator-activated receptor gamma coactivator 1β) que modula ativação transcricional do SREBP1c, fator de transcrição envolvido na síntese de ácidos graxos promovendo assim aumento da síntese de TG.[55]

Os ácidos graxos poli-insaturados reduzem a síntese de triglicérides por meio de suas ações no SREBP-1, fator de transcrição que regula a transcrição de genes relacionados a síntese de ácidos graxos e TG. Os poli-insaturados aumentam a degradação do o mRNA de SREBP-1c por acelerar sua degradação.[57] A transcrição do SREBP é dependente de LXR, outro fator de transcrição, que, quando ativado por óxidos de colesterol, forma obrigatoriamente heterodímeros com o RXR, translocam para o núcleo da célula e se ligam ao elemento responsivo de seus genes-alvo, promovendo transcrição gênica.[57,60] Os ácidos graxos poli-insaturados exercem ação antagônica aos óxidos de colesterol, impedindo que se liguem ao LXR, com isso impedem a transcrição do SREBP-1c e de proteínas relacionadas a síntese de TG.[57] Ainda, os poli-insaturados presentes nos fosfolípides de membrana do retículo endoplasmático impedem o processamento do SREBP por impedir a degradação da INSIG (gene induzido pela insulina), proteína que mantém o complexo SCAP-SREBP (proteína ativadora da clivagem do SREBP) ancorado a membrana do retículo. Com isso, o SREBP, não pode translocar para o núcleo e desta forma, seus genes alvo não são ativados.[58] Entre os ácidos graxos insaturados, os da série ômega-3, apresentem maior potencial de bloqueio da síntese de triglicérides por reduzir a expressão e proteína do SREBP-1c, o qual exerce a sua atividade transcricional sobre a enzima ácido graxo sintase (FAS), a qual participa da lipogênese hepática, por seu envolvimento na síntese de ácidos graxos[59]. Além disso, a expressão da FAZ também diminui na vigência do ácido graxo eicosapentaenoico.[59]

Os monoinsaturados exercem importantes ações que promovem menor síntese hepática de triglicérides e com isso, menor secreção de VLDL. Isso porque também são capazes de reduzir a ativação do SREBP-1c, diminuindo a síntese de enzimas lipogênicas, tais como ácido graxos sintase, acetil CoA carboxilase e SCD-1.[61,62] O ácido oleico é também capaz de ativar receptor PPAR- α (*Peroxisome proliferator-activated receptor*) e com isso promover β-oxidação.[63]

Já se demonstrou que os ácidos graxos *trans* exercem ações deletérias também sobre a trigliceridemia. Em animais, foi demonstrado que trans induziu perfil lipídico pró-aterogênico, com severa hipertrigliceridemia e hipercolesterolemia, possivelmente em razão de maior síntese hepática de lípides. Os dados dos participantes do estudo National Health and Nutrition Examination Survey (NHANES) evidenciaram a forte associação entre a concentração plasmática de *trans* com a concentração plasmática de triglicérides.[64]

Colesterol Alimentar

O colesterol é um álcool presente em todos os alimentos de origem animal. Após sua absorção, mediada pela proteína Newman Pick (NPC1L1), grande parte do colesterol é esterificado a um ácido graxo, sob ação da enzima acilcolesterol acil transferase, transformando-se em colesterol oleato . Uma menor parte é direcionada para o lumen intestinal por meio dos transportadores *ATP-binding cassette transporters sub-family G member 5* (ABCG5) e G 8 (ABCG8)[65,66]. O colesterol esterificado é transportado para o fígado através dos quilimícrons.[67] As células intestinais absorvem aproximadamente metade do colesterol presente no lumen. A dieta fornece aproximadamente 200-300 mg/dia de colesterol, cujas principais fontes são a gema de ovo, camarão, crustáceos, vísceras e pele de frango.[68]

Estudos preliminaries conduzidos em coelhos mostraram a forte associação entre o consume de colesterol com o desenvolvimento da placa aterosclerótica.[69] Estudos posteriors confirmaram esta associação em humanos, e o alto risco cardiovascular observado nos Estados Unidos e Finlândia, foi associado ao seu alto consumo, com dietas fornecendo entre 500 mg – 1000 mg/dia. Em razão do resultado dessas investigações, passou-se a recomendar o consumo máximo de 300 mg/dia de colesterol e no máximo 200mg para indivíduos hipercolesterolêmicos.[70]

Há alguns anos, no entanto, a AHA deixou de estabelecer limite máximo para o seu consumo, pela baixa evidência do impacto do colesterol alimentar sobre o desenvolvimento da placa aterosclerótica,[71] AVC[72-74] e DAC[74]. A mesma orientação foi seguida pelo Guia Alimentar Americano (2015-2020)[75], mas que reforçou a orientação do Instituto de Medicina em relação a manutenção de baixo consumo de colesterol na dieta[76] reiterando que colesterol alimentar é relevante. Este tema foi objeto de um estudo recente (Lifetime Risk Poolin Project), no qual foi avaliado os resultados de importantes estudos de coorte, entre eles, the Atherosclerosis Riskin Communities (ARIC) Study, Coronary Artery Risk Development in Young Adults (CARDIA) Study, Framingham Heart Study (FHS), Framingham Offspring Study (FOS), Jackson Heart Study (JHS), and the Multi-Ethnic Study of Atherosclerosis (MESA), e reafirma que o aumento do consumo de colesterol pode influenciar, de forma dose-dependente, tanto a incidência de doenças cardiovasculares, como da mortalidade total.[77,78]

Tratamento Nutricional da Hipercolesterolemia

A última Diretriz para o tratamento nutricional da Hipercolesterolemia elaborada pela American Diabetes Association (ADA), American Heart Association (AHA) e American College (ACC), juntamente com outras sociedades[68] tem como base as orientações preconizadas pelo mesmo documento publicado em 2014[78]. Indica-se adequação do valor calórico da dieta, e o seguimento de padrões alimentares como Dieta DASH e do Mediterrâneo, que contemplam retirada de ácidos graxos Trans, controle de saturados, estímulo ao consumo de poli e monoinsaturados, e consumo mínimo de óleos tropicais (coco e palma).

Tratamento Nutricional da Hipertrigliceridemia

A conduta nutricional indicada dependerá do tipo e do grau de hipertrigliceridemia, a qual é classificada como primária ou secundária, dependendo da sua característica fisiopatológica. Na hipertrigliceridemia de causa primária grave, caracterizada pelo aumento expressivo da concentração plasmática de quilomícrons, em razão da diminuição da enzima lipoproteína lipase[79] ou deficiência de apo CII[80] recomenda-se dieta com no máximo 10%-15% das calorias[81]. Nesta condição, é importante adequar as quantidades de ácidos graxos essenciais, tais como o ácido linolênico - série ômega-3 e linoleico - série ômega-6 (1-1,5 g/dia), e suplementar vitaminas lipossolúveis, conforme preconizado pelo *Institute of Medicine*.[76] Quando bem tolerados, os triglicérides de cadeia média (TCM), podem ser indicados para o preparo dos alimentos.[82] Os TCMs são formados por ácidos graxos saturados (6-10 carbonos) e durante o processo de absorção, não são incorporados aos quilomícrons, sendo rapidamente direcionados para o fígado via sistema porta, onde serão oxidados.[83] Desta forma, este tipo de gordura não contribui com a elevação da concentração plasmática de triglicérides.

O tratamento nutricional da hipertrigliceridemia secundária a obesidade, resistência à insulina e Diabetes Mellitus, baseia-se na adequação do valor calórico total com a finalidade de manutenção de peso apropriado e adequação da quantidade e qualidade de carboidratos e gorduras na dieta. Dietas ricas em carboidratos, notadamente os açucares de adição como sacarose e xarope de milho, os quais são importantes fontes de frutose, induzem vias lipogênicas hepáticas, por ativarem o *Carbohydrate Responsive Element Binding Protein* (ChREBP). Este fator de transcrição exerce sua atividade transcricional sobre enzimas lipogênicas hepáticas como a *Stearoyl-CoA desaturase* (SCD-1) (Flister, 2018) e fatty acid synthase (FAS), enzimas envolvidas na síntese de ácidos graxos[43], resultando em maior secreção de partículas de VLDL.

Em função da intensa ação lipogênica da frutose, o Guia Alimentar Americano[44] orientou que a quantidade de carboidratos dos sucos de frutas concentrados, mesmo aqueles sem adição de açúcar, deve ser contemplada no cálculo do máximo de açúcar recomendado na dieta (<10% do VCT) preconizado pela OMS. A frutose presente nos açucares, induz a formação mais rápida de ácidos graxos em relação à glicose, uma vez que não possui mecanismos hepáticos de feed-back de regulação.[46,47] Dependendo do conteúdo de energia e de citrato na célula, a enzima fosfofrutoquinase, a qual atua no metabolismo da glicose, é auto regulada, diminuindo a velocidade de formação de acetil CoA. Já a frutose é metabolizada pela enzima frutoquinase, a qual não possui um mecanismo de feedback de regulação, gerando mais rapidamente acetil coA e consequentemente, acelerando a síntese de ácidos graxos.[46] Além disso, a presença de resistência à insulina em decorrência do excesso de carboidratos em indivíduos com Diabetes Mellitus também ativa fatores de transcrição no fígado, resultando no aumento da síntese de triglicérides[47]. Outro efeito adverso do excesso de consumo de frutose em comparação com a glicose, é a indução do aumento da lipemia pós prandial com formação de mais partículas de LDL pequenas[48], conforme demonstrado em estudo agudo conduzido tanto em indivíduos normais como com excesso de peso. Assim, o consumo de frutose deve ser proveniente do consume de frutas em quantidades , as quais também são fontes de fibras e outros nutrients essenciais. Por outro lado, recomenda-se que açucares de adição, os quais possuem alta concentricão de fructose sejam minimamente consumidos (2015-2020).

Tanto a quantidade quanto os diferentes tipos de ácidos graxos dos alimentos influenciam a concentração plasmática de triglicérides. As vias de sinalização lipogênicas hepáticas são ativadas por meio dos ácidos graxos *trans* e saturados. Os saturados elevam a *lipogênese de novo* e a resistência a insulina em indivíduos com sobrepeso, quando comparados aos insaturados.[84] Por outro lado, dieta rica em ácidos graxos monoinsaturados e com baixo teor de saturados induziu menor lipemia pós prandial[85].

De acordo com a Diretriz da American Heart Association publicada pela da AHA[87], consumo superior a 60% das calorias na forma de carboidratos eleva a concentração plasmática de triglicérides, com concomitante diminuição do HDL-c. Nesta diretriz é recomendado entre 45%-55% do VCT na forma de carboidratos com consumo mínimo de açúcar (5%) para hipertrigliceridemias mais severas. Quanto ao consumo de gorduras, a AHA estabelece um intervalo entre 25%-35% do VCT e recomenda baixo teor de ácidos graxos saturados na dieta. Com a finalidade de prevenção de pancreatite, a AHA recomenda suplementação de ômega-3 para hipertrigliceridemias mais severas (acima de 500 mg/dL).[87,88]

A lipogênese hepática também é ativada pelas bebidas alcoólicas, razão pela qual o seu consumo deve ser limitado em indivíduos hipertrigliceridêmicos. O Etanol é oxidado no fígado por meio de enzimas que catalizam reações oxidativas como a alcool deidrogenase (ADH), catalase e e pelo ccitocromo P450 2E1 (CYP2E1).[89] A ADH, presente no citosol, converte álcool em acetaldeído. Nesta reação ocorre a perda de 2H+ e de 2 elétrons, os quais serão doados para um cofator (NAD), o qual assume uma forma reduzida. A catalase localiza-se nos peroxisomos e requer peróxido de hidrogênio (H_2O_2) para oxidar o álcool.[90] A CYP 2 E1, localizada nos microssomos, oxida o álcool a a acetil deído em condiçoes de alta concentração de álcool. O acetaldeído é metabolizado principalmente pela aldeído desidrogenase 2 ($ALDH_2$) na mitocôndria formando acetato e NAD e espécies reativas ao oxigênio.[91] Posteriormente, é formado o acetil CoA,[92] e a enzima málica altera o fluxo do metabolismo intermediário, direcionando para armazenamento energético em função da produção de precursores de ácidos graxos que ao se juntarem ao glicerol formarão os triglicérides.

No estudo transversal *Health Examinees Study* conduzido em 1519 indivíduos, demonstrou-se que o alto consumo de álcool (> 4 doses/dia) foi associado ao aumento de 2-8 vezes a concentração plasmatica normal de triglicérides.[93] O consume de menor quantidade também implica em elevação da trigliceridemia, conforme demonstrado em indivíduos normais com o consumo de 2 doses ou mais de bebida alcoólica por dia,[94] e o estudo

Corte Lausannoise (CoLaus)[95] demonstrou aumento de 5%-10% com quantidade superior a uma dose.

A principal ênfase para o tratamento da hipertrigliceridemia secundária é a aderência a estilo de vida saudável, com seguimento de padrões alimentares recomendados pelas diretrizes internacionais.[67] e ênfase na manutenção de peso adequado.[87]

REFERÊNCIAS

1. Azadbakht L, Fard NR, Karimi M, Baghaei MH, Surkan PJ, Rahimi M, Esmaillzadeh A, Willett WC. Effects of the Dietary Approaches to Stop Hypertension (DASH) eating plan on cardiovascular risks among type 2 diabetic patients: a randomized crossover clinical trial. Diabetes Care. 2011 Jan;34(1):55-7.

2. Appel LJ, Moore TJ, Obarzanek E, Vollmer WM, Svetkey LP, Sacks FM, Bray GA,Vogt TM, Cutler JA, Windhauser MM, Lin PH, Karanja N. A clinical trial of theeffects of dietary patterns on blood pressure. DASH Collaborative Research Group. N Engl J Med. 1997 Apr 17;336(16):1117-24.

3. Hernáez Á, Castañer O, Goday A, Ros E, Pintó X, Estruch R, Salas-Salvadó J, Corella D, Arós F, Serra-Majem L, Martínez-González MÁ, Fiol M, Lapetra J, de la Torre R, López-Sabater MC, Fitó M. The Mediterranean Diet decreases LDL atherogenicity in high cardiovascular risk individuals: a randomized controlled trial. Mol Nutr Food Res. 2017 Sep;61(9).

4. Salas-Salvadó J, Díaz-López A, Ruiz-Canela M, Basora J, Fitó M, Corella D, Serra-Majem L, Wärnberg J, Romaguera D, Estruch R, Vidal J, Martínez JA, Arós F, Vázquez C, Ros E, Vioque J, López-Miranda J, Bueno-Cavanillas A, Tur JA, Tinahones FJ, Martín V, Lapetra J, Pintó X, Daimiel L, Delgado-Rodríguez M, Matía P, Gómez-Gracia E, Díez-Espino J, Babio N, Castañer O, Sorlí JV, Fiol M, Zulet MÁ, Bulló M, Goday A, Martínez-González MÁ; PREDIMED-Plus investigators. Effectof a Lifestyle Intervention Program With Energy-Restricted Mediterranean Diet and Exercise on

Weight Loss and Cardiovascular Risk Factors: One-Year Results of the PREDIMED-Plus Trial. Diabetes Care. 2019 May;42(5):777-788.

5. GBD 2017 Diet Collaborators. Health effects of dietary risks in 195 countries, 1990-2017: a systematic analysis for the Global Burden of Disease Study 2017. Lancet. 2019 May 11;393(10184):1958-1972.

6. Grundy SM, Stone NJ, Bailey AL, Beam C, Birtcher KK, Blumenthal RS, Braun LT, de Ferranti S, Faiella-Tommasino J, Forman DE, Goldberg R, Heidenreich PA, Hlatky MA, Jones DW, Lloyd-Jones D, Lopez-Pajares N, Ndumele CE, Orringer CE, Peralta CA, Saseen JJ, Smith SC Jr, Sperling L,ViraniSS,YeboahJ.2018AHA/ACC/AACVPR/AAPA/ABC/ACPM/ADA/AGS/APhA/ASPC/NLA/PCNA Guideline on the Management of Blood Cholesterol: Executive Summary: A Report of the American College of Cardiology/American Heart Association Task Force on Clinical Practice Guidelines. J Am Coll Cardiol. 2019 Jun 25;73(24):3168-3209.

7. Grundy SM, Stone NJ, Bailey AL, Beam C, Birtcher KK, Blumenthal RS, Braun LT, de Ferranti S, Faiella-Tommasino J, Forman DE, Goldberg R, Heidenreich PA, Hlatky MA, Jones DW, Lloyd-Jones D, Lopez-Pajares N, Ndumele CE, Orringer CE, Peralta CA, Saseen JJ, Smith SC Jr, Sperling L, Virani SS, Yeboah J. 2018 AHA/ACC/AACVPR/AAPA/ABC/ACPM/ADA/AGS/APhA/ASPC/NLA/PCNA Guideline on the Management of Blood Cholesterol: A Report of the American College of Cardiology/American Heart Association Task Force on Clinical Practice Guidelines.Circulation. 2019 Jun 18;139(25):e1082-e1143.

8. Grundy SM, Stone NJ. 2018 American Heart Association/American College of Cardiology Multisociety Guideline on the Management of Blood Cholesterol: Primary Prevention. JAMA Cardiol. 2019 May 1;4(5):488-489.

9. Grundy SM, Stone NJ. 2018 American Heart Association/American College of Cardiology/Multisociety Guideline on the Management of Blood Cholesterol-Secondary Prevention. JAMA Cardiol. 2019 Jun 1;4(6):589-591. a

10. Mensink, RP. Effects of saturated fatty acids on serum lipids and lipoproteins: a systematic review and regression analysis. Geneva: World Health Organization; 2016.

11. Chowdhury R, Johnson L, Steur M. Trans fatty acid isomers in mortality and incident coronary heart disease risk. J Am Heart Assoc. 2014 Aug 27;3(4).

12. Wang Q, Imamura F, Lemaitre RN, Rimm EB, Wang M, King IB, Song X, Siscovick D, Mozaffarian D. Plasma phospholipid trans-fatty acids levels, cardiovascular diseases, and total mortality: the cardiovascular health study. J Am Heart Assoc. 2014 Aug 27;3(4).

13. Tvrzicka E, Kremmyda LS, Stankova B, Zak A. Fatty acids as biocompounds: their role in human metabolism, health and disease--a review. Part 1: classification, dietary sources and biological functions. Biomed Pap Med Fac Univ Palacky Olomouc Czech Repub. 2011 Jun;155(2):117-30.

14. Orsavova J, Misurcova L, Ambrozova JV, Vicha R, Mlcek J. Fatty Acids Composition of Vegetable Oils and Its Contribution to Dietary Energy Intake and Dependence of Cardiovascular Mortality on Dietary Intake of Fatty Acids. Int J Mol Sci. 2015 Jun 5;16(6):12871-90.

15. Santos RD, Gagliardi AC, Xavier HT, Magnoni CD, Cassani R, Lottenberg AM; Sociedade Brasileira de Cardiologia, Arpadi Faludi A, Geloneze B, Scherr C, Kovacs C, Tomazzela C, Carla C, Barrera-Arellano D, Cintra D, Quintão E, Nakandakare ER, Fonseca FA, Pimentel I, Ernesto dos Santos J, Bertolami MC, Rogero M, Izar MC, Nakasato M, Teixeira Damasceno NR, Maranhão R, Cassani RS, Perim R, Ramos S; Sociedade Brasileira de Cardiologia. [First guidelines on fat consumption and cardiovascular health]. Arq Bras Cardiol. 2013 Jan;100 (1 Suppl 3):1-40.

16. Ursin VM. Modification of plant lipids for human health: development of functional land-based omega-3 fatty acids. J Nutr. 2003;133:4271-4. Review

17. Shrestha P, Zhou XR, Vibhakaran Pillai S, Petrie J, de Feyter R, Singh S. Comparison of the Substrate Preferences of ω3 Fatty Acid Desaturases for LongChain Polyunsaturated Fatty Acids. Int J Mol Sci. 2019 Jun 22;20(12).

18. Lands WE. Biochemistry and physiology of n-3 fatty acids. FASEB J. 1992;6:2530-6. Review.

19. Mozaffarian D, Wu JH. Omega-3 fatty acids and cardiovascular disease: effects on risk factors, molecular pathways, and clinical events. J Am Coll Cardiol. 2011;58:2047-67.

20. Wolff RL, Precht D, Nasser B, El Kebbaj MS. Trans- and cis-octadecenoic acid isomers in the hump and milk lipids from Camelus dromedarius. Lipids. 2001;36:1175-8.

21. Spritz N, Mishkel MA. Effects of dietary fats on plasma lipids and lipoproteins: an hypothesis for the lipid-lowering effect of unsaturated fatty acids. J Clin Invest. 1969;48:78-86.

22. Bennett AJ, Billett MA, Salter AM, Mangiapane EH, Bruce JS, Anderton KL, et al. Modulation of hepatic apolipoprotein B, 3-hydroxy-3-methylglutaryl-CoA reductase and low-density lipoprotein receptor mRNA and plasma lipoprotein concentrations by defined dietary fats. Comparison of trimyristin, tripalmitin, tristearin and triolein. Biochem J. 1995;311:167-73.

23. Horton JD, Cuthbert JA, Spady DK. Dietary fatty acids regulate hepatic low density lipoprotein (LDL) transport by altering LDL receptor protein and mRNA levels. J Clin Invest. 1993;92:743-9.

24. Srivastava RA, Ito H, Hess M, Srivastava N, Schonfeld G. Regulation of low density lipoprotein receptor gene expression in HepG2 and Caco2 cells by palmitate, oleate, and 25-hydroxycholesterol. J Lipid Res.1995;36:1434-46

25. Woollett LA, Spady DK, Dietschy JM. Mechanisms by which saturated triacylglycerols elevate the plasma low density lipoprotein-cholesterol concentration in hamsters. Differential effects of fatty acid chain length. J Clin Invest. 1989;84:119-28.

26. Jackson KG, Maitin V, Leake DS, Yaqoob P, Williams CM. Saturated fat-induced changes in Sf 60-400 particle composition reduces uptake of LDL by HepG2 cells. J Lipid Res. 2006;47:393-403.

27. Arrol S, Mackness MI, Durrington PN. The effects of fatty acids onapolipoprotein B secretion by human hepatoma cells (HEP G2). Atherosclerosis. 2000;150:255-64.

28. Lagrost L, Barter PJ. Effects of various non-esterified fatty acids on the particle size redistribution of high density lipoproteins induced by the human cholesteryl ester transfer protein. Biochim Biophys Acta. 1991;1082:204-10.

29. Mensink RP. Effects of Saturated Fatty Acids on Serum Lipids and Lipoproteins: A Systematic Review and Regression Analysis. Geneva, Switzerland: World Health Organization; 2016.

30. Grundy SM. Influence of stearic acid on cholesterol metabolism relative to other long-chain fatty acids. Am J Clin Nutr. 1994 Dec;60(6 Suppl):986S-990S.

31. Guillou H, Zadravec D, Martin PG, Jacobsson A. The key roles of elongases and desaturases in mammalian fatty acid metabolism: Insights from transgenic mice. Prog Lipid Res. 2010;49:186-99.

32. Reedy J, Krebs-Smith SM, Miller PE, et al. Higher diet quality is associated with decreased risk of allcause, cardiovascular disease, and cancer mortality among older adults. J Nutr. 2014;144:881-9.

33. Mozaffarian D, Micha R, Wallace S. Effects on coronary heart disease of increasing polyunsaturated fat in place of saturated fat: a systematic review and meta-analysis of randomized controlled trials. PLoS Med. 2010;7:e1000252.

34. Rumsey SC, Galeano NF, Lipschitz B, Deckelbaum RJ. Oleate and other long chain fatty acids stimulate low density lipoprotein receptor activity by enhancing acyl coenzyme A:cholesterol acyltransferase activity and altering intracellular regulatory cholesterol pools in cultured cells. J Biol Chem. 1995;270:10008-16.

35. Schwab U, Lauritzen L, Tholstrup T, Haldorssoni T, Riserus U, Uusitupa M, Becker W. Effect of the amount and type of dietary fat on cardiometabolic risk factors and risk of developing type 2 diabetes, cardiovascular diseases, and cancer: a systematic review. Food Nutr Res. 2014;58.

36. Estruch R, Ros E, Salas-Salvadó J, Covas MI, Corella D, Arós F, et al. PREDIMED Study Investigators. Primary prevention of cardiovascular disease with a Mediterranean diet. N Engl J Med. 2013;368:1279-90.

37. De Lorgeril M, Salen P. The Mediterranean-style diet for the prevention of cardiovascular diseases. Public Health Nutr. 2006; 9:118-23.

38. Thewke DP, Panini SR, Sinensky M. Oleate potentiates oxysterol inhibition of transcription from sterol regulatory element-1-regulated promoters and maturation of sterol regulatory element-binding proteins. J Biol Chem. 1998;273:21402-7.

39. Hoevenaar-Blom MP, Nooyens AC, Kromhout D, Spijkerman AM, Beulens JW, van der Schouw Yet al. Mediterranean style diet and 12-year incidence of cardiovascular diseases: the EPIC-NL cohort study. PLoS One.2012;7:e45458.

40. Eckel RH, Jakicic JM, Ard JD, de Jesus JM, Houston Miller N, Hubbard VS, et al. American College of Cardiology/American Heart Association Task Force

on Practice Guidelines. 2013 AHA/ACC guideline on lifestyle management to reduce cardiovascular risk: a report of the American College of Cardiology/ American Heart Association Task Force on Practice Guidelines. Circulation. 2014;129:S76-99.

41. Flister KFT, Pinto BAS, França LM, Coêlho CFF, Dos Santos PC, Vale CC,

42. Kajihara D, Debbas V, Laurindo FRM, Paes AMA. Long-term exposure to high sucrose diet down-regulates hepatic endoplasmic reticulum-stress adaptive pathways and potentiates de novo lipogenesis in weaned male mice. J Nutr Biochem. 2018 Dec;62:155-166.

43. Cai C, Yu H, Huang G, Du X, Yu X, Zhou Y, Shen W. Histone modifications in fatty acid synthase modulated by carbohydrate responsive element binding protein are associated with non-alcoholic fatty liver disease. Int J Mol Med. 2018 Sep;42(3):1215-1228.

44. U.S. Department of Health and Human Services and U.S. Department of Agriculture. *2015 – 2020 Dietary Guidelines for Americans*. 8th Edition. December 2015.

45. Guia alimentar para a população brasileira / Ministério da Saúde, Secretaria de Atenção à Saúde, Departamento de Atenção Básica. – 2. ed. – Brasília : Ministério da Saúde, 2014.

46. Gugliucci A. Fructose surges damage hepatic adenosyl-monophosphate-dependent kinase and lead to increased lipogenesis and hepatic insulin resistance. Med Hypotheses. 2016 Aug;93:87-92.

47. Stanhope KL. More pieces of the fructose puzzle. J Intern Med. 2017 Aug;282(2):202-204.

48. Stanhope KL, Havel PJ. Fructose consumption: recent results and their potential implications. Ann N Y Acad Sci. 2010 Mar;1190:15-24.

49. Mensink RP, Zock PL, Kester AD, Katan MB. Effects of dietary fatty acids and carbohydrates on the ratio of serum total to HDL cholesterol and on serum lipids and apolipoproteins: a meta-analysis of 60 controlled trials. Am J Clin Nutr. 2003;77:1146-55.

50. Lichtenstein AH, Ausman LM, Jalbert SM, Schaefer EJ. Effects of different forms of dietary hydrogenated fats on serum lipoprotein cholesterol levels. N Engl J Med. 1999;340:1933-40.

51. Matthan NR, Ausman LM, Lichtenstein AH, Jones PJ. Hydrogenated fat consumption affects cholesterol synthesis in moderately hypercholesterolemic women. J Lipid Res. 2000;41:834-9.

52. Matthan NR, Welty FK, Barrett PH, Harausz C, Dolnikowski GG, Parks JS, et al. Dietary hydrogenated fat increases high-density lipoprotein apoA-I catabolism and decreases low-density lipoprotein apoB-100 catabolism in hypercholesterolemic women. Arterioscler Thromb Vasc Biol. 2004;24:1092-7.

53. Khosla P, Hajri T, Pronczuk A, Hayes KC. Replacing dietary palmitic acid with elaidic acis (t-C18:1 delta9) depresses HDL and increases CETP activity in cebus monkeys. J Nutr. 1997;127:531S-6S.

54. Mauger JF, Lichtenstein AH, Ausman LM, Jalbert SM, Jauhiainen M, Ehnholm C, et al. Effect of different forms of dietary hydrogenated fats on LDL particle size. Am J Clin Nutr. 2003;78:370-5.

55. Lin J, Yang R, Tarr PT, Wu PH, Handschin C, Li S, et al. Hyperlipidemic effects of dietary saturated fats mediated through PGC-1 coactivation of SREBP. Cell 2005;120:261–73.

56. Mager DR, Mazurak V, Rodriguez-Dimitrescu C, Vine D, Jetha M, Ball G, et al. A meal high in saturated fat evokes postprandial dyslipemia, hyperinsulinemia, and altered lipoprotein expression in obese children with and without nonalcoholic fatty liver disease. JPEN J Parenter Enteral Nutr. 2013;37:517-28.

57. Ou J, Tu H, Shan B, Luk A, DeBose-Boyd RA, Bashmakov Y, Goldstein JL, Brown MS. Unsaturated fatty acids inhibit transcription of the sterol regulatory element-binding protein-1c (SREBP-1c) gene by antagonizing ligand-dependent activation of the LXR. Proc Natl Acad Sci U S A. 2001;98:6027-32.

58. Gale SE, Westover EJ, Dudley N, Krishnan K, Merlin S, Scherrer DE, et al. Side chain oxygenated cholesterol regulates cellular cholesterol homeostasis through direct sterol-membrane interactions. J Biol Chem. 2009;284:1755-64.

59. Tajima-Shirasaki N, Ishii KA, Takayama H, Shirasaki T, Iwama H, Chikamoto K, Saito Y, Iwasaki Y, Teraguchi A, Lan F, Kikuchi A, Takeshita Y, Murao K, Matsugo S, Kaneko S, Misu H, Takamura T. Eicosapentaenoic acid down-regulates expression of the selenoprotein P gene by inhibiting SREBP-1c protein independently of the AMP-activated protein kinase pathway in H4IIEC3 hepatocytes. J Biol Chem. 2017 Jun 30;292(26):10791-10800.

60. Brown MS, Goldstein JL, Mangelsdorf DJ. Regulation of mouse sterol regulatory element-binding protein-1c gene (SREBP-1c) by oxysterol receptors, LXR-alpha and LXR-beta. Genes Dev. 2000;14:2819-30.

61. Edwards PA, Tabor D, Kast HR, Venkateswaran A. Regulation of gene expression by SREBP and SCAP. Biochim Biophys Acta. 2000;1529:103-13. Review.

62. Hussein O, Grosovski M, Lasri E, Svalb S, Ravid U, Assy N. Monounsaturated fat decreases hepatic lipid content in non-alcoholic fatty liver disease in rats. World J Gastroenterol. 2007;13:361-8.

63. Assy N, Nassar F, Nasser G, Grosovski M. Olive oil consumption and non-alcoholic fatty liver disease. World J Gastroenterol. 2009;15:1809-15.

64. Mazidi M, Cicero AF, Kengne AP, Banach M. Association Between Plasma Trans-Fatty Acid Concentrations and Measures of Glucose Homeostasis and Cardiovascular Risk Factors in Adults in NHANES 1999-2000. Angiology. 2018 Aug;69(7):630-637.

65. Iqbal, J.; Hussain, M.M. Intestinal lipid absorption. Am. J. Physiol. Endocrinol. Metab. 2009, 296, E1183–E1194. [CrossRef] [PubMed]

66. Yu, L.; Hammer, R.E.; Li-Hawkins, J.; Von Bergmann, K.; Lutjohann, D.; Cohen, J.C.; Hobbs, H.H. Disruption of Abcg5 and Abcg8 in mice reveals their crucial role in biliary cholesterol secretion. Proc. Natl. Acad. Sci. USA 2002, 99, 16237–16242.

67. Nguyen, T.M.; Sawyer, J.K.; Kelley, K.L.; Davis, M.A.; Rudel, L.L. Cholesterol esterification by ACAT2 is essential for efficient intestinal cholesterol absorption: Evidence from thoracic lymph duct cannulation. J. Lipid Res. 2012, 53, 95–104. [CrossRef] [PubMed] 10.

68. Mok, H.Y.; von Bergmann, K.; Grundy, S.M. Effects of continuous and intermittent feeding on biliary lipid outputs in man: Application for measurements of intestinal absorption of cholesterol and bile acids. J. Lipid Res. 1979, 20, 389–398.

69. S. Peterb Iz Voyemno-med Akad. 1908:16:154-176

70. National Cholesterol Education Program (NCEP) Expert Panel on Detection, Evaluation, and Treatment of High Blood Cholesterol in Adults (Adult Treatment Panel III). Third Report of the National Cholesterol Education Program (NCEP) Expert Panel on Detection, Evaluation, and Treatment of High Blood Cholesterol in Adults (Adult Treatment Panel III) final report. Circulation. 2002 Dec 17;106(25):3143-421.

71. Rhee EJ, Ryu S, Lee JY, Lee SH, Cheong E, Park SE, Park CY, Won YS, Kim JM, Cho DS, Chung HK, Sung KC. The association between dietary cholesterol intake and subclinical atherosclerosis in Korean adults: The Kangbuk Samsung Health Study. J Clin Lipidol. 2017 Mar - Apr;11(2):432-441.e3.

72. Berger S, Raman G, Vishwanathan R, Jacques PF, Johnson EJ. Dietary cholesterol and cardiovascular disease: a systematic review. Am J Clin Nutr. 2015;102(Cvd):276–94.

73. Cheng P, Pan J, Xia J, Deng F, Huang W, Bai S, et al. Dietary cholesterol intake and stroke risk: A meta-analysis. Oncotarget. 2018;9(39):25698–707.

74. Larsson SC, Åkesson A, Wolk A. Egg consumption and risk of heart failure, myocardial infarction, and stroke: results from 2 prospectivecohorts. Am J Clin Nutr [Internet]. 2015 Nov 1 [cited 2018 Sep 27];102(5):1007–13. Virtanen,2016

75. 6US Department of Health and Human Services; US Department of Agriculture. 2015–2020 Dietary Guidelines for Americans, 8th ed.; US Department of Health and Human Services: Washington, DC, USA, 2015. Available online: http://www.health.gov/DietaryGuidelines (accessed on 20 May 2018).

76. Institute of Medicine. Dietary Reference Intakes for Energy, Carbohydrate, Fiber, Fat, Fatty Acids, Cholesterol, Protein, and Amino Acids. Washington (DC): The National Academies Press; 2002.

77. Zhong VW, Van Horn L, Cornelis MC, Wilkins JT, Ning H, Carnethon MR, Greenland P, Mentz RJ, Tucker KL, Zhao L, Norwood AF, Lloyd-Jones DM, Allen NB. Associations

of Dietary Cholesterol or Egg Consumption With Incident Cardiovascular Disease and Mortality. JAMA. 2019 Mar 19;321(11):1081-1095.

78. Eckel RH. Reconsidering the Importance of the Association of Egg Consumption and Dietary Cholesterol With Cardiovascular Disease Risk. JAMA. 2019 Mar 19;321(11):1055-1056.

79. Capell WH, Eckel RH. Severe hypertriglyceridemia with a history of treatment failure. Nat Clin Pract Endocrinol Metab. 2005 Nov;1(1):53-8; quiz 59.

80. Kose E, Armagan C, Teke Kısa P, Onay H, Arslan N. Severe hyperchylomicronemia in two infants with novel APOC2 gene mutation. J Pediatr Endocrinol Metab. 2018 27;31(11):1289-1293.

81. Falko JM. Familial Chylomicronemia Syndrome: A Clinical Guide For Endocrinologists. Endocr Pract. 2018 Aug;24(8):756-763).

82. Ahmad Z, Wilson DP. Familial chylomicronemia syndrome and response to medium-chain triglyceride therapy in an infant with novel mutations in GPIHBP1. J Clin Lipidol. 2014 Nov-Dec;8(6):635-9).

83. Maher T, Sampson A, Goslawska M, Pangua-Irigaray C, Shafat A, Clegg ME. Food Intake and Satiety Response after Medium-Chain Triglycerides Ingested as Solid or Liquid. Nutrients. 2019 Jul 17;11(7)

84. Hernáez Á, Castañer O, Elosua R, Pintó X, Estruch R, Salas-Salvadó J, Corella D, Arós F, Serra-Majem L, Fiol M, Ortega-Calvo M, Ros E, Martínez-González MÁ, de a Torre R, López-Sabater MC, Fitó M. Mediterranean Diet Improves High-Density Lipoprotein Function in High-Cardiovascular-Risk Individuals: A Randomized Controlled Trial. Circulation. 2017 Feb 14;135(7):633-643.

85. Luukkonen PK, Sädevirta S, Zhou Y, Kayser B, Ali A, Ahonen L, Lallukka S, Pelloux V, Gaggini M, Jian C, Hakkarainen A, Lundbom N, Gylling H, Salonen A, Orešič M, Hyötyläinen T, Orho-Melander M, Rissanen A, Gastaldelli A, Clément K, Hodson L, Yki-Järvinen H. Saturated Fat Is More Metabolically Harmful for the Human Liver Than Unsaturated Fat or Simple Sugars. Diabetes Care. 2018 Aug;41(8):1732-1739.

86. Gomez-Marin B, Gomez-Delgado F, Lopez-Moreno J, Alcala-Diaz JF, Jimenez-Lucena R, Torres-Peña JD, Garcia-Rios A, Ortiz-Morales AM, Yubero-Serrano

EM, Del Mar Malagon M, Lai CQ, Delgado-Lista J, Ordovas JM, Lopez-Miranda J, Perez-Martinez P. Long-term consumption of a Mediterranean diet improves postprandial lipemia in patients with type 2 diabetes: the Cordioprev randomized trial. Am J Clin Nutr. 2018

87. Foerster M, Marques-Vidal P, Gmel G, Daeppen JB, Cornuz J, Hayoz D, Pécoud A, Mooser V, Waeber G, Vollenweider P, Paccaud F, Rodondi N. Alcohol drinking and cardiovascular risk in a population with high mean alcohol consumption. Am J Cardiol. 2009 Feb 1;103(3):361-8.

88. Miller M, Stone NJ, Ballantyne C, Bittner V, Criqui MH, Ginsberg HN, Goldberg AC, Howard WJ, Jacobson MS, Kris-Etherton PM, Lennie TA, Levi M, Mazzone T, Pennathur S; American Heart Association Clinical Lipidology, Thrombosis, and Prevention Committee of the Council on Nutrition, Physical Activity, and Metabolism; Council on Arteriosclerosis, Thrombosis and Vascular Biology; Council on Cardiovascular Nursing; Council on the Kidney in Cardiovascular Disease. Triglycerides and cardiovascular disease: a scientific statement from the American Heart Association. Circulation. 2011 May 24;123(20):2292-333.

89. American Diabetes Association. 10. Cardiovascular Disease and Risk Management: Standards of Medical Care in Diabetes-2019. Diabetes Care. 2019 Jan;42(Suppl1).

90. Choi JY, Abel J, Neuhaus T, et al. (2003) Role of alcohol and genetic polymorphisms of CYP2E1 and ALDH2 in breast cancer development. Pharmacogenetics 13:67–72.

91. Yang H, Zhou Y, Zhou Z, et al. (2009) A novel polymorphism rs1329149 of CYP2E1 and a known polymorphism rs671 of ALDH2 of alcohol metabolizing enzymes are associated with colorectal cancer in a southwestern Chinese population. Cancer Epidemiol Biomarkers Prev 18:2522–7.

92. Hung CL, Chang SC, Chang SH, Chi PC, Lai YJ, Wang SW, Wu YJ, Yeh HI, Lin SJ, Chen CH, Mochly-Rosen D, Wang LY; MAGNET Study Investigator. Genetic Polymorphisms of Alcohol Metabolizing Enzymes and Alcohol Consumption are Associated With Asymptomatic Cardiac Remodeling and Subclinical Systolic Dysfunction in Large Community-Dwelling Asians. Alcohol Alcohol. 2017 Nov1;52(6):638-646.

93. Zakhari S. Overview: how is alcohol metabolized by the body? Alcohol ResHealth. 2006;29(4):245-54. Review.

94. Choi S, Kim K, Lee JK, Choi JY, Shin A, Park SK, Kang D, Park SM. Association between Change in Alcohol Consumption and Metabolic Syndrome: Analysis from the Health Examinees Study. Diabetes Metab J. 2019 Apr 23. doi: 10.4093/dmj.2018.0128. [Epub ahead of print]

95. Foerster M, Marques-Vidal P, Gmel G, Daeppen JB, Cornuz J, Hayoz D, Pécoud A, Mooser V, Waeber G, Vollenweider P, Paccaud F, Rodondi N. Alcohol drinking and cardiovascular risk in a population with high mean alcohol consumption. Am J Cardiol. 2009 Feb 1;103(3):361-8.

18

NOVOS FARMACOS HIPOLIPEMIANTES

Marcio Hiroshi Miname

INTRODUÇÃO

O risco atribuível populacional das dislipidemias para o infarto do miocárdio é muito elevado e foi representado pelo maior risco com a maior relação apolipoproteína B/apolipoproteína A1 no estudo caso-controle INTERHEART [1]. O tratamento das dislipidemias, em particular a redução do LDL-colesterol (LDL-c), reduz incidência de eventos ateroscleróticos cardiovasculares. Tal fato foi muito bem sintetizado pela metaanálise de estatinas do grupo CTT em que para cada 1 mmol/L (cerca de 40 mg/dL) de redução do LDL-c é traduzido por uma redução de 20% de eventos cardiovasculares [2].

Atualmente a terapia medicamentosa hipolipemiante é baseada nas estatinas, ezetimibe e fibratos. Certamente na maioria dos pacientes com indicação de tratamento medicamentoso para dislipidemia esse arsenal terapêutico será suficiente. Entretanto, existe um nicho de situações clínicas em que o desenvolvimento de novos hipolipemiantes é necessário para preencher determinadas lacunas terapêuticas, são elas: intolerantes a estatinas, risco residual elevado a despeito do tratamento instituído e portadores de dislipidemias genéticas (exemplo: hipercolesterolemia familiar) em que o acentuado nível de dislipidemia torna necessário novas opções terapêuticas.

A seguir iremos discutir os principais novos hipolipemiantes que estão em estudo ou já disponíveis para uso comercial na prática clínica. Interessante notar que muitos deles surgiram a partir de dados de estudos genéticos e de randomização mendeliana.

TERAPIAS PARA TRATAMENTO DO LDL-C

Inibidores da PCSK9

A pró-proteína convertase subtilisina/kexina tipo 9 (PCSK9) entrou como foco de interesse no tratamento hipolipemiante após estudos de genética demonstrarem que pacientes com ganho de função da PCSK9 apresenta-vam hipercolesterolemia familiar e pacientes com perda de função apresen-tavam níveis mais baixos de LDL-c e menor risco de doença coronária [3].

A PCSK9 atua na regulação da reciclagem do receptor de LDL e liga-se ao complexo LDL-R/LDL. Esse complexo é internalizado e degradado por lisos-somo, resultando, em última instância, em degradação do LDL-R[3]. Como resultado, o clearance de partículas de LDL é reduzido e ocorre aumento nos níveis de LDL-C no plasma. A inibição da PCSK9 pode reduzir os níveis plasmáticos de LDL-C, por reduzir a degradação dos receptores de LDL, como descrito previamente.

A principal tecnologia utilizada para inibição da PCSK9 foram os anticor-pos monoclonais. Os anticorpos monoclonais contra PCSK9 são administra-dos na forma injetável subcutânea e ligam-se a PCSK9 circulante no plasma. O complexo PCSK9/anticorpo monoclonal é posteriormente metabolizado vai sistema retículo-endotelial com consequente redução dos níveis de PCSK9 circulante. Uma metaanálise demonstra redução de LDL-c de 53.8% com inibidor do PCSK9 comparado a placebo [4]. Os anticorpos monoclonais testados em ensaios clínicos foram do tipo humanizados (3% de composi-ção murina e 97% humano) e os totalmente humanos. O representante da primeira categoria foi o bococizumab o qual, apesar de apresentar eficácia inicial na redução do LDL-c, apresenta progressiva perda de função provo-cado pela produção de anticorpos neutralizadores [5]. Tal ocorrência acabou por levar a não comercialização dessa medicação. Atualmente estão no mercado dois anticorpos monoclonais totalmente humanos: alirocumab e evolocumab [5]. Ambos demonstraram eficácia na redução de desfechos cardiovasculares. O alirocumab foi analisado no estudo ODYSSEY Outcomes em pacientes que haviam sofrido uma síndrome coronária aguda [6]. Os pacientes do grupo alirocumab apresentaram redução de desfecho primário de 15% durante uma mediana de seguimento de 2.8 anos [6]. O evolocumab foi estudado no ensaio clínico FOURIER em pacientes com doença cardiovascular prévia [7]. Os pacientes do grupo evolocumab apresentaram redução de 15% do desfecho primário durante uma mediana de seguimento de 2.2 anos [7]. O perfil de segurança dessa medicação não demonstra efeitos colaterais significativos quando comparado ao grupo placebo. Mesmo a análise de distúrbio cognitivo conduzida no subestudo EBBINGHAUS não demonstrou diferença do evolocumab em relação ao grupo placebo[8]. Obviamente necessitamos de mais dados em longo prazo para demonstrar a efetiva segurança dessa classe de medicações e também a segurança de manter os eventuais pacientes que atingiram níveis muito reduzidos de LDL-c (abaixo de 30 mg/dL) também em longo prazo. A metabolização desses anticorpos monoclonais ocorre via sistema reticuloendotelial, sem interferir sobre o citocromo CYP. Dessa forma, não existe interação medicamentosa do ponto de vista teórico.

Outra forma de inibir a ação do PCSK9 é reduzir sua produção tecidual. Os pequenos RNA interferidores (siRNA) silenciam a translação de seu RNA mensageiro alvo através da formação de complexos silenciadores[9]. O inclisiran é um siRNA sintético que promove silenciamento sustentado e específico do RNA relacionado a síntese do PCSK9. A eficácia do inclisiran foi demonstrada em estudo fase 1 que avaliou esse fármaco em dose única (com seis coortes com diferentes doses) ou múltiplas doses. A redução de LDL-C no esquema dose única variou na média de 36 a 50%, a depender da dose utilizada. No esquema múltiplas doses, a redução média de LDL-C variou de 45 a 59%, também variando de acordo com esquema de aplicação[10]. Houve redução de PCSK9 de até 83%. A grande diferença em relação ao anticorpo monoclonal foi a duração prolongada do efeito redutor do LDL-C e do nível de PCSK9, o qual persistiu por pelo menos 180 dias depois do início da terapia. Esses dados sugerem que o inclisiran pode oferecer redução expressiva do LDL-C com aplicação a cada 3 a 6 meses [10]. Esses dados de eficácia do inclisiran foram confirmados em estudo fase 2. Nesse estudo o esquema de 2 doses de 300 mg gerou uma redução de 52.6% do LDL-c, valor similar ao obtido com os anticorpos monoclonais [11]. Ainda precisamos aguardar os resultados dos estudos fase 3 para analisar o real perfil de segurança dessa medicação, uma vez que ainda não está determinado se a inibição do PCSK9 tecidual poderá trazer algum tipo de efeito colateral indesejável.

Ácido bempedoico

A adenosina trifosfato citratoliase (ACL) é uma enzima citossólica com ação a montante da hidroximetilglutaril-coenzima A (HMGCoA) redutase na via de biossíntese de lipídes que catalisa a clivagem do citrato derivado mitocondrial em oxaloacetato e acetil-CoA, sendo este último substrato para colesterol de novo e síntese de ácidos graxos [12]. A localização estratégica da ACL na intersecção do metabolismo de lípides e carboidratos, com potencial de regular o metabolismo de lipoproteínas, a coloca como alvo terapêutico do tratamento da dislipidemia.

O ácido bempedoico é uma pequena molécula de uso via oral que apresenta ação de inibição da ACL. Trata-se de uma pró-medicação convertida na forma ativa no fígado pela acil-CoA sintetase, dessa forma, apresenta teoricamente menor potencial de efeito colateral em outros tecidos, como o muscular. A sua atuação inibindo a ACL leva à redução dos níveis de acetil coenzima A e inibição da síntese de colesterol no fígado, com consequente aumento na expressão de receptor de LDL-C e redução nos níveis dessa lipoproteína [12]. Outro mecanismo de ação do ácido bempedóico está relacionado a sua propriedade de ativação da AMPK (adenosine monophosphate-activated protein kinase). A ativação da AMPK resulta na fosforilação inibitória da acetil-CoA carboxilase e da HMG-CoA reductase. Além disso, essa ativação da AMPK também promove melhora na regulação da glicose, lembrando que o antidiabético oral metformina também é uma ativador da AMPK [13].

A eficácia hipolipemiante do ácido bempedóico foi demonstrado em estudo fase II realizado em pacientes hipercolesterolêmicos (LDL-C entre 130 a 220mg/dL) e cujo resultado foi a redução do LDL-C na média de 18, 25 e 27%, respectivamente, com as doses de 40, 80 e 120mg [14]. Posteriormente a eficácia e segurança do ácido bempedóico foi testada no estudo fase III CLEAR (Cholesterol Lowering via Bempedoic Acid, an ACL-Inhibiting Regimen) Harmony com duração de 1 ano e que incluiu 2230 pacientes portadores de doença aterosclerótica cardiovascular, hipercolesterolemia familiar heterozigótica ou ambos com dose máxima de estatina tolerada[15]. Esse estudo demonstrou uma redução média de 19.2 mg/dL (16.5%) do LDL-c com ácido bempedóico [15]. A incidência total de eventos adversos foi semelhante nos grupos ácido bempedóico e placebo (78.5% versus 78.7%, p=0.91), bem como a de eventos adversos sérios (14.5% versus 14%, p=0.80), apesar de maior taxa de evento adversos levando a descontinuação da medicação no grupo ácido bempedóico (10.9% versus 7.1%, p=0.005). Também ocorreu maior incidência de gota no grupo ácido bempedóico (1.2% versus 0.3%, p=0.03). Porém um dado que merece atenção e deve ser explorado em estudos futuros foi a menor incidência de casos novos ou piora de diabetes mellitus no grupo ácido bempedóico, claro que a taxa foi baixa e ainda não podemos chegar a conclusões definitivas a este respeito (3.3% versus 5.4%, p=0.02) [15]. De qualquer forma, o ácido bempedóico é uma medicação promissora que pode ter seu espaço em particular para os pacientes intolerantes a estatina.

Mipomerseno

A tecnologia do oligonucleotídeo antissentido pode ser utilizada para bloquear a síntese de determinado alvo terapêutico. O mipomerseno é um oligonucleotídeo antissensentido de segunda geração que se liga ao RNAm que codifica a Apo B-100, levando à sua degradação por ação de enzima RNAase, dessa forma, reduzindo a produção de Apo B-100. A aplicação do mipomerseno é por injeção subcutânea administrada uma vez por semana na dose de 200mg [16]. Uma metaanálise já havia demonstrado a eficácia do mipomerseno na redução de 32% do LDL-c [17].

Os efeitos colaterais mais importantes implicados com uso do mipomerseno foram: reação local no sítio de aplicação, sintoma semelhante a gripe e depósito de gordura hepática. O elevado custo dessa tecnologia e os efeitos colaterais citados foram impeditivos do uso dessa medicação de forma mais ampla, porém um possível nicho terapêutico seria em uma condição extremamente grave e felizmente rara de dislipidemia genética: a hipercolesterolemia familiar homozigótica. O mipomerseno foi analisado em estudo fase III que alocou 34 pacientes portadores de hipercolesterolemia familiar homozigótica para o braço mipomerseno e 17 para placebo, entretanto 45 pacientes completaram o período de 26 semanas do estudo (28 grupo mipomerseno e 17 grupo placebo) (18). A redução média do LDL-c foi significativamente maior no grupo mipomerseno (-24.7%, IC95% 31.6 a 17.7%) do que no grupo placebo (-3.3%, IC95%-12.1 a 5.5%), p=0.0003. O efeito colateral mais comum foi reação local no sítio de aplicação (76% no grupo mipomerseno versus 24% no placebo).[18]

Em 2013 o FDA aprovou uso do mipomerseno para tratamento da hipercolesterolemia familiar homozigótica, porém em 2018 houve interrupção de sua comercialização.

Lomitapida

A proteína de transferência microssomal de triglicerídeos (MTP) é uma proteína transferidora de lípides encontrada no retículo endoplasmático de hepatócitos e enterócitos que atua na montagem de lipoproteínas que contêm apolipoproteína B (Apo B)[19]. A lomitapida é uma pequena molécula inibidora específica da MTP no intestino e no fígado. Sua eficácia hipolipemiante foi demonstrada em estudos prévios que mostraram efeito de dose-resposta na redução de LDL-C, onde 10, 25 e 50 mg diários reduziram LDL-C em 30%, 55% e 70%, respectivamente[16].

A eficácia do lomitapida em hipercolesterolemia familiar homozigótica foi testada em estudo fase III. A mediana da dose de lomitapida foi de 40 mg. A redução de LDL-c foi de 50% do baseline para semana 26 e de 38%

ao final da semana 78 [20]. Lomitapida foi aprovado pelo FDA em 2012 para tratamento da hipercolesterolemia familiar homozigótica.

Os principais efeitos colaterais do lomitapida englobam elevação de enzimas hepáticas, acúmulo de gordura hepática, efeitos gastrointestinais (diarreia, vômitos, náuseas, dispepsia) e redução na absorção de vitaminas lipossolúveis. O elevado custo da medicação também é outro impeditivo do acesso a mesma.

Gemcabene

Gemcabene é uma pequena molécula administrado uma vez por dia que atua aumentando o clearence de VLDL via redução de apolipoproteína CIII. Estudo fase II demonstrou que gemcabene na dose de 300 e 900 mg em pacientes em uso de estatina promoveu uma redução do LDL-c respectivamente de -23.4±4.7% (p=0.005) e -27.7±4.3% (p<0.001)[21]. Ainda precisamos de resultados de outros estudos fase II/III para confirmar eficácia e segurança do gemcabene.

Terapia gênica

Está em andamento um estudo fase I/II com pacientes portadores de hipercolesterolemia familiar homozigótica com objetivo de estudar um transgene de LDLR associado a um adenovírus 8 recomebinante (AAV8. TBG.hLDLR). O objetivo primário é avaliar a segurança da infusão endovenosa do AAV8.TBG.hLDLR e o objetivo secundário é avaliar a mudança porcentual do LDL-c do baseline para semana 12 [22].

TERAPIAS PARA REDUÇÃO DOS TRIGLICÉRIDES

Volanesorsen

A apolipoproteína C3 (APOC3) é sintetizada no fígado e em menor extensão no intestino e está presente em quilomicrons, VLDL e HDL. Seu mecanismo de ação é baseado na inibição da ativação da lipase lipoprotéica a qual é mediada pela apolipoproteína CII. APOC3 também inibe a atividade lipase hepática, promove a montagem e secreção da VLDL intra--hepática e inibe o clearence hepático de remanescentes de lipoproteínas ricas em triglicérides. Estudos de genética mostram que portadores hete-rozigotos de perda de função da APOC3 apresentam níveis mais baixos de triglicérides e menor risco de doença coronária [23].

Dessa forma, a inibição da APOC3 é uma forma de tratamento de hiper-trigliceridemia. O volanesorsen é uma medicação antissentido de segunda geração que se liga no RNA mensageiro da APOC3 e consequentemente impede a translação da APOC3. Estudo fase II com pacientes portadores de hipertrigliceridemia demonstrou que volanesorsen administrado na dose de 300 mg semanalmente reduziu APOC3 e triglicérides respecti-vamente em 79.6% e 70.9%[24]. Outros dois estudos fase III, um em porta-dores de síndrome de hiperquilomicronemia e outro com portadores de hipertrigliceridemia, confirmaram a eficácia dessa medicação na redução de triglicérides, entretanto o primeiro estudo trouxe alerta sobre risco de plaquetopenia associado ao volanesorsen, pois 5 pacientes interromperam o estudo por plaquetopenia.[22] Em Agosto de 2018 o FDA anunciou a não aprovação do volanesorsen para tratamento da síndrome de hiperquilomi-cronemia. Entretanto, a inibição da ApoCIII pode ter um novo capítulo com o uso do oligonucleotídeo antissentido conjugado ao N-acetilgalactosamina (GalNac), o qual traz como possível principal vantagem a melhor tolerabili-dade e ausência de plaquetopenia.[22]

Medicações redutoras de ANGPTL3

As proteínas angiopoetina-like (ANGPTL) são glicoproteínas compostos por 8 membros, sendo que ANGPTL3, ANGPTL4 e ANGPTL8 apresentam envolvimento no metabolismo lipídico. A ANGPTL3 é exclusivamente pro-duzida no fígado e atua inibindo a lipase lipoprotéica e a lipase endotelial.[25] Estudo de genética prévio demonstrou que portadores de variantes com perda de função de ANGPTL3 comparados aos não portadores apresen-tavam 27% menor triglicérides, 9% menor LDL-c e 4% menor HDL-c. Além disso, a perda de função de ANGPTL3 estava associada a 41% menor odds de doença arterial coronária.[26]

Baseado nesses achados duas medicações redutoras de ANGPTL3 estão em estudo: anticorpo monoclonal evinacumab e oligonucleotídeo antissentido para ANGPTL3. Estudo experimental em ratos demonstrou redução de colesterol total e triglicérides e regressão de lesão aterosclerótica com uso do evinacumab.[26] Um pequeno estudo com 9 pacientes portadores de hipercolesterolemia familiar homozigótica mostrou que o evinacumab reduziu o LDL-c em 49%, com uma redução absoluta de 157±90 mg/dL.[27]

IONIS-ANGPTL3-Lrx é um oligonucleotídeo antissentido de segunda geração conjugada a GalNAc dirigido ao RNA mensageiro do ANGPTL3. Um estudo fase 1 com essa medicação em múltiplas doses mostrou redução de triglicérides de 33.2 a 63.1%, redução de LDL-c de 1.3 a 32.9%, redução de VLDL-c de 27.9 a 60.0% e redução de apolipoproteína B de 3.4 a 25.7%.[28] Dessa forma a ANGPTL3 é um alvo terapêutico promissor, mas que ainda necessita de outros estudos que comprovem a segurança e eficácia dessa classe de medicação.

TERAPIA PARA ELEVAÇÃO DE HDL-C

Inibidores da proteína de transferência de éster de colesterol (CETP)

CETP é encontrada na circulação ligada a HDL. CETP leva ao transporte de éster de colesterol da HDL para VLDL e LDL, com os triglicérides realizando o caminho inverso. A inibição da CETP leva ao aumento do HDL-c e os inibidores mais potentes também reduzem LDL-c e apolipoproteína B100. Foram testados 4 inibidores de CETP em estudos clínicos: torcetrapib, dalcetrapib, evacetrapib e anacetrapib.[29]

O primeiro estudo de desfecho clínico com inibidor da CETP foi com torcetrapib. Apesar do aumento do HDL-C em 72% e redução do LDL-C em 25%, houve maior incidência de desfechos cardiovasculares em apenas 10 meses no grupo que recebeu torcetrapib, com interrupção prematura do estudo.[30] Efeitos off-target, como elevação de pressão arterial atribuído a elevação de aldosterona poderiam ser os causadores desse efeito deletério do torcetrapib. Os demais inibidores da CETP não apresentam efeito significativo de elevação de pressão arterial, porém os estudos de desfecho clínico não demonstraram redução de desfecho cardiovascular, com exceção do anacetrapib que mostrou redução de 9% no desfecho primário (p=0.004).[31] Porém o benefício do anacetrapib foi atribuído a redução do colesterol não--HDL e não a elevação do HDL-c. Uma preocupação em relação ao anacetrapib foi que níveis plasmáticos residuais da medicação foram constatados mesmo após a suspensão da mesma. Além disso, elevações modestas de HDL-C e baixas concentrações da medicação ainda eram detectáveis em 2 a 4 anos após a última dose.[32]

Infusão de apolipoproteína A-I (ApoA-I)

ApoA-I está presente em quilomicrons e HDL. Essa proteína interage com ABCA1 promovendo o efluxo de colesterol como parte do transporte reverso. Dois estudo prévios com infusão de peptídio de ApoA-I não mostraram regressão de placa coronária.[22] Entretanto, outro análogo de Apo A-I irá ser testado em estudo fase 3 com cerca de 17.400 pacientes após síndrome coronária aguda para receber 6 gramas dessa medicação versus placebo, administrado uma vez por semana por 4 semanas com avaliação de desfecho cardiovascular maior.[22]

Terapias para redução de lipoproteína (a) – Lp(a)

A Lp(a) é uma lipoproteína sintetizada pelo fígado semelhante a LDL porém com uma apolipoproteína (a) ligada a apoB-100. Estudos epidemiológicos e de genética sugerem associação de Lp(a) com doença coronária e estenose aórtica.[33] Existe grande variação no tamanho da apolipoproteína (a) que pode em parte ser determinada gene LPA que determina o número de repetições no Kringle IV tipo 2. O tamanho da isoforma da apolipoproteína (a) e a concentração de Lp(a) são inversamente proporcionais e, dessa forma, apresentam relações opostas com risco de doença coronária. Indivíduos com maiores isoformas de apolipoproteína (a) apresentam menor risco de doença coronária e maiores concentrações de Lp(a) estão associadas a maior risco de doença coronária. Possivelmente indivíduos com menores isoformas de apolipoproteína (a) apresentariam maior benéfico de terapias que reduzem as concentrações de Lp(a).[34]

Um estudo fase II com uma medicação da classe oligonucleotídeo antissenso contra apolipoproteína (a) (IONIS-APO(a)rx) incluiu indivíduos com Lp(a) elevada. Foi utilizado doses subcutâneas escalonadas (100 mg, 200 mg, 300 mg) por 4 semanas, seguido de 300mg por semana por até 12 semanas. Esse estudo demonstrou redução de 66.8% no grupo com Lp(a) entre 150 e 175 mg/dL e de 71.6% para o grupo com Lp(a) acima de 175 mg/dL com uso dessa medicação.[35]

Uma outra medicação oligonucleotídeo antissentido para apolipoproteína (a) conjugado a GalNAc3 (IONIS-APO(a)-Lrx ou Pelacarsen) apresenta maior seletividade hepática e permite redução de dose da medicação. Estudo com essa medicação demonstrou a maior potência da mesma comparada ao seu antecessor: redução de Lp(a) de 66% com 10 mg, 80% com 20 mg e 92% com 40 mg.[35]

Dessa forma, a redução de Lp(a) é uma terapia possível porém ainda faltam evidências se essa redução irá se traduzir em redução de desfechos cardiovasculares. Outra questão que pode influenciar nesse âmbito é que a magnitude de redução de Lp(a) possivelmente deve ser mais elevada que a redução de LDL-c como antecipado por estudo de randomização mendeliana, em que a redução 100 mg/dL de Lp(a) equivale a redução de 38 mg/dL (1mmol/L) de LDL-c em termos de benefício de redução de doença coronária.[36]

Tabela 1: Novos tratamentos para dislipidemia

Medicação	Alvo terapêutico	Mecanismo de ação	Estudo de desfecho clínico	Disponível para uso comercial
Anticorpo monoclonal contra PCSK9	PCSK9 circulante no plasma	Liga-se ao PCSK9 circulante no plasma e reduz a degradação dos receptores de LDL	ODYSSEY (alirocumab) e FOURIER (evolocumab), ambos com redução de desfecho cardiovascular	Sim
RNA interferidor (siRNA)	RNA mensageiro do PCSK9	Reduz a síntese de PCSK9	Em andamento (ORION-4)	Não
Ácido bempedoico	Adenosina trifosfato citroliase (ACL)	Inibição da ACL	Em andamento (CLEAR Outcomes)	Não
Mipomerseno	Apo B	Oligonucleotídeo antissensentido que se liga ao RNAm que codifica a Apo B-100, levando à sua degradação	Não	Interrupção de comercialização em 2018
Lomitapida	MTP	Inibição da MTP	Não	Aprovado para hipercolesterolemia familiar homozigótica
Gemcabene	Desconhecido	Desconhecido	Não	Não
Terapia gênica para LDLR	LDLR	Infusão de transgene de LDLR associado a adenovírus	Não	Não
Volanesorsen	APOC3	Oligonucleotideo antissentido de segunda geração que se liga no RNA mensageiro da APOC3 e consequentemente impede a translação da APOC3	Não	Não aprovado pelo FDA
Evinacumab	ANGPTL3	Anticorpo monoclonal contra ANGPTL3	Não	Não

IONIS-ANGPTL3-Lrx	ANGPTL3	Oligonucleotídeo antissentido de segunda geração conjugada a GalNAc dirigido ao RNA mensageiro do ANGPTL3	Não	Não
Inibidores CETP	CETP	Inibição da CETP: aumento do HDL-c e os inibidores mais potentes também reduzem LDL-c e apolipoproteína B100	Illuminate Trial(30): torcetrapib aumentou desfecho cardiovascular Dal-Outcomes(37): ausência de redução de desfecho com dalcetrapib Accelerate Trial(38): ausência de redução de desfecho com evacetrapib REVEAL Trial(31): anacetrapib mostrou redução de 9% no desfecho primário	Não
Infusão de ApoA-I	ApoA-I	Infusão de Análogo ApoA-I	Em programação	Não
IONIS-APO(a) rx (Pelacarsen)	Apolipoproteína (a)	Oligonucleotídeo antissenso contra apolipoproteína (a)	Não	Não

REFERÊNCIAS BIBLIOGRÁFICAS

1. McQueen MJ, Hawken S, Wang X, Ounpuu S, Sniderman A, Probstfield J, et al. Lipids, lipoproteins, and apolipoproteins as risk markers of myocardial infarction in 52 countries (the INTERHEART study): a case-control study. Lancet. 2008;372(9634):224-33.

2. Cholesterol Treatment Trialists C, Baigent C, Blackwell L, Emberson J, Holland LE, Reith C, et al. Efficacy and safety of more intensive lowering of LDL cholesterol: a meta-analysis of data from 170,000 participants in 26 randomised trials. Lancet. 2010;376(9753):1670-81.

3. Burke AC, Dron JS, Hegele RA, Huff MW. PCSK9: Regulation and Target for Drug Development for Dyslipidemia. Annual review of pharmacology and toxicology. 2017;57:223-44.

4. Schmidt AF, Pearce LS, Wilkins JT, Overington JP, Hingorani AD, Casas JP. PCSK9 monoclonal antibodies for the primary and secondary prevention of cardiovascular disease. The Cochrane database of systematic reviews. 2017;4:CD011748.

5. Sabatine MS. PCSK9 inhibitors: clinical evidence and implementation. Nature reviews Cardiology. 2019;16(3):155-65.

6. Schwartz GG, Steg PG, Szarek M, Bhatt DL, Bittner VA, Diaz R, et al. Alirocumab and Cardiovascular Outcomes after Acute Coronary Syndrome. The New England journal of medicine. 2018;379(22):2097-107.

7. Sabatine MS, Giugliano RP, Keech AC, Honarpour N, Wiviott SD, Murphy SA, et al. Evolocumab and Clinical Outcomes in Patients with Cardiovascular Disease. The New England journal of medicine. 2017;376(18):1713-22.

8. Giugliano RP, Mach F, Zavitz K, Kurtz C, Im K, Kanevsky E, et al. Cognitive Function in a Randomized Trial of Evolocumab. The New England journal of medicine. 2017;377(7):633-43.

9. Seidah NG, Prat A, Pirillo A, Catapano AL, Norata GD. Novel strategies to target proprotein convertase subtilisin kexin 9: beyond monoclonal antibodies. Cardiovascular research. 2019;115(3):510-8.

10. Fitzgerald K, White S, Borodovsky A, Bettencourt BR, Strahs A, Clausen V, et al. A Highly Durable RNAi Therapeutic Inhibitor of PCSK9. The New England journal of medicine. 2017;376(1):41-51.

11. Ray KK, Landmesser U, Leiter LA, Kallend D, Dufour R, Karakas M, et al. Inclisiran in Patients at High Cardiovascular Risk with Elevated LDL Cholesterol. The New England journal of medicine. 2017;376(15):1430-40.

12. Bilen O, Ballantyne CM. Bempedoic Acid (ETC-1002): an Investigational Inhibitor of ATP Citrate Lyase. Current atherosclerosis reports. 2016;18(10):61.

13. Pinkosky SL, Filippov S, Srivastava RA, Hanselman JC, Bradshaw CD, Hurley TR, et al. AMP-activated protein kinase and ATP-citrate lyase are two distinct molecular targets for ETC-1002, a novel small molecule regulator of lipid and carbohydrate metabolism. Journal of lipid research. 2013;54(1):134-51.

14. Ballantyne CM, Davidson MH, Macdougall DE, Bays HE, Dicarlo LA, Rosenberg NL, et al. Efficacy and safety of a novel dual modulator of adenosine triphosphate-citrate lyase and adenosine monophosphate-activated protein kinase in patients with hypercholesterolemia: results of a multicenter, randomized, double-blind, placebo-controlled, parallel-group trial. Journal of the American College of Cardiology. 2013;62(13):1154-62.

15. Ray KK, Bays HE, Catapano AL, Lalwani ND, Bloedon LT, Sterling LR, et al. Safety and Efficacy of Bempedoic Acid to Reduce LDL Cholesterol. The New England journal of medicine. 2019;380(11):1022-32.

16. Rader DJ, Kastelein JJ. Lomitapide and mipomersen: two first-in-class drugs for reducing low-density lipoprotein cholesterol in patients with homozygous familial hypercholesterolemia. Circulation. 2014;129(9):1022-32.

17. Panta R, Dahal K, Kunwar S. Efficacy and safety of mipomersen in treatment of dyslipidemia: a meta-analysis of randomized controlled trials. Journal of clinical lipidology. 2015;9(2):217-25.

18. Raal FJ, Santos RD, Blom DJ, Marais AD, Charng MJ, Cromwell WC, et al. Mipomersen, an apolipoprotein B synthesis inhibitor, for lowering of LDL cholesterol concentrations in patients with homozygous familial hypercholesterolaemia: a randomised, double-blind, placebo-controlled trial. Lancet. 2010;375(9719):998-1006.

19. Neef D, Berthold HK, Gouni-Berthold I. Lomitapide for use in patients with homozygous familial hypercholesterolemia: a narrative review. Expert review of clinical pharmacology. 2016;9(5):655-63.

20. Cuchel M, Meagher EA, du Toit Theron H, Blom DJ, Marais AD, Hegele RA, et al.

Efficacy and safety of a microsomal triglyceride transfer protein inhibitor in patients with homozygous familial hypercholesterolaemia: a single-arm, open-label, phase 3 study. Lancet. 2013;381(9860):40-6.

21. Stein E, Bays H, Koren M, Bakker-Arkema R, Bisgaier C. Efficacy and safety of gemcabene as add-on to stable statin therapy in hypercholesterolemic patients. Journal of clinical lipidology. 2016;10(5):1212-22.

22. Hegele RA, Tsimikas S. Lipid-Lowering Agents. Circulation research. 2019;124(3):386-404.

23. Tg, Hdl Working Group of the Exome Sequencing Project NHL, Blood I, Crosby J, Peloso GM, Auer PL, et al. Loss-of-function mutations in APOC3, triglycerides, and coronary disease. The New England journal of medicine. 2014;371(1):22-31.

24. Gaudet D, Alexander VJ, Baker BF, Brisson D, Tremblay K, Singleton W, et al. Antisense Inhibition of Apolipoprotein C-III in Patients with Hypertriglyceridemia. The New England journal of medicine. 2015;373(5):438-47.

25. Kersten S. Angiopoietin-like 3 in lipoprotein metabolism. Nature reviews Endocrinology. 2017;13(12):731-9.

26. Dewey FE, Gusarova V, Dunbar RL, O'Dushlaine C, Schurmann C, Gottesman O, et al. Genetic and Pharmacologic Inactivation of ANGPTL3 and Cardiovascular Disease. The New England journal of medicine. 2017;377(3):211-21.

27. Gaudet D, Gipe DA, Pordy R, Ahmad Z, Cuchel M, Shah PK, et al. ANGPTL3 Inhibition in Homozygous Familial Hypercholesterolemia. The New England journal of medicine. 2017;377(3):296-7.

28. Graham MJ, Lee RG, Brandt TA, Tai LJ, Fu W, Peralta R, et al. Cardiovascular and Metabolic Effects of ANGPTL3 Antisense Oligonucleotides. The New England journal of medicine. 2017;377(3):222-32.

29. Armitage J, Holmes MV, Preiss D. Cholesteryl Ester Transfer Protein Inhibition for Preventing Cardiovascular Events: JACC Review Topic of the Week. Journal of the American College of Cardiology. 2019;73(4):477-87.

30. Barter PJ, Caulfield M, Eriksson M, Grundy SM, Kastelein JJ, Komajda M, et al. Effects of torcetrapib in patients at high risk for coronary events. The New England journal of medicine. 2007;357(21):2109-22.

31. Group HTRC, Bowman L, Hopewell JC, Chen F, Wallendszus K, Stevens W, et al. Effects of Anacetrapib in Patients with Atherosclerotic Vascular Disease. The New England journal of medicine. 2017;377(13):1217-27.

32. Gotto AM, Jr., Cannon CP, Li XS, Vaidya S, Kher U, Brinton EA, et al. Evaluation of lipids, drug concentration, and safety parameters following cessation of treatment with the cholesteryl ester transfer protein inhibitor anacetrapib in patients with or at high risk for coronary heart disease. The American journal of cardiology. 2014;113(1):76-83.

33. Nordestgaard BG, Langsted A. Lipoprotein (a) as a cause of cardiovascular disease: insights from epidemiology, genetics, and biology. Journal of lipid research. 2016;57(11):1953-75.

34. Saleheen D, Haycock PC, Zhao W, Rasheed A, Taleb A, Imran A, et al. Apolipoprotein(a) isoform size, lipoprotein(a) concentration, and coronary artery disease: a mendelian randomisation analysis. The lancet Diabetes & endocrinology. 2017;5(7):524-33.

35. Viney NJ, van Capelleveen JC, Geary RS, Xia S, Tami JA, Yu RZ, et al. Antisense oligonucleotides targeting apolipoprotein(a) in people with raised lipoprotein(a): two randomised, double-blind, placebo-controlled, dose-ranging trials. Lancet. 2016;388(10057):2239-53.

36. Burgess S, Ference BA, Staley JR, Freitag DF, Mason AM, Nielsen SF, et al. Association of LPA Variants With Risk of Coronary Disease and the Implications for Lipoprotein(a)-Lowering Therapies: A Mendelian Randomization Analysis. JAMA cardiology. 2018;3(7):619-27.

37. Schwartz GG, Olsson AG, Abt M, Ballantyne CM, Barter PJ, Brumm J, et al. Effects of dalcetrapib in patients with a recent acute coronary syndrome. The New England journal of medicine. 2012;367(22):2089-99.

38. Lincoff AM, Nicholls SJ, Riesmeyer JS, Barter PJ, Brewer HB, Fox KAA, et al. Evacetrapib and Cardiovascular Outcomes in High-Risk Vascular Disease. The New England journal of medicine. 2017;376(20):1933-42.

19

ASPECTOS GENÉTICOS DAS DISLIPIDEMIAS

Mafalda Bourbon
Ana Catarina Alves
Ana Margarida Medeiros

Tabela 1: Dislipidemias genéticas: fenótipo, genes, hereditariedade e prevalência.

Patologia Genética	Fenótipo	Genes associados /Hereditariedade	Prevalência
Hipercolesterolemia Familiar (FH) (OMIM-143890)	Hipercolesterolemia (níveis elevados de C-LDL).	*LDLR* (recetor das LDL); *APOB* (apolipoproteína B); *PCSK9* (pró-proteína convertase subtilisina/ quexina tipo 9) Hereditariedade – autossómica dominante	1/300 000 a 1 /1 000 000 em homozigotia 1/250 a 1/500 em hetero-zigotia
Hipercolesterolemia autossómica recessiva (ARH) (OMIM – 603813)	Hipercolesterolemia (níveis elevados de C-LDL).	*LDLRAP1* (Proteína adaptadora do recetor das LDL) Hereditariedade – autossómica recessiva	1/1 000 000
Dislipidemia familiar combinada (FCHL) (OMIM – 602491)	Hipercolesterolemia (níveis elevados de C-LDL), hipertrigliceridemia (TG>500 mg/dL) e valores elevados de apoB (> 120 mg/dL)	USF1 (fator de transição a montante 1); LPL (lipoproteína lípase); APOA5 (apolipoproteína A5)Fenótipo variável nos indivíduos e nos familiares Hereditariedade - autossómica dominante	1/100

Lipodistrofia familiar parcial de Dunningan Tipo 2 (FPLD2) (OMIM -151660)	Hipertrofia muscular dos membros inferiores, lipodistrofia do tronco com deposição de gordura na cara e em volta do pescoço, hiperlipidemia (aumento do C-LDL e TG).	*LMNA* (lâmina A/C) Hereditariedade – autossómica dominante	1/150 000
Deficiência em lípase ácida lisossomal (LALD) (OMIM – 613497)	Hiperlipidemia (aumento do C-LDL, baixos valores de C-HDL) e esteatose microvesicular	*LIPA* (lípase lisossomal ácida) Hereditariedade – autossómica recessiva	1/90 000 a 1/170 000
Sitosterolemia (STL) (OMIM-210250)	Elevação de fitoesteróis e sitoesteróis, bem como valores aumentados de C-LDL.	*ABCG5/8* (transportadores ABCG5/8) Hereditariedade – autossómica recessiva	Rara, cerca de 100 casos descritos no mundo
Síndrome quilomicronemia familiar (FCS) (OMIM -238600)	Hiperquilomicronemia e hipertrigliceridemia severas (TGs>1000 mg/dL).	*LPL* (lipoproteína lípase); *APOC2* (apolipoproteína C2) *GPIHBP1* (Glycosyl-phosphatidylinositol Anchored High Density Lipoprotein Binding Protein 1); *LMF1* (fator de maturação de lípase 1); *GPD1* (Glicerol-3-fosfato--desidrogenase 1) Hereditariedade – autossómica recessiva	1/1 000 000
Deficiência em colesterol HDL (OMIM – 604091)	Colesterol HDL abaixo do percentil 5.	*ABCA1* (ATP binding cassette A1); *APOA1* (apolipoproteína A1) Hereditariedade – autossómica dominante	não conhecida
Doença de retenção de quilomicras (OMIM - 246700)	Colesterol total, LDL e triglicéridos abaixo do percentil 5.	*SAR1B* (Secretion Associated, Ras Related GTPase 1B) Hereditariedade – autossómica recessiva	Rara, cerca de 50 casos descritos no mundo

Doença de Tangier (OMIM – 205400)	Colesterol HDL abaixo do percentil 5.	*ABCA1* (ATP binding cassette A1) Hereditariedade – autossómica recessiva	Rara, cerca de 100 casos descritos no mundo
Hipobetalipoproteinemia Familiar (FHBL) (OMIM - 615558)	Colesterol total, LDL e triglicéridos abaixo do percentil 5.	*APOB* (apolipoproteína B) Hereditariedade – autossómica codominante	1/1 000 – 1/3 000
Abetalipoproteinemia (ABL) (OMIM- 200100)	Colesterol total, LDL e triglicéridos abaixo do percentil 5.	*MTTP* (proteína de transferência microssomal) Hereditariedade – autossómica recessiva	Rara, cerca de 100 casos descritos no mundo
Hipolipidemia Familiar combinada (OMIM - 605019)	Colesterol LDL e HDL abaixo do percentil 5.	*ANGPTL3* (Angiopoietin-Like 3) Hereditariedade – autossómica recessiva	1/1 000 000

Pensa-se que a maioria das dislipidemias de origem genética sejam raras, excetuando a Hipercolesterolemia Familiar que é frequente (1/250 a 1/500)[1]. No entanto, há um subdiagnóstico generalizado de todas estas patologias o que tem influência nas suas prevalências. Um resumo das dislipidemias genéticas conhecidas e caracterizadas encontra-se na tabela 1. Devido à sobreposição do fenótipo apresentado por indivíduos com algumas destas dislipidemias genéticas, o diagnóstico genético assume uma elevada importância, uma vez que só o diagnóstico genético pode confirmar, ou não, a suspeita clínica. A correta identificação da etiologia da dislipidemia é, nestes casos, relevante para uma abordagem terapêutica mais personalizada. Neste capitulo sobre a genética das dislipidemias, estas irão ser divididas em dois grupos: hiperlipidemias e hipolipidemias.

HIPERLIPIDEMIAS

Hipercolesterolemia familiar (FH)

A Hipercolesterolemia Familiar (FH) é uma patologia autossómica dominante e frequente, apesar de subdiagnosticada. Até à data há 3 genes associados indiscutivelmente à FH. O primeiro gene a ser caracterizado foi o gene do recetor das lipoproteínas de baixa densidade (*LDLR*) na década de 70 do século XX (2). O gene da apoliproteína B (*APOB*) foi identificado logo em seguida (3)vs. approximately equal to 3.0 micrograms of normal LDL per ml e já no século XXI foi identificado o gene pró-proteína convertase subtilisina/quexina tipo 9 (*PCSK9*). Desde então, mais de 2800 variantes potencialmente patogénicas já foram descritas nestes genes em doentes com fenótipo clinico de FH, o que demonstra a heterogeneidade genética desta doença.[4] A FH é a principal causa de hipercolesterolemia hereditária. O diagnóstico molecular da FH permite o diagnóstico da patologia e tem elevada importância na prevenção da doença cardiovascular, pois fundamenta a introdução de medidas terapêuticas mais precoces e/ou agressivas, que se têm mostrado efetivas na redução da morbilidade e mortalidade cardiovascular em adultos e crianças [5-7].

Gene LDLR

Variantes patogénicas no gene *LDLR* são a causa mais comum de FH, mais de 90% dos indivíduos afetados têm uma variante funcional neste gene. O gene *LDLR* está localizado no braço curto do cromossoma 19 (p13.1-p13.3), tem 45 kb, e é compreendido por 18 exões e 17 intrões. O mRNA tem 5.3 kb de comprimento e cerca de metade corresponde à região não transcrita do exão 18. Este gene codifica para uma glicoproteína da superfície celular (recetor de LDL) constituída por 839 aminoácidos na forma madura, em que o terminal carboxilo se encontra no citoplasma e o terminal amino no exterior, e é principalmente expresso no fígado[8]. Esta proteína tem como principal função a remoção das partículas de LDL da corrente sanguínea através do seu ligando, a apoB.

Gene APOB

Variantes potencialmente patogénicas no gene *APOB* têm sido descritas em cerca de 2 a 10%, dependendo das populações, sendo a variante patogénica bem conhecida, APOB3527 no exão 26, responsável por mais de 90% das variantes neste gene.

O gene *APOB* encontra-se no braço curto do cromossoma 2 (2p24-p23). Este gene codifica para as duas isoformas da apolipoproteína B, a apolipoproteína B48 e a apolipoproteína B100 (apoB).[9] Esta proteína é o único ligando das LDL, através do qual a partícula de LDL se liga ao recetor das LDL. O gene que codifica para a apoB100 (proteina envolvida na FH) tem 43 kb e 29 exões, sendo o exão 26 o maior com 7572 pb, codificando mais de metade da proteína total que apresenta 4563 aminoácidos.[3,10] A ligação do recetor à apoB depende essencialmente da interação entre os aminoácidos que se situam no local de ligação ao recetor (localizado no exão 26) e os aminoácidos situados na zona terminal da proteína (exão 29), sendo também estas as zonas essenciais para o correto enrolamento da apoB na partícula de LDL [11]. Deste modo, o estudo molecular deste gene envolvia até há pouco tempo apenas a sequenciação de fragmentos dos exões 26 e 29, que codificam para a zona de ligação ao recetor das LDL. Recentemente, foram descobertas e caracterizadas funcionalmente, novas variantes patogénicas no gene *APOB* como causadoras de FH. Estas alterações encontram-se nos exões 3 e 22, bem como, em fragmentos do exão 26 e 29 não estudados habitualmente[12–14]. Por este motivo, as novas recomendações indicam que a pesquisa de alterações em todo o gene *APOB* deve ser incluída no diagnóstico genético da FH[1].

Gene PCSK9

Com o passar dos anos foi-se tornando evidente que deveria existir outros genes responsáveis pelo fenótipo de FH, uma vez que 50% indivíduos com diagnóstico clínico de FH não apresentavam nenhuma mutação no gene *LDLR* ou *APOB*[15]. Em 2003 e 2004 diferentes autores [16,17] reportaram pela primeira vez variantes no gene *PCSK9* em indivíduos com diagnóstico clínico de FH, nos quais não tinha sido identificado uma variante nos genes *LDLR* e *APOB*. No entanto, variantes no gene *PCSK9* são uma causa rara de FH, apenas cerca de 1-3% dos indivíduos com fenótipo de FH têm variantes patogénicas neste gene[1,18] e em algumas populações não foram identificados casos com alterações neste gene[19].

O gene *PCSK9* situa-se no braço curto do cromossoma 1 (1p34.1-p32), contém 3617 pb ao longo de 12 exões e codifica para uma glicoproteína de 692 aminoácidos[16]. Este gene codifica para uma proteína que pertence a uma subfamília das pró-proteína convertases, a pró-proteína convertase subtilisina/quexina tipo 9[16], que em determinadas circunstâncias degrada os recetores de LDL no fígado, controlando deste modo os níveis de C-LDL no plasma[20]. As variantes que aumentam a atividade da PCSK9 causam uma hipercolesterolemia severa, que se associa a doença cardiovascular prematura, enquanto as variantes que inativam esta proteína produzem o efeito contrário, reduzindo os níveis de LDL e diminuindo a prevalência de doença cardiovascular (DCV)[21]. O estudo molecular deste gene deve envolver o estudo completo do gene, incluindo as zonas intrónicas adjacentes.

Fenocópias

Recentemente, têm sido descritas, em indivíduos com fenótipo clinico de FH, variantes em outros genes associados a hiperlipidemias raras autossómicas recessivas, como a deficiência em lípase ácida lisossomal (gene *LIPA*), sitosterolemia (genes *ABCG5/8*) ou disbetalipoproteinemia (gene *APOE*). Estas condições têm sido referidas como fenocópias de FH.[22] Devido à sobreposição do fenótipo clinico de FH e destas dislipidemias raras, as ultimas recomendações para o teste genético de FH incluem o *screening* também destes genes para um diagnostico mais efetivo[1].

Hipercolesterolemia autossómica recessiva (ARH)

No início deste século, foi também identificado o gene para a hipercolesterolemia autossómica recessiva (ARH).[23] Este gene, localizado no cromossoma 1 (1p35), codifica para uma proteína adaptadora, *adaptor protein* (AP), e denomina-se *LDLRAP1*. Indivíduos com esta patologia apresentam uma forma recessiva, em contraste com a forma dominante, de hipercolesterolemia. Até ao momento, foram descritas cerca de 10 variantes patogénicas no gene *LDLRAP1*, todas mutações tipo *nonsense.*[24]

O gene *LDLRAP1* é constituído por 12 exões e o cDNA tem 3617 pb de comprimento e codifica uma proteína de 308 aminoácidos.[23] Estudos funcionais revelaram que nestes indivíduos a taxa de ligação do recetor das LDL ao C-LDL é normal, ou até aumentada, mas a degradação posterior do recetor é consideravelmente reduzida, indicando que a LDLRAP1 é necessária na internalização do recetor das LDL.[23] Contudo, nem todos os tipos de células necessitam da proteína LDLRAP1 para realizar a internalização do recetor; vários estudos indicam que quando há variantes patogénicas neste gene (em homozigotia) a função do recetor das LDL é normal nos fibroblastos destes doentes, mas é deficiente nos seus linfoblastos, onde se observa que quase todos os recetores das LDL ficam na superfície e não são internalizados[15]. Esta pode ser a causa para os indivíduos com esta patologia apresentarem um fenótipo menos severo que os com FH homozigótica. Habitualmente os pais dos indivíduos afetados são heterozigóticos e têm valores normais de colesterol, mas são necessários mais estudos de investigação para determinar o risco a longo prazo desta população portadora de variantes patogénicas em heterozigotia.[25]

DISLIPIDEMIA FAMILIAR COMBINADA

A dislipidemia familiar combinada (FCHL) é a dislipidemia genética mais frequente na raça humana, afetando 1 a 3% da população adulta e mais de 20% dos doentes com enfarte do miocárdio prematuro (28), pelo que, o seu diagnóstico assume particular importância. A FCHL é uma patologia genética com hereditariedade autossómica dominante mas é uma dislipidemia complexa e provavelmente poligénica, o que dificulta o diagnostico genético. Na verdade, já foram propostos e estudados vários genes candidatos em diferentes cromossomas, mas nenhum se mostrou isoladamente responsável por esta patologia (29,30). O gene *USF1* (upstream transcription factor 1), o gene da apolipoproteína V (*APOAV*) e o gene da lipoproteína Lípase (*LPL*) têm sido implicados no complexo fenótipo lipídico da FCHL. Assim, devido à inexistência de uma assinatura genética concreta para esta patologia o diagnóstico só pode ser realizado clinicamente.[26]

301

Deficiência em lípase ácida lisossomal

A deficiência em lípase acida lisossomal (LALD) é também conhecida por doença de armazenamento de ésteres de colesterol (CESD) e é uma doença autossómica recessiva. A lípase ácida é uma enzima lisossomal, que quando se encontra alterada, origina a redução da hidrólise de ésteres de colesterol e triglicéridos levando à acumulação progressiva de ésteres de colesterol nos lisossomas, originando depósitos em diversos órgãos, principalmente no fígado e baço. Indivíduos afetados apresentam um fenótipo aterogénico grave com elevação de LDL-C e/ou TGs, com HDL-C normalmente baixo, além de função hepática alterada, ou seja, aumento das aminotransferases, esteatose microvesicular hepática e hepatomegalia.[27]

O gene da lípase ácida lisossomal (*LIPA*) localiza-se no braço longo do cromossoma 10 (10q23.2-q23.3), contém 45 kilobases e 10 exões, codificando para uma proteína de 399 aminoácidos.[28] Variantes patogénicas neste gene estão associados a uma deficiência na enzima lípase ácida lisossomal. A primeira variante patogénica identificada no gene *LIPA* foi uma variante que leva ao incorreto processamento do RNA mensageiro (*splicing*), c.894G>A, que origina uma proteína truncada[29] e que foi descrita como causando CESD ou LALD. A maioria dos indivíduos com LALD tem esta variante. No entanto, como os indivíduos afetados apresentam hipercolesterolemia grave, esta doença pode ser confundida com FH. Na verdade, recentemente esta alteração foi também encontrada em doentes com diagnóstico clínico de FH,[30,31] tendo sido nas ultimas recomendações indicado que a pesquisa de alterações neste gene deve ser incluída no diagnóstico molecular da FH[1].

Sitosterolemia

A sitosterolemia é uma patologia genética rara, autossómica recessiva, que foi descrita pela primeira vez nos anos 70 (32,33). Enquanto o defeito metabólico primário na FH e ARH reside na captação e internalização do LDL-C colesterol mediado pelo recetor das LDL, na sitosterolemia o defeito consiste no aumento da absorção de esteróis vegetais (sitosterol e campesterol) provenientes da dieta e num defeito na capacidade de os excretar através dos ácidos biliares, resultando na sua acumulação no sangue e em praticamente todos os tecidos, com exceção do cérebro.[34] A apresentação clínica da sitosterolemia é muito semelhante à da FH homozigótica, uma vez que os indivíduos afetados desenvolvem xantomas na infância e aterosclerose prematura, frequentemente com manifestações clínicas antes da idade adulta.[34] A sitosterolemia é causada por mutações em dois genes adjacentes, *ABCG5* e *ABCG8* (adenosine triphosphate-binding cassette transporters) localizados no cromossoma 2 (Tabela 1). Estes genes são altamente expressos no fígado e intestino. Mais de 25 mutações diferentes já foram descritas como causa de sitosterolemia.[34,35] Os portadores de variantes patogénicas são normalmente assintomáticos mas à semelhança de outras dislipidemias é necessário mais estudos nesta área. A sitosterolemia também se pode confundir clinicamente com a FH e como acontece com a LALD a pesquisa de variantes neste gene deve também ser incluída no diagnóstico genético de FH.[1]

Os genes *ABCG5* e *ABCG8* são genes adjacentes, localizados no cromossoma 2 (2p21). Cada gene tem 13 exões, no entanto, o gene *ABCG5* codifica para uma proteína de 651 aminoácidos, enquanto o gene *ABCG8* codifica para uma proteína de 673 aminoácidos.

Lipodistrofia de Dunnigan

A lipodistrofia parcial familiar tipo Dunnigan (FPLD2, OMIM 151660, subtipo mais prevalente) é uma doença autossómica dominante rara, caracterizada pela ausência seletiva de tecido adiposo nas extremidades e tronco e acumulação de gordura na face, pescoço e fossa supraclavicular. Os indivíduos têm uma aparência de hipertrofia muscular, especialmente nos membros inferiores, sendo mais evidente nas mulheres.[36,37] As crianças afetadas nascem com distribuição normal de gordura, podem apresentar hiperlipidemia na infância e, após a puberdade, começam a perder progressivamente a gordura subcutânea. Com o avançar da idade, os adultos afetados apresentam distúrbios metabólicos graves, incluindo hipertrigliceridemia, resistência à insulina, diabetes *mellitus*, esteatose hepática e hipertensão arterial. Mulheres afetadas podem apresentar anormalidades menstruais e doença do ovário policístico,[37,38] Indivíduos com esta patologia têm variantes patogénicas no gene da lâmina A/C (*LMNA*). A causa mais comum de lipodistrofia de Duningan é a uma variante *missense* no exão 8 (p.Arg482Trp).[38]

O gene LMNA encontra-se no cromossoma 1 (1q22), contém 12 exões e codifica para uma proteína de 664 aminoácidos.

Disbetalipoproteinemia

A disbetalipoproteinemia é uma dislipidemia autossómica recessiva de baixa penetrância. Está normalmente associada a um genótipo específico da apolipoproteína E (*APOE*). A APOE é uma proteína glicosilada multi-funcional sendo um componente chave de todas as lipoproteínas, mas principalmente de lipoproteínas ricas em triglicéridos (quilomicras e quilomicras remanescentes), lipoproteínas de densidade muito baixa (VLDL) e lipoproteínas de densidade intermediária (IDL).

Este gene encontra-se no cromossoma 19q32.2, sua proteína tem um peso molecular de 34kDa[39] e 4 exões que codificam para uma proteína de 299 polipéptidos. Variantes alélicas do gene *APOE* estão associadas aos valores lípidos plasmáticos, sendo que o genótipo E2/E2 é o que está diretamente ligado a disbetalipoproteinemia. Recentemente foi descrita uma deleção no gene *APOE* (p.Leu167del) em indivíduos com diagnóstico clinico de FH. A deleção p.Leu167del no gene *APOE* origina uma destabilização estrutural ao nível do domínio de ligação diminuindo os níveis de apoE e consequentemente uma diminuição no catabolismo das lipoproteínas contendo apoE.[39]

Hipercolesterolemia poligénica

Recentemente foi proposto que polimorfismos funcionais, quando associados a estilos de vida inadequados, levam a um aumento dos valores lipídicos basais[40-42]. Por exemplo, em cerca de 50% dos indivíduos com diagnóstico clínico de FH, nos quais não se encontrou uma variante causadora de doença, acredita-se que possuam uma predisposição poligénica que origina um aumento dos níveis de C-LDL.[43] Em vez de terem herdado uma variante patogénica de "grande efeito", muitos destes indivíduos podem ter herdado um conjunto de variantes comuns na população geral (polimorfismos) de "pequeno efeito". Cada polimorfismo tem um genótipo associado a um pequeno, mas reprodutível e significativo, aumento do nível de C-LDL. Desta forma, a hipercolesterolemia poligénica é caracterizada pela acumulação de alterações comuns (polimorfismos funcionais) em genes associados ao metabolismo de LDL-C, em que cada alteração isolada tem um pequeno efeito no aumento das concentrações de LDL-C.

Nos últimos anos, os estudos de associação de genomas (GWAS) identificaram diversos *loci* com associação significativa ao metabolismo dos lípidos.[44,45] Baseando-se nesta evidência, vários investigadores que tinham acesso a grandes populações bem caracterizadas desenvolveram *scores* de risco genético (GRS). A título de exemplo, em 2013 Steve Humphries e seus colaboradores,[46] desenvolveram um *score*, constituído por 12 SNPs associados ao C-LDL, para identificar hipercolesterolemia poligénica. O GRS resulta da soma ponderada do tamanho do efeito (*effect size*) dos alelos de aumento de 12 SNPs. O tamanho do efeito (*effect size*), e os respetivos polimorfismos, encontram-se na tabela 2, assim como outros *scores* poligénicos reportados posteriormente por outros investigadores.

SÍNDROME QUILOMICRONEMIA FAMILIAR

A síndrome da quilomicronemia familiar (FCS), é uma doença autossómica recessiva rara que resulta de alterações que originam a perda ou diminuição de função das proteínas que interatuam com a *LPL*, como a *ApoCII*, *ApoAV*, *LMF1* e *GIHBP1*.47 A LPL e a ApoCII eram duas proteínas já conhecidas associadas a hipertrigliceridemia mas as restantes foram recentemente associadas a este fenótipo48, razão pela qual ainda há poucos casos descritos.

Gene LPL

O gene da LPL encontra-se no cromossoma 8 (8p22), contendo 10 exões[43] que codificam para uma proteína de 475 aminoácidos.[49] Aproximadamente 200 variantes já foram descritas na *LPL* (na sua maioria *missense*) conferindo uma extensa heterogeneidade molecular.[47] Em homozigotia, algumas destas alterações levam a uma deficiência total da LPL e em heterozigotia contribuem para uma deficiência parcial da enzima que poderá contribuir para uma elevada predisposição para hipertrigliceridemia. Como já mencionado para outras dislipidemias o estado de portador de variantes patogénicas em heterozigotia tem de ser aprofundado de forma a se poder concluir qual a contribuição destas variantes para o fenótipo dos indivíduos afetados. A maioria das alterações neste gene encontra-se nos exões 4, 5 e 6.[50]

Gene APOCII

O gene da apolipoproteína CII (*APOCII*) localiza-se no cromossoma 19 (19q13) e possui 4 exões, sendo que apenas 3 são traduzidos.[51] A apoCII é sintetizada como uma proteína percursora de 101 aminoácidos (pré-apoCII), contendo um péptido sinal de 22 aminoácidos que é clivado para formar uma proteína madura de 79 aminoácidos.[52] O fragmento terminal da ApoCII, contendo os resíduos 44-79, representa o local de ligação à LPL promovendo a sua ativação.[52]

Gene LMF1

O gene *LMF1* localiza-se no cromossoma 16 (16p13.3), contém 11 exões e codifica uma proteína de 567 aminoácidos. É uma proteína transmembranar de múltiplas passagens com três domínios solúveis que se projetam para o domínio ER. Estudos de co-imunoprecipitação revelaram que o *LMF1* interage fisicamente com a LPL, lípase hepática (HL) e lípase endotelial (EL), mas não com a lípase pancreática. Estudos apontam para que o *LMF1* esteja envolvido na junção de monómeros de lípase inativos em dímeros ativos, seja por ser responsável pela junção de dímeros ou por estabilização de dímeros já formados.[53] Esta modulação da lípase pode ser um método para controlar a expressão da lípase. Mais estudos são necessários para explorar os fatores que regulam a expressão e função do *LMF1*.[54]

Até ao momento foram descritas em homozigotia 2 variantes no *LMF1* que originam um codão stop prematuro, em indivíduos com hipertrigliceridemia severa.[54,55]

Gene GPIHBP1

A GPIHBP1 é uma proteína da célula endotelial que se pensa servir como uma plataforma da célula endotelial para a lipólise mediada pela LPL.[56] O gene localiza-se no cromossoma 8 (8q24.3) contendo 4 exões que codificam para uma proteína de 184 aminoácidos, com quatro domínios principais.

Estão descritas apenas cerca de 8 variantes *missense*, encontradas em homozigotia ou em heterozigotia composta, e uma grande deleção em homozigotia[47] no gene *GPIHBP1*.

Gene APOAV

O gene da apolipoproteína A V faz parte do *cluster*, no cromossoma 11, que contém os genes da apoAI, apoAIV e apoCIII.[57] A APOAV é uma proteína com 4 exões, sendo que apenas 3 são transcritos numa proteína com 343 aminoácidos, sintetizada exclusivamente no fígado e está presente nas VLDL, quilomicras e HDL.[58]

Até ao momento encontram-se descritas cerca de 6 variantes na *APOAV* que originam um codão stop prematuro (47). Os indivíduos portadores de variantes patogénicas no gene *APOAV* apresentam níveis elevados de TG[47] o que pode indicar que a hipertrigliceridemia devido a alterações na *APOAV* pode ser de origem autossómica dominante, como descrito na FCHL.

HIPOLIPIDEMIAS

Há várias condições raras descritas associadas a hipolipidemias. O fenótipo produzido por algumas destas patologias monogénicas pode ser muito semelhante mas a causa genética de base é na verdade bastante distinta.

Abetalipoproteinemia

A abetalipoproteinemia (ABL) é uma doença autossómica recessiva causada por mutações no gene *MTTP* (microsomal triglyceride transfer protein), que codifica para uma proteína cuja função é transferir os triglicéridos para a apoB (59)low density lipoprotein-cholesterol (LDL-C. O gene MTTP situa no cromossoma 4 (4q23), contém 19 exões, mas apenas 18 são transcritos para uma proteína de 894 aminoácidos. Mais de 30 variantes no gene *MTTP* já foram descritas até ao momento.

Hipobetalipoproteinemia familiar

A hipobetalipoproteinemia familiar (FHBL) é uma doença autossómica codominante,[60] causada por mutações no gene da *APOB*. No caso da FHBL as variantes encontradas no gene *APOB* são variantes que levam à formação de uma proteína truncada[61-63] que normalmente leva à ausência de produção de apoB, daí o fenótipo de hipolipidemia. O gene da *APOB*, como já foi referido anteriormente, está situado no cromossoma 1, tem 29 exões e é uma das maiores proteínas humanas. O gene da APOB é um dos poucos casos, juntamente com o gene *PCSK9*, em que o mesmo gene esta associado a híper e hipolipidemias dependendo do tipo de alteração que se encontra; variantes nonsense estão associadas a hipolipidemias e variantes *missense* estão associadas a hiperlipidemias. Diversas mutações que originam um codão stop prematuro, foram descritas como causando FHBL. Portadores de variantes nonsense na *APOB* apresentam fenótipo de hipolipidemia embora mais ligeiro que os homozigotos.

Hipolipidemia Familiar Combinada

A Hipolipidemia Familiar Combinada (FCH), é uma patologia autossómica recessiva causada por mutações no gene *ANGPTL3* (angiopoietin like 3). O gene ANGPTL3 localiza-se no cromossoma 1 (1p31.1), contendo 7 exões que codificam para uma proteína com 460 aminoácidos. Alterações que causam perda de função desta proteína originam um aumento da atividade da lipoproteína lípase podendo diminuir os valores de HDL pelo aumento da lípase endotelial. Em condições fisiológicas normais estas 2 enzimas são catabolizadas pela ação da ANGPTL3.[64]

Doença de retenção de quilomicras

A doença de retenção de quilomicras ou doença de Anderson é uma doença autossómica recessiva muito rara, causada por mutações no gene

SAR1B[59]. Este gene situa-se no cromossoma 5 (5q31.1) contém 7 exões, mas apenas 6 são codificados para uma proteína de 198 aminoácidos, caracterizando-se clinicamente pela ausência de quilomicras pós-prandiais e apoproteínaB-48 no plasma dos indivíduos afetados.[59] A proteína envolvida (sarb1b), é uma pequena GTPase envolvida no transporte vesicular de novas partículas de lipoproteínas do retículo endoplasmático para o aparelho de Golgi.[65] Bioquimicamente caracterizam-se por níveis baixos de LDL, inexistência de quilomicras com triglicéridos (TG) normais[66]. O diagnóstico precoce, possível através do teste genético, permite uma qualidade de vida razoável e aumenta a esperança de vida.[60,61]

Doença de Tangier

A doença de Tangier é uma patologia autossómica recessiva causada por alterações no gene *ABCA1* (ATP binding cassette A1 gene). Este gene localiza-se no cromossoma 9 (9q31.1), contem 50 exões, mas apenas 49 codificam para uma proteína transportadora - ABCA1 transporter (Tabela 1) com 2261 aminoácidos. Mais de 50 mutações já foram descritas no gene *ABCA1* em indivíduos com a doença de Tangier (homozigotos ou heterozigotos compostos).[67]

Deficiência em HDL

A deficiência em HDL é uma patologia autossómica dominante. Neste caso uma alteração em heterozigotia é suficiente para explicar o fenótipo, seja no gene *ABCA1* (o mesmo gene associado a doença de Tangier) ou no gene da *APOAI*. O gene *APOAI* encontra-se no cromossoma 11q23.3, tem contem 4 exões, mas apenas 3 codificam para uma proteína com 267 aminoácidos. Indivíduos com deficiência em HDL apresentam sintomas muito semelhantes aos com a doença de Tangier, embora o fenótipo não seja tão grave uma vez que os valores de HDL não são tão baixos. Indivíduos com a doença de Tangier ou com deficiência em HDL, por apresentarem valores de HDL muito baixo podem ter doença cardiovascular prematura.[61]

CONCLUSÕES

Apesar de haver um número reduzido de casos identificados no mundo com as dislipidemias raras acima descritas, este número tenderá a aumentar num futuro próximo devido à evolução de novos métodos laboratoriais para a identificação de variantes e à identificação de novos genes associados a estas patologias. Mesmo para a FH, uma das condições genéticas mais frequentes, é de esperar que aumente o número de indivíduos afetados com uma variante patogénica, uma vez que o estudo das dislipidemias por painel de genes aumenta a identificação genética dos indivíduos afetados e contribui para uma melhor caracterização da etiologia da dislipidemia, alem de que o seu custo tenderá a diminuir num futuro próximo. Um exemplo de painéis eficientes para estudar as várias dislipidemias aqui descritas encontram-se na tabela 3.

No entanto, o passo limitante nos dias de hoje não é a identificação de variantes, mas sim a interpretação clínica das mesmas. O consórcio Clinical Genome Resource tem grupos de trabalho em diversas áreas, incluindo a cardiovascular (https://clinicalgenome.org/working-groups), e está a realizar um trabalho pioneiro na FH, na adaptação das *guidelines* gerais sobre a interpretação de variantes do *American College of Medical Genetics and Genomics*[68] para o caso específico da FH, o que levará a um aumento da utilização dos resultados do teste genéticos na clinica. Pretende-se que este trabalho seja depois extensivo a outras patologias do metabolismo das lípidos.

Tabela 2: Polimorfismos (SNPs) usados em diferentes *scores* de risco genético reportados para hipercolesterolemia.

Gene	SNP	Localização	Alelo de risco	Tamanho de efeito (*effect size*) GLGC (mmol/L)	12-SNPs SRG[46]	6-SNPs SRG[69]	10-SNPs SRG[70]
LDLR	rs6511720	19:11202306	G	0.22	x	x	x
CELSR2	rs629301	1:109818306	T	0.17	x	x	

APOB	rs1367117	2:21263900	A	0.12	x	x	
NCAN	rs10401969	19:19407718	T	0.12			x
ABCG8	rs4299376	2:44072576	G	0.08	x	x	
HMGCR	rs3846663	5:74655726	T	0.07			x
HFE	rs1800562	6:26093141	G	0.06	x		
PCSK9	rs2479409	1:55504650	G	0.06	x		
ST3GAL4	rs11220462	11:126243952	A	0.06	x		
TIMD4	rs1501908	5:156398169	C	0.05			x
LPA	rs1564348	6:160578860	T	0.05	x		
HNF1A	rs2650000	12:121388962	A	0.04			x
MYLIP	rs3757354	6:16127407	C	0.04	x		
NYNRIN	rs8017377	14:24883887	T	0.04	x		
CELSR2	rs12740374	1:109817590	G	0.23			x
APOB	rs515135	2:21286057	C	0.16			x
ABCG8	rs6544713	2:44073881	T	0.15			x
PCSK9	rs11206510	1:55496039	T	0.09			x
MAFB	rs6102059	20:39228784	C	0.06			x
APOE	rs429358	19:45411941	E2/E2	−0.90			
			E3/E2	−0.40			
			E4/E2	−0.20	x	x	
	rs7412	19:45412079	E3/E3	0	x	x	
			E4/E3	0.10			
			E4/E4	0.20			

SNP, *single nucleotide polymorphism*; GLGC, *Global Lipids Genetics Consortium*; SRG, score de risco genético. Tamanho de efeito (*effect size*) são os valores dos coeficientes beta para cada alelo *minor* reportados pelo consórcio *Global Lipid Genetic Consortium*.[45] SNPs do gene *APOE* e o seu valor ponderado são reportados por Bennet e colaboradores,[71] e não foram identificados nos relatórios GLGC.

Tabela 3: Painel de genes para o estudo das diversas dislipidemias por sequenciação de nova geração.

Designação	Genes
Painel NGS Hipercolesterolemia Familiar	*LDLR, APOB, PCSK9, LDLRAP1, APOE, LIPA, ABCG5, ABCG8*
Painel NGS Hipertrigliceridemias	*LPL, APOC2, APOA5, APOC3, GPIHBP1, LMF1, GPD1, APOE, LIPA, LMNA*
Painel NGS patologias associadas a HDL	*ABCA1, APOA1, SCARB1, LCAT, CETP*
Painel NGS patologias associadas a valores baixos de colesterol	*APOB, PCSK9, MTTP, ANGPTL3, SAR1B*

NGS, next generation sequencing

REFERÊNCIAS

1. Sturm AC, Knowles JW, Gidding SS, Ahmad ZS, Ahmed CD, Ballantyne CM, et al. Clinical Genetic Testing for Familial Hypercholesterolemia: JACC Scientific Expert Panel. J Am Coll Cardiol [Internet]. 2018 Aug 7 [cited 2018 Aug 21];72(6):662–80. Available from: https://linkinghub.elsevier.com/retrieve/pii/S0735109718350654

2. Brown MS, Goldstein JL. A receptor-mediated pathway for cholesterol homeostasis. Science (80-) [Internet]. 1986/04/04. 1986;232(4746):34–47. Available from: http://www.ncbi.nlm.nih.gov/pubmed/3513311

3. Innerarity TL, Weisgraber KH, Arnold KS, Mahley RW, Krauss RM, Vega GL, et al. Familial defective apolipoprotein B-100: low density lipoproteins with abnormal receptor binding. Proc Natl Acad Sci U S A [Internet]. 1987 Oct [cited 2013 Feb

28];84(19):6919–23. Available from: http://www.pubmedcentral.nih.gov/articlerender.fcgi?artid=299196&tool=pmcentrez&rendertype=abstract

4. Iacocca MA, Chora JR, Carrié A, Freiberger T, Leigh SE, Defesche JC, et al. ClinVar database of global familial hypercholesterolemia-associated DNA variants. Hum Mutat [Internet]. 2018 Nov [cited 2018 Nov 21];39(11):1631–40. Available from: http://www.ncbi.nlm.nih.gov/pubmed/30311388

5. Defesche JC, Lansberg PJ, Umans-Eckenhausen MA, Kastelein JJ. Advanced method for the identification of patients with inherited hypercholesterolemia. Semin Vasc Med [Internet]. 2004/06/17. 2004;4(1):59–65. Available from: http://www.ncbi.nlm.nih.gov/pubmed/15199434

6. Naoumova RP, Neuwirth C, Pottinger B, Whittal R, Humphries SE, Soutar AK. Genetic diagnosis of familial hypercholesterolaemia: a mutation and a rare non-pathogenic amino acid variant in the same family. Atherosclerosis [Internet]. 2004 May [cited 2013 Mar 15];174(1):67–71. Available from: http://www.ncbi.nlm.nih.gov/pubmed/15135252

7. Thompson GR. A handbook of Hyperlipidaemia. London.: Current Science Ltd. ; 1989.

8. Goldstein JL, Hobbs HH, Brown MS. Familial Hypercholesterolemia. In: Scriver CR, Beaudet AL, Sly WS, Valle D, editors. The metabolic and molecular bases of inherited disease . 7th Ed. New York: McGraw-Hill; 1995. p. 1981–2030.

9. Scriver CR, Beaudet AL, Sly WS, Valle D. The metabolic & molecular bases of inherited disease. 8th ed. Vol. 1. United States of America: McGraw Hill, Medical Publishing Division; 2001. 6338 p.

10. Myant NB. Familial defective apolipoprotein B-100: a review, including some comparisons with familial hypercholesterolaemia. Atherosclerosis [Internet]. 1993 Dec [cited 2013 Feb 28];104(1–2):1–18. Available from: http://www.ncbi.nlm.nih.gov/pubmed/8141833

11. Boren J, Ekstrom U, Agren B, Nilsson-Ehle P, Innerarity TL. The molecular mechanism for the genetic disorder familial defective apolipoprotein B100. J Biol Chem [Internet]. 2000/12/25. 2001;276(12):9214–8. Available from: http://www.ncbi.nlm.nih.gov/pubmed/11115503

12. Motazacker MM, Pirruccello J, Huijgen R, Do R, Gabriel S, Peter J, et al. Advances in genetics show the need for extending screening strategies for autosomal

dominant hypercholesterolaemia. Eur Heart J [Internet]. 2012 Jun [cited 2013 Feb 28];33(11):1360–6. Available from: http://www.ncbi.nlm.nih.gov/pubmed/22408029

13. Thomas ERA, Atanur SS, Norsworthy PJ, Encheva V, Snijders AP, Game L, et al. Identification and biochemical analysis of a novel APOB mutation that causes autosomal dominant hypercholesterolemia. Mol Genet Genomic Med [Internet]. 2013 Sep 13 [cited 2013 Dec 17];1(3):155–61. Available from: http://doi.wiley.com/10.1002/mgg3.17

14. Alves AC, Etxebarria A, Soutar AK, Martin C, Bourbon M. Novel functional APOB mutations outside LDL-binding region causing familial hypercholesterolaemia. Hum Mol Genet [Internet]. 2014 May 1 [cited 2014 Oct 31];23(7):1817–28. Available from: http://www.ncbi.nlm.nih.gov/pubmed/24234650

15. Soutar AK, Naoumova RP. Mechanisms of disease: genetic causes of familial hypercholesterolemia. Nat Clin Pr Cardiovasc Med [Internet]. 2007/03/24. 2007;4(4):214–25. Available from: http://www.ncbi.nlm.nih.gov/pubmed/17380167

16. Abifadel M, Varret M, Rabes JP, Allard D, Ouguerram K, Devillers M, et al. Mutations in PCSK9 cause autossomal dominant hypercholesterolemia. Nat Genet. 2003;34:154–6.

17. Leren TP. Cascade genetic screening for familial hypercholesterolemia. Clin Genet [Internet]. 2004 Dec [cited 2014 Jan 3];66(6):483–7. Available from: http://www.ncbi.nlm.nih.gov/pubmed/15521974

18. Nordestgaard BG, Chapman MJ, Humphries SE, Ginsberg HN, Masana L, Descamps OS, et al. Familial hypercholesterolaemia is underdiagnosed and undertreated in the general population: guidance for clinicians to prevent coronary heart disease: Consensus Statement of the European Atherosclerosis Society. Eur Heart J [Internet]. 2013 Sep 12 [cited 2013 Nov 10];34(45):3478–90. Available from: http://www.pubmedcentral.nih.gov/articlerender.fcgi?artid=3844152&tool=pmcentrez&rendertype=abstract

19. Bourbon M, Alves AC, Alonso R, Mata N, Aguiar P, Padró T, et al. Mutational analysis and genotype-phenotype relation in familial hypercholesterolemia: The SAFEHEART registry. Atherosclerosis [Internet]. 2017 Jul [cited 2017 Dec 15];262:8–13. Available from: http://www.ncbi.nlm.nih.gov/pubmed/28475941

20. Horton JD, Cohen JC, Hobbs HH. Molecular biology of PCSK9: its role in LDL metabolism. Trends Biochem Sci [Internet]. 2007/01/12. 2007;32(2):71–7. Available from: http://www.ncbi.nlm.nih.gov/pubmed/17215125

21. Cohen J, Pertsemlidis A, Kotowski IK, Graham R, Garcia CK, Hobbs HH. Low LDL cholesterol in individuals of African descent resulting from frequent nonsense mutations in PCSK9. Nat Genet [Internet]. 2005/01/18. 2005;37(2):161–5. Available from: http://www.ncbi.nlm.nih.gov/pubmed/15654334

22. Mariano C, Alves AC, Medeiros A, Chora JR, Antunes M, Futema M, et al. The FH Phenotype: Monogenic Familial Hypercholesterolaemia, Polygenic Hypercholesterolaemia and Other Causes. Clin Genet [Internet]. 2019 Dec 31 [cited 2020 Jan 4];cge.13697. Available from: https://onlinelibrary.wiley.com/doi/abs/10.1111/cge.13697

23. Garcia CK, Wilund K, Arca M, Zuliani G, Fellin R, Maioli M, et al. Autossomal recessive hypercholesterolemia caused by mutations in a putative LDL receptor adaptor protein. Science (80-). 2001;292(5520):1394–8.

24. Fellin R, Arca M, Zuliani G, Calandra S, Bertolini S. The history of Autosomal Recessive Hypercholesterolemia (ARH). From clinical observations to gene identification. Gene [Internet]. 2015 Jan 15 [cited 2015 Apr 13];555(1):23–32. Available from: http://www.ncbi.nlm.nih.gov/pubmed/25225128

25. Soutar AK. Rare genetic causes of autosomal dominant or recessive hypercholesterolaemia. IUBMB Life [Internet]. 2010/01/15. 2010;62(2):125–31. Available from: http://www.ncbi.nlm.nih.gov/pubmed/20073037

26. Taghizadeh E, Mardani R, Rostami D, Taghizadeh H, Bazireh H, Hayat SMG. Molecular mechanisms, prevalence, and molecular methods for familial combined hyperlipidemia disease: A review. Vol. 120, Journal of Cellular Biochemistry. Wiley-Liss Inc.; 2019. p. 8891–8.

27. Bernstein DL, Hülkova H, Bialer MG, Desnick RJ. Cholesteryl ester storage disease: review of the findings in 135 reported patients with an underdiagnosed disease. J Hepatol [Internet]. 2013 Jun [cited 2014 Aug 18];58(6):1230–43. Available from: http://www.ncbi.nlm.nih.gov/pubmed/23485521

28. Grabowski GA, Charnas L DH. Lysosomal acid lipase deficiencies: the D, Wolman disease/cholesteryl ester storage disease spectrum. Val Beaudet AL, Vogelstein B, Kinzler KW, Antonarakis SE, Ballabio A, Ed Metab Mol bases Inherit Dis McGraw Hill; 2013;

29. Aslanidis C, Ries S, Fehringer P, Büchler C, Klima H, Schmitz G. Genetic and biochemical evidence that CESD and Wolman disease are distinguished by residual lysosomal acid lipase activity. Genomics [Internet]. 1996 Apr 1

[cited 2015 Jul 7];33(1):85–93. Available from: http://www.ncbi.nlm.nih.gov/pubmed/8617513

30. Chora JR, Alves AC, Medeiros AM, Mariano C, Lobarinhas G, Guerra A, et al. Lysosomal acid lipase deficiency: A hidden disease among cohorts of familial hypercholesterolemia? J Clin Lipidol [Internet]. 2017 Mar [cited 2017 Dec 15];11(2):477-484.e2. Available from: http://www.ncbi.nlm.nih.gov/pubmed/28502505

31. Stitziel NO, Peloso GM, Abifadel M, Cefalù AB, Fouchier S, Motazacker MM, et al. Exome Sequencing in Suspected Monogenic Dyslipidemias. Circ Cardiovasc Genet [Internet]. 2015 Jan 27 [cited 2015 Apr 18];8(2):343–50. Available from: http://www.pubmedcentral.nih.gov/articlerender.fcgi?artid=4406825&tool=pmcentrez&rendertype=abstract

32. Bhattacharyya AK, Connor WE. Beta-sitosterolemia and xanthomatosis. A newly described lipid storage disease in two sisters. J Clin Invest [Internet]. 1974 Apr [cited 2016 Mar 28];53(4):1033–43. Available from: http://www.pubmedcentral.nih.gov/articlerender.fcgi?artid=333088&tool=pmcentrez&rendertype=abstract

33. Patel MD, Thompson PD. Phytosterols and vascular disease. Atherosclerosis [Internet]. 2006 May [cited 2019 Jun 12];186(1):12–9. Available from: https://linkinghub.elsevier.com/retrieve/pii/S0021915005006738

34. Lee MH, Lu K, Patel SB. Genetic basis of sitosterolemia. Curr Opin Lipidol [Internet]. 2001 Apr [cited 2019 Jun 12];12(2):141–9. Available from: http://www.ncbi.nlm.nih.gov/pubmed/11264985

35. Berge KE, Barnes R, Hobbs HH. Mutations in Adjacent ABC Transporters Accumulation of Dietary Cholesterol in Sitosterolemia Caused by Mutations in Adjacent ABC Transporters. Science. 2013 Dec 1;1771(2000):1771–5.

36. Vantyghem M-C, Balavoine A-S, Douillard C, Defrance F, Dieudonne L, Mouton F, et al. How to diagnose a lipodystrophy syndrome. Ann Endocrinol (Paris) [Internet]. 2012 Jun [cited 2015 Oct 26];73(3):170–89. Available from: http://www.ncbi.nlm.nih.gov/pubmed/22748602

37. Vantyghem MC, Pigny P, Maurage CA, Rouaix-Emery N, Stojkovic T, Cuisset JM, et al. Patients with familial partial lipodystrophy of the Dunnigan type due to a LMNA R482W mutation show muscular and cardiac abnormalities. J Clin Endocrinol Metab

[Internet]. 2004 Nov [cited 2015 Nov 12];89(11):5337–46. Available from: http://www.ncbi.nlm.nih.gov/pubmed/15531479

38. Vatier C, Vantyghem M-C, Storey C, Jéru I, Christin-Maitre S, Fève B, et al. Monogenic forms of lipodystrophic syndromes: diagnosis, detection, and practical management considerations from clinical cases. Curr Med Res Opin [Internet]. 2019 Mar 4 [cited 2019 Jun 12];35(3):543–52. Available from: http://www.ncbi.nlm.nih.gov/pubmed/30296183

39. Marduel M, Ouguerram K, Serre V, Bonnefont-Rousselot D, Marques-Pinheiro A, Erik Berge K, et al. Description of a large family with autosomal dominant hypercholesterolemia associated with the APOE p.Leu167del mutation. Hum Mutat [Internet]. 2013 Jan [cited 2013 May 30];34(1):83–7. Available from: http://www.ncbi.nlm.nih.gov/pubmed/22949395

40. Wojciechowski AP, Farrall M, Cullen P, Wilson TM, Bayliss JD, Farren B, et al. Familial combined hyperlipidaemia linked to the apolipoprotein AI-CII-AIV gene cluster on chromosome 11q23-q24. Nature [Internet]. 1991 Jan 10 [cited 2013 Feb 14];349(6305):161–4. Available from: http://www.ncbi.nlm.nih.gov/pubmed/1670899

41. Pajukanta P, Lilja HE, Sinsheimer JS, Cantor RM, Lusis AJ, Gentile M, et al. Familial combined hyperlipidemia is associated with upstream transcription factor 1 (USF1). Nat Genet [Internet]. 2004 Apr [cited 2013 Feb 14];36(4):371–6. Available from: http://www.ncbi.nlm.nih.gov/pubmed/14991056

42. Hegele RA. Plasma lipoproteins: genetic influences and clinical implications. Nat Rev Genet [Internet]. 2009 Feb [cited 2014 Aug 17];10(2):109–21. Available from: http://www.ncbi.nlm.nih.gov/pubmed/19139765

43. Berberich AJ, Hegele RA. The complex molecular genetics of familial hypercholesterolaemia. Nat Rev Cardiol [Internet]. 2018 Jul 4 [cited 2018 Aug 21]; Available from: http://www.ncbi.nlm.nih.gov/pubmed/29973710 Teslovich TM, Musunuru K, Smith A V., Edmondson AC, Stylianou IM, Koseki M, et al. Biological, clinical and population relevance of 95 loci for blood lipids. Nature [Internet]. 2010 Aug 5 [cited 2018 Aug 21];466(7307):707–13. Available from: http://www.ncbi.nlm.nih.gov/pubmed/20686565

44. Willer CJ, Schmidt EM, Sengupta S, Peloso GM, Gustafsson S, Kanoni S, et al. Discovery and refinement of loci associated with lipid levels. Nat Genet [Internet].

2013 Nov 6 [cited 2018 Aug 21];45(11):1274–83. Available from: http://www.nature.com/articles/ng.2797

45. Talmud PJ, Shah S, Whittall R, Futema M, Howard P, Cooper JA, et al. Use of low-density lipoprotein cholesterol gene score to distinguish patients with polygenic and monogenic familial hypercholesterolaemia: a case-control study. Lancet [Internet]. 2013 Apr 13 [cited 2013 Aug 16];381(9874):1293–301. Available from: http://www.ncbi.nlm.nih.gov/pubmed/23433573

46. Ramasamy I. Update on the molecular biology of dyslipidemias. Clin Chim Acta [Internet]. 2016 Feb 15 [cited 2019 Apr 1];454:143–85. Available from: http://www.ncbi.nlm.nih.gov/pubmed/26546829

47. Hegele RA, Berberich AJ, Ban MR, Wang J, Digenio A, Alexander VJ, et al. Clinical and biochemical features of different molecular etiologies of familial chylomicronemia. J Clin Lipidol. 2018 Jul 1;12(4):920-927.e4.

48. Monsalve M V, Henderson H, Roederer G, Julien P, Deeb S, Kastelein JJ, et al. A missense mutation at codon 188 of the human lipoprotein lipase gene is a frequent cause of lipoprotein lipase deficiency in persons of different ancestries. J Clin Invest [Internet]. 1990 Sep 1 [cited 2019 Jun 12];86(3):728–34. Available from: http://www.jci.org/articles/view/114769

49. Mailly F, Palmen J, Muller DP, Gibbs T, Lloyd J, Brunzell J, et al. Familial lipoprotein lipase (LPL) deficiency: a catalogue of LPL gene mutations identified in 20 patients from the UK, Sweden, and Italy. Hum Mutat [Internet]. 1997 Jan [cited 2015 Jan 26];10(6):465–73. Available from: http://www.ncbi.nlm.nih.gov/pubmed/9401010

50. Tuzgöl S, Bijvoet SM, Bruin T, Kastelein JJ, Hayden MR. Apolipoprotein CII-Padova (Tyr37-->stop) as a cause of chylomicronaemia in an Italian kindred from Siciliana. J Med Genet [Internet]. 1994 Aug 1 [cited 2019 Jun 12];31(8):622–6. Available from: http://jmg.bmj.com/cgi/doi/10.1136/jmg.31.8.622

51. Fojo SS, Law SW, Brewer HB. The human preproapolipoprotein C-II gene. Complete nucleic acid sequence and genomic organization. FEBS Lett [Internet]. 1987 Mar 9 [cited 2019 Jun 12];213(1):221–6. Available from: http://www.ncbi.nlm.nih.gov/pubmed/3030808

52. Andersson L, Boström P, Ericson J, Rutberg M, Magnusson B, Marchesan D, et al. PLD1 and ERK2 regulate cytosolic lipid droplet formation. J Cell Sci [Internet]. 2006

Jun 1 [cited 2019 Jun 12];119(Pt 11):2246–57. Available from: http://jcs.biologists.org/cgi/doi/10.1242/jcs.02941

53. Péterfy M. Lipase maturation factor 1: a lipase chaperone involved in lipid metabolism. Biochim Biophys Acta [Internet]. 2012 May [cited 2019 Jun 12];1821(5):790–4. Available from: https://linkinghub.elsevier.com/retrieve/pii/S1388198111002083

54. Péterfy M, Ben-Zeev O, Mao HZ, Weissglas-Volkov D, Aouizerat BE, Pullinger CR, et al. Mutations in LMF1 cause combined lipase deficiency and severe hypertriglyceridemia. Nat Genet [Internet]. 2007 Dec 11 [cited 2019 Jun 12];39(12):1483–7. Available from: http://www.ncbi.nlm.nih.gov/pubmed/17994020

55. Beigneux AP, Davies BSJ, Gin P, Weinstein MM, Farber E, Qiao X, et al. Glycosylphosphatidylinositol-anchored high-density lipoprotein-binding protein 1 plays a critical role in the lipolytic processing of chylomicrons. Cell Metab [Internet]. 2007 Apr [cited 2019 Jun 12];5(4):279–91. Available from: https://linkinghub.elsevier.com/retrieve/pii/S1550413107000344

56. Hubacek JA. Apolipoprotein A5 and triglyceridemia. Focus on the effects of the common variants. Clin Chem Lab Med [Internet]. 2005 Jan 1 [cited 2019 Jun 12];43(9):897–902. Available from: http://www.ncbi.nlm.nih.gov/pubmed/16176166

57. Sharma V, Ryan RO, Forte TM. Apolipoprotein A-V dependent modulation of plasma triacylglycerol: a puzzlement. Biochim Biophys Acta [Internet]. 2012 May [cited 2019 Jun 12];1821(5):795–9. Available from: https://linkinghub.elsevier.com/retrieve/pii/S1388198111002617

58. Tarugi P, Averna M. Hypobetalipoproteinemia: genetics, biochemistry, and clinical spectrum. Adv Clin Chem [Internet]. 2011 [cited 2019 Apr 3];54:81–107. Available from: http://www.ncbi.nlm.nih.gov/pubmed/21874758

59. Wang LR, McIntyre AD, Hegele RA. Complex genetic architecture in severe hypobetalipoproteinemia. Lipids Health Dis [Internet]. 2018 Dec 14 [cited 2019 Apr 1];17(1):48. Available from: http://www.ncbi.nlm.nih.gov/pubmed/29540175

60. Welty FK. Hypobetalipoproteinemia and abetalipoproteinemia. Curr Opin Lipidol [Internet]. 2014 Jun [cited 2015 Nov 11];25(3):161–8. Available from: http://www.pubmedcentral.nih.gov/articlerender.fcgi?artid=4465983&tool=pmcentrez&rendertype=abstract

61. Schonfeld G, Lin X, Yue P. Familial hypobetalipoproteinemia: genetics and metabolism. Cell Mol Life Sci [Internet]. 2005 Jun 7 [cited 2018 May 30];62(12):1372–8. Available from: http://link.springer.com/10.1007/s00018-005-4473-0

62. Moutzouri E, Elisaf M, Liberopoulos EN. Hypocholesterolemia. Curr Vasc Pharmacol [Internet]. 2011 Mar [cited 2015 Nov 11];9(2):200–12. Available from: http://www.ncbi.nlm.nih.gov/pubmed/20626336

63. Blanco-Vaca F, Martin-Campos JM, Beteta-Vicente Á, Canyelles M, Martínez S, Roig R, et al. Molecular analysis of APOB, SAR1B, ANGPTL3, and MTTP in patients with primary hypocholesterolemia in a clinical laboratory setting: Evidence supporting polygenicity in mutation-negative patients. Atherosclerosis [Internet]. 2019 Apr [cited 2019 Apr 1];283:52–60. Available from: http://www.ncbi.nlm.nih.gov/pubmed/30782561

64. Ramasamy I. Update on the molecular biology of dyslipidemias. Clin Chim Acta. 2016 Feb;454:143–85.

65. Ferreira H, Ramos RN, Quan CF, Ferreiro SR, Ruiz VC, Juampérez Goñi J, et al. Chylomicron Retention Disease: a Description of a New Mutation in a Very Rare Disease. Pediatr Gastroenterol Hepatol Nutr [Internet]. 2018 Apr [cited 2019 Apr 1];21(2):134. Available from: http://www.ncbi.nlm.nih.gov/pubmed/29713611

66. Genest J, Libby P, Gotto AM J. Braunwald's Heart Disease: A Textbook of Cardiovascular Medicine, Single Volume - 9781455751341 | US Elsevier Health Bookshop [Internet]. 2005 [cited 2016 Mar 28]. p. 1013–33. Available from: http://www.us.elsevierhealth.com/braunwalds-heart-disease-a-textbook-of-cardiovascular-medicine-single-volume-9781455751341.html

67. Richards S, Aziz N, Bale S, Bick D, Das S, Gastier-Foster J, et al. Standards and guidelines for the interpretation of sequence variants: a joint consensus recommendation of the American College of Medical Genetics and Genomics and the Association for Molecular Pathology. Genet Med [Internet]. 2015 May [cited 2016 Oct 27];17(5):405–24. Available from: http://www.ncbi.nlm.nih.gov/pubmed/25741868

68. Futema M, Shah S, Cooper JA, Li K, Whittall RA, Sharifi M, et al. Refinement of variant selection for the LDL cholesterol genetic risk score in the diagnosis of the polygenic form of clinical familial hypercholesterolemia and replication in samples

from 6 countries. Clin Chem [Internet]. 2015 Jan [cited 2015 Jul 11];61(1):231–8. Available from: http://www.ncbi.nlm.nih.gov/pubmed/25414277

69. Wang J, Dron JS, Ban MR, Robinson JF, McIntyre AD, Alazzam M, et al. Polygenic Versus Monogenic Causes of Hypercholesterolemia Ascertained ClinicallyHighlights. Arterioscler Thromb Vasc Biol [Internet]. 2016 Dec [cited 2018 Aug 22];36(12):2439–45. Available from: http://www.ncbi.nlm.nih.gov/pubmed/27765764

70. Bennet AM, Di Angelantonio E, Ye Z, Wensley F, Dahlin A, Ahlbom A, et al. Association of Apolipoprotein E Genotypes With Lipid Levels and Coronary Risk. JAMA [Internet]. 2007 Sep 19 [cited 2018 Aug 23];298(11):1300. Available from: http://www.ncbi.nlm.nih.gov/pubmed/17878422

20

MENSAGENS FINAIS

Caros leitores, colegas e amigos, chegamos ao final de um imenso e gratificante trabalho.

No início, tivemos a ideia de realizar um livro que pudesse agradar, senão a todos, pelo menos aos colegas que se dedicam à prática clínica diária, atendendo seus pacientes em consultórios e/ou ambulatórios de cardiologia, clínica médica e endocrinologia, principalmente.

Para isso, pensamos na realização de uma obra que pudesse dirimir possíveis dúvidas e curiosidades, principalmente daqueles que não estão diretamente ligados a instituições acadêmicas.

Entretanto, sabemos também que, grande parte desses colegas o fazem com pacientes que possuem diversas doenças associadas, tais como: diabetes mellitus, hipertensão arterial, doença coronária, doenças inflamatórias crônicas, entre outras.

Dessa forma, os temas escolhidos tentaram transmitir o conhecimento que os vários autores selecionados para os capítulos possuem, bem como a expertise de cada um. Os capítulos não seguiram um padrão totalmente semelhante de escrita e apresentação, mas sim, do pensamento e conhecimento de cada um dos seus autores e coautores. Tentamos preservar a característica de cada um, no tamanho do texto, na quantidade de referências e nas ilustrações, com figuras e/ou tabelas. Nesse contexto, o livro passou da história das Dislipidemias, desde seus primórdios, até os mais recentes conhecimentos, não só do ponto de vista de fisiopatologia, mas da farmacologia, laboratório clínico e biologia molecular.

Pudemos transcorrer os tópicos apresentados contemplando desde as primeiras descobertas no campo, até os já excessivamente estudados e conhecidos, como: classificação, etiologia e metabolismo lipídico.

Na segunda parte do livro, descrevemos as características das lipoproteínas, HDL, LDL, Lp(a) e dos lípides, colesterol e triglicérides, como biomarcadores do risco cardiovascular.

Pudemos também, dar especial atenção às doenças lipídicas raras, como por exemplo: abeta e hipobetalipoproteinemias.

Os subgrupos de pacientes, muitas vezes esquecidos dos grandes estudos clínicos, aqui foram lembrados e detalhados: crianças, idosos, mulheres, portadores de doenças inflamatórias crônicas, diabéticos, renais crônicos.

A parte final do livro dedicou-se à atual terapêutica e os conhecimentos de genética. Os autores desses capítulos procuraram atualizar as informações do arsenal farmacológico e da alimentação. Convidamos uma autora portuguesa, Profa. Mafalda Bourbon, que deu mais brilho à nossa obra, nos trazendo conhecimento de biologia molecular e genética das dislipidemias.

Enfim, o livro foi escrito, editado e pensado, como se os próprios autores e editores fossem os leitores. Tentou-se fazer uma obra que contemplasse praticamente todos os tópicos referentes à aterosclerose e dislipidemias, mesmo sabendo que novos fármacos surgirão, assim como novas descobertas sobre os assuntos aqui descritos.

Sinceramente, esperamos que tenham gostado!

Renato Jorge Alves

Raul Dias Santos